PATOLOGÍAS REGIONALES Y ENFERMEDADES EMERGENTES

Jorge Osvaldo Gorodner

Daniel Eduardo Merino

CORPUS

La presente es una publicación de:

Gorodner, Jorge Osvaldo
Patologías regionales y enfermedades emergentes
Jorge Osvaldo Gorodner y Daniel Eduardo Merino
1a ed. - Rosario: Corpus Libros Médicos y Científicos, 2008.
206 p.; 26x18 cm.

ISBN 978-950-9030-65-7

1. Medicina. 2. Patologías Regionales. I. Merino, Daniel Eduardo II. Título
CDD 616

editorial@corpuslibros.com.ar
jgorodner@corpuslibros.com.ar
dmerino@corpuslibros.com.ar
www.corpuslibros.com.ar
Suipacha 581 - Tel/Fax: (+54 341) 439 4978 / 437 1327
(S2002LRK) Rosario - Argentina

Editor: Esteban Oscar Mestre
Imagen de Tapa: *India Toba del Chaco*. Óleo de 1.00 x 0.80
de Lola Diamante Gorodner (1913-1992)

Tirada: 1000 ejemplares
Se terminó de imprimir en abril de 2008
Rosario - Argentina

NOTA

La medicina es una ciencia en constante desarrollo. Conforme surjan nuevos conocimientos, se requerirán cambios de la terapéutica. Los autores y los editores se han esforzado para que los cuadros de dosificación medicamentosa sean precisos y acordes con los establecidos en la fecha de publicación. Sin embargo, ante los posibles errores humanos y cambios en la medicina, ni los editores, ni cualquier otra persona que haya participado en la preparación de la obra garantizan que la información contenida en ella sea precisa o completa.
Convendría recurrir a otras fuentes de datos, por ejemplo, y de manera particular, habrá que consultar la hoja de información que se adjunta con cada medicamento, para tener certeza de que la información de esta obra es precisa y no se han introducido cambios en la dosis recomendada o en las contraindicaciones para su administración. Esto es de particular importancia con respecto a fármacos nuevos o de uso no frecuente. También deberá consultarse a los organismos de control de medicamentos de cada país para obtener información sobre los valores normales y medicamentos permitidos o recomendados.

Dedicatorias

A nuestros padres
A nuestras esposas, hijos y nietos
A nuestros discípulos y alumnos

Los Autores

Jorge Osvaldo Gorodner

Miembro correspondiente de la Academia Nacional de Medicina de Bs. As.
Miembro de la Real Academia de Medicina y Cirugía de Galicia - España
Miembro de la Academia de Medicina del Paraguay
Profesor Titular de Infectología de la Facultad de Medicina
Universidad Nacional del Nordeste
Secretario de Ciencia y Tecnología de la Facultad de Medicina
Universidad Nacional del Nordeste
Director Investigador del Instituto de Medicina Regional de la Universidad
Nacional del Nordeste
Presidente de la Sociedad Argentina de Patologías Regionales
y Medicina Tropical (AMA)

Daniel Eduardo Merino

Profesor de la Cátedra de Infectología de la Facultad de Medicina
Universidad Nacional del Nordeste
Jefe de Medicina Tropical Instituto de Medicina Regional
Universidad Nacional del Nordeste
Comandante Principal Médico de la Gendarmería Nacional Argentina

COLABORADORES

José Mario Alonso
Profesor de la Cátedra de Infectología de la Facultad de Medicina. Universidad Nacional del Nordeste. Jefe de Inmunología del Instituto de Medicina Regional. Universidad Nacional del Nordeste

Silvia Antoni de Jogna Prat
Ex Profesora Titular de Infectología. Facultad de Medicina de la Universidad Nacional de Tucumán. Miembro del Comité de Infectología de la Sociedad Argentina de Pediatría, SAP, Tucumán

Silvia Edid Balbachán
Profesora Adjunta de la Cátedra de Infectología de la Facultad de Medicina. Universidad Nacional del Nordeste. Médica Pediatra Infectóloga del Instituto de Medicina Regional. Universidad Nacional del Nordeste

Santiago César Besuschio
Miembro de la Academia Europea de Ciencias, Artes y Letras, París, Francia. Profesor Consulto de la Facultad de Medicina de la Universidad de Buenos Aires. Jefe del Servicio de Patología del Hospital Francés de Buenos Aires. Profesor Asociado de la Universidad Piere et Marie Curie. París, Francia

José Blanquer
Unidad de Cuidados Intensivos Respiratorios Hospital de Clinic. Universitari de Valencia. España

Bettina Laura Brusés
Investigadora en Biología Molecular. Instituto de Medicina Regional. Universidad Nacional del Nordeste. Docente de la Cátedra de Infectología de la Facultad de Medicina. Universidad Nacional del Nordeste

Joan Caylá i Buqueras
Jefe de Epidemiología de la Agencia de Salud Pública de Barcelona. España

Delia A. Enria
Directora del Instituto de Enfermedades Virales "Julio I. Miaztegui". Administración Nacional de Laboratorios e Institutos de Salud del Ministerio de Salud Pública de la Nación

Gustavo Javier Fernández
Jefe de Parasitología del Instituto de Medicina Regional. Universidad Nacional del Nordeste. Docente de la Cátedra de Infectología de la Facultad de Medicina Universidad Nacional del Nordeste

Albert Figueras
Profesor Asociado. Departamento de Farmacología y Terapéutica. Universidad Autónoma de Barcelona. Fundación Instituto Catalán de Farmacología. España

Joaquín García
Profesor Consulto de la Facultad de Medicina de la Universidad Nacional del Nordeste. Ex Decano de la Facultad de Medicina de la Universidad Nacional del Nordeste. Director del Instituto de Cardiología "Juana F. Cabral" de Corrientes

Alejandro Gorodner
Ex Médico Residente de Cirugía del Hospital Naval "Pedro Mallo" de Buenos Aires. Ex *Fellow* de Coloproctología del Hospital Alemán de Buenos Aires. Coordinador del Internado Rotatorio. Facultad de Medicina de la Universidad Nacional del Nordeste. Jefe de Servicios Asistenciales Instituto de Medicina Regional. Universidad Nacional del Nordeste

Arturo Gorodner
Profesor Adjunto de Anatomía Humana de la Facultad de Medicina. Universidad Nacional del Nordeste. Investigador en Medicina Comuntaria y Prevención Oncológica. Instituto de Medicina Regional Universidad Nacional del Nordeste

Álvaro Hilinski
Profesor de Infectología. Facultad de Ciencias Médicas, Santos-Brasil. Jefe de Infectología del Hospital "Guillerme Alvaro", Santos-Brasil

Roberto Hirsch
Profesor Titular de Infectología. Facultad de Medicina de la Universidad de Buenos Aires. Director Asociado Carrera Médico Especialista en Enfermedades Infecciosas. Facultad de Medicina de la Universidad Nacional del Nordeste. Jefe del Servicio de Pediatría, Hospital "Francisco J. Muñiz" de Buenos Aires

Andrea Eloísa Ledesma
Investigadora en Parasitología. Instituto de Medicina Regional. Universidad Nacional del Nordeste. Docente de la Cátedra de Infectología de la Facultad de Medicina.Universidad Nacional del Nordeste

Roxana Lenkovich
Investigadora en Medicina Tropical. Docente de la Cátedra de Infectología Facultad de Medicina. Universidad Nacional del Nordeste

Paul Leophonte
Miembro Correspondiente de la Academia Nacional de Medicina de Francia. Profesor Honorario de la Universidad Paul-Sabatier de Toulouse. Ex Jefe del Servicio de Neumonología del Hospital Larrey de Toulouse

Raúl Horacio Lucero
Jefe de Biología Molecular. Instituto de Medicina Regional. Universidad Nacional del Nordeste. Docente de la Cátedra de Infectología de la Facultad de Medicina. Universidad Nacional del Nordeste

Olindo Martino
Miembro de Número de la Academia Nacional de Medicina de Buenos Aires. Profesor Consulto de la Facultad de Medicina de la Universidad de Buenos Aires. Ex Jefe del Centro de Patalogías Regionales y Enfermedades Tropicales del Hospital "Francisco J. Muñiz" del Gobierno de la ciudad de Buenos Aires

Darío Ochoa
Servicio de Epidemiología. Agencia de Salud Pública de Barcelona. España

Griselda Oria
Investigadora en Entomología Instituto de Medicina Regional. Universidad Nacional del Nordeste. Docente de la Cátedra de Infectología de la Facultad de Medicina Universidad Nacional del Nordeste

Verónica Rabinovich
Servicios Asistenciales de la Universidad Nacional del Nordeste. Ex Médica Residente del Hospital Naval "Pedro Mallo" de la ciudad de Buenos Aires

Juan Rosa
Investigador en Entomología. Instituto de Medicina Regional. Universidad Nacional del Nordeste. Docente de la Cátedra de Infectología de la Facultad de Medicina. Universidad Nacional del Nordeste

Paco Sanz
Servicio de Neumonología. Hospital General Universitari de Valencia. España

Alfredo C. Seijo
Profesor Adjunto de Enfermedades Infecciosas. Facultad de Medicina de la Fundación Favaloro. Jefe del Centro de Zoonosis del Hospital "Francisco J. Muñiz" de Buenos Aires

Marina Stein
Jefe de Entomología. Instituto de Medicina Regional. Universidad Nacional del Nordeste. Docente de la Cátedra de Introducción a la Biología de la Facultad de Ciencias Exactas y Naturales y Agrimensura. Universidad Nacional del Nordeste

Silvio Máximo Valperga
Profesor Titular de Parasitología. Facultad de Farmacia y Bioquímica. Universidad Nacional de Tucumán

Mabel Valsecia
Profesora Titular de Farmacología de la Facultad de Medicina. Universidad Nacional del Nordeste

Ofelia L. Zibelman
Profesora Titular de Histología y Embriología de la Facultad de Medicina. Universidad Nacional del Nordeste. Jefe de Servicio de Patología del Hospital "José R. Vidal", Corrientes

Índice General

Prólogo

Todo libro es una demostración cabal de la Extensión del hombre en la que se proyecta buscando el camino de lo trascendente. Por eso deseo agradecer al Dr. Jorge Osvaldo Gorodner la invitación para prologarlo. Pienso que ésta se debe exclusivamente a razones de afecto y respeto hacia mi persona. Lo he aceptado por los mismos sentimientos, que me generan tanto él como su familia. Si bien no han sido temas a los que me he dedicado en forma específica en mi vida profesional también lo he aceptado con sumo placer con visión retrospectiva por mis cincuenta años ininterrumpidos de actividad. Los temas enfocados me trasladaron a los inicios de mi juventud asistencial, en los que tuve la oportunidad de actuar en zonas sociales desprotegidas y altamente carenciadas, donde era factible observar este tipo de enfermedades, por lo que debíamos estar preparados para diagnosticarlas. Pasó el tiempo y casi cerrando mi ciclo de los hospitales públicos, recuerdo también los años en que acepté actuar en niveles centrales de conducción de la función pública, lo que me introdujo de lleno, otra vez, en los problemas sanitarios profundos de las zonas marginales. Paralelamente a estas vivencias, durante este largo período de la humanidad, hemos tenido la oportunidad de ver concretarse los sorprendentes cambios, tanto científicos y tecnológicos como éticos y morales, que repercutieron en el desarrollo de las Ciencias de la Salud.

El mismo título de la obra, *Patologías regionales y enfermedades emergentes*, dirigida por los Dres. Jorge Osvaldo Gorodner y Daniel Eduardo Merino, define con claridad su objetivo primario. Compila toda la información vinculada, describiendo con gran base epidemiológica el *modus operandi* de cada herramienta disponible para el diagnóstico precoz y oportuno, a la vez que ofrece un enfoque terapéutico moderno, dando su posición personal basada en la experiencia recogida en el terreno, luego de muchos años de una intensa actividad asistencial, docente, y de investigación. El objetivo propuesto se cumple con creces dejando un claro mensaje a los lectores.

Consideramos una necesidad imperativa insistir en los temas tratados en esta obra, tanto para el mundo de la salud como para toda la población, rural o urbana, ya que cualquier factor que altere la Salud toma relevancia dentro del enfoque sociopolítico para el logro de la estabilidad de las sociedades. La lucha contra la enfermedad es una constante en toda la historia de acuerdo a la estrategia de "promoción de la salud". La notificación iterativa de la presencia de algún foco de este tipo de enfermedades, a veces a través de los medios de comunicación masiva, nos hace razonar lo lejos que estamos de alcanzar los niveles de salud deseados para nuestro pueblo, a la vez que desnuda las falencias persistentes en nuestros programas sanitarios. Esto nos indica la necesidad de trabajar en conjunto para superar este tipo de nosologías a las que, por su periódica aparición, también podríamos llamar recurrentes y/o recidivantes. Esta necesidad integradora surge de la complejidad de la Atención Médica donde éticamente sobrepasa a una persona la prestación en sí que realiza.

En estos planteos surgen dos conceptos bien definidos que deben ser defendidos permanentemente por el Equipo de Salud. El primero es entender que la ***responsabilidad en Salud es de todos*** los miembros de la comunidad (EHH-2001), y no exclusivamente del Equipo de Salud. Este pensamiento globalizador y de horizontalidad surge de la Declaración de los Derechos Humanos en 1948, en la que se reconoce a la Salud como uno de los Derechos Básicos para la existencia del hombre, por lo tanto todos deben defenderla. Siguiendo este pensamiento directriz, en lo que definimos como ***Cascada de Responsabilidades en Salud*** es fácil entender que el médico y los profesionales relacionados con las Ciencias de la Salud constituirían el grupo más responsable en la toma de decisiones. Cuesta un poco más comprender que otros miembros de la comunidad dedicados a otras actividades sean también grandes responsables, como por ejemplo arquitectos, ingenieros, economistas, periodistas, abogados, industriales, sindicalistas, administrativos, etc. Lo que sí es difícil de entender, y que ellos lo acepten, es la responsabilidad que compete al tercer grupo. En él hemos incluido a los distintos miembros de la comunidad con funciones en los tres poderes del Estado, sea nacional, provincial o municipal. Algunos de sus gestos repercuten inmediatamente en la salud, lo que puede ser observable cuando el Legislativo dicta ciertas Leyes, el Ejecutivo firma ciertos Decretos u Ordenanzas o, cuando el Judicial dicta algunas sentencias. O a la inversa, también se altera la Salud cuando estos poderes no respetan la Constitución Nacional. Lo dejo como meditación, jerarquizando el rol del Estado en la prevención y el cuidado de la salud física, psíquica y social de toda la población.

El cuarto y principal grupo representa al ciudadano en sí. Comprende a todos los ciudadanos del país, con independencia de su nivel cultural o socioeconómico. Su responsabilidad es ser partícipes activos del cuidado de su salud y de su contexto familiar, laboral y del medio ambiente. Los otros tres grupos deben dirigir todos sus esfuerzos a éste, según sus respectivos roles, pero sobre todo a través de la Educación para la Comunidad en todos los ámbitos de su actividad diaria. Esto es trascendente para la comunidad. Pensemos en la gran contribución de la Educación que, con programas de divulgación o con la transmisión por medios periodísticos, ha logrado influir en la incidencia de varias de las enfermedades tratadas en esta obra. Como una red social preventiva todos deben estar capacitados para dar el llamado de alerta, en especial en las de rápida propagación, cumpliendo el rol de Agentes de Salud.

El otro concepto que me motivó al analizar este libro está relacionado con los cambios producidos en la interpretación de la Ética en estos últimos cincuenta años para llevarla a temas más concretos, más terrenales, menos empíricos, más comprensibles para toda la sociedad. En el área de la medicina fue desencadenado por los mismos grandes avances científico-tecnológicos que hicieron surgir conflictos de intereses ético-morales, como los planteados por los ensayos de investigación en seres humanos, los relacionados a la era de los transplantes de órganos, la fecundación asistida y otros. Ante estos desvíos, Potter, en 1970, propone enfrentar estas situaciones generadas en la nueva Sociedad del Conocimiento. Nace la Bioética como ética aplicada a la biología. El objetivo era tener una herramienta para buscar un equilibrio honorable en el desarrollo evolutivo del hombre, con el fin de fijar los límites entre lo que podemos hacer y lo que debemos hacer. Se discutieron fundamentalmente los principios éticos de Autonomía y de Justicia de la persona frente al clásico modelo médico vertical paternalista.

Pero estos cambios no terminaban de satisfacer por no dar respuesta a los grandes planteos sociales; seguían dirigidos al individuo y no a la comunidad. El gran avance se produce recién en 1998 en Tokio, Japón, cuando Alastair Campbell, plantea el nuevo concepto de ***Bioética Crítica***, superadora de la inicial ***Bioética Principista***, la de los principios. Es una Bioética socialmente comprometida, dirigida sobre todo a los más necesitados, a los más pobres. Este libro comprende enfermedades que preponderantemente afectan a esa franja de la sociedad que constituyen los afectados por la desforestación, las represas, la contaminación ambiental de tierras, aguas y aire, la desnutrición y otros.

Debemos resaltar que este texto es un emprendimiento que nace en el Instituto de Medicina Regional de Resistencia, Chaco, dependiente de la Universidad Nacional del Nordeste. Desde hace muchos años se ha transformado, por impulso de la actual conducción, en uno de los centros científicos argentinos de mayor reconocimiento internacional. Se trata de una institución pública dedicada preferentemente a las patologías regionales. Su vasta experiencia en lo asistencial y en investigación ha hecho que su sólida opinión sea imprescindible para el país en el momento de tomar las medidas necesarias, desde el punto de vista sanitario, frente a este tipo de enfermedades generadas por los grandes cambios medioambientales, la mayoría provocados por acciones del hombre. Las mismas son una problemática que ponen a prueba los conocimientos, las habilidades y la capacidad de discernimiento de los profesionales del sistema sanitario en función de barrera. En general, son situaciones de cambios imprevistos, rápidos, e importantes del estado de salud de una persona, con el agravante de que se producen en lugares alejados de los centros asistenciales. En ocasiones, los síntomas son banales prolegómenos inespecíficos de lo que *a posteriori* va a ocurrir. El médico no puede dejar pasar esas mínimas señales de alarma para implementar las medidas necesarias que detengan y/o cambien la evolución y/o su probable propagación.

No podemos dejar de mencionar en forma especial el nivel profesional de los colaboradores invitados. Al ser figuras de relevancia nacional e internacional, expertos en sus respectivas temáticas, jerarquizan la obra dando también la garantía de calidad pretendida por los directores. La presentación de los contenidos refleja la amplia experiencia docente universitaria. La Bibliografía, muy seleccionada y actualizada, se desglosa en los respectivos capítulos, lo que facilita profundizar los conocimientos específicos.

Consideramos que al ser un libro con información muy actualizada, se va a constituir en un instrumento de apoyo educativo muy importante para los estudiantes de Salud, a la vez de proveer a los médicos jóvenes, a los residentes y a los ya formados, de la documentación necesaria para dar una respuesta rápida frente a una consulta en su práctica diaria. Dada la factible rapidez de repercusión en la comunidad que puede generar este tipo de enfermedades, en los programas curriculares de la carrera de medicina, las Enfermedades Emergentes y Prevalentes, deben ocupar un lugar preponderante para definir con mayor claridad el perfil del médico que debemos formar, preparándolo para enfrentar este tipo de situaciones.

En el aspecto editorial destacamos la textura del papel utilizado y la nítida impresión, los que junto a la diagramación de la presentación, dan jerarquía a la obra. El lenguaje utilizado, sin dejar de ser técnico, es de lectura sencilla permitiendo su fácil comprensión. Nuestra opinión es que es un aporte útil, oportuno y práctico, para todo aquel que pretenda ejercer las ciencias médicas, con conceptos modernos y criterios abarcadores. Estas características constituyen el espíritu de algunas de las ventajas que ofrece. Valoramos también el compromiso de la Editorial Corpus al encarar la publicación de una obra de estas características. Pudiendo prever que les dará muchas satisfacciones a todos los partícipes necesarios para su concreción, les señalamos además que la ciencia argentina recibe con beneplácito esta producción nacional.

ELÍAS HURTADO HOYO
Profesor Consulto de Cirugía de la Universidad de Buenos Aires
Profesor Ilustre Universidad de Tucumán
Miembro de:
Academia Argentina de Cirugía,
Academia de Ciencias Médicas de Córdoba,
Academia de Medicina de Paraguay,
Sociedad de Ética en Medicina de Argentina.
Presidente de la Asociación Médica Argentina

Introducción

La situación epidemiológica conminante en nuestro continente determina que ante el riesgo sanitario es necesario incrementar los esfuerzos tendientes al mejor conocimiento de las patologías prevalentes y las emergentes, como así también, la disposición de los recursos necesarios para la mejor asistencia del hombre enfermo, además de propender a la utilización de los instrumentos de prevención disponibles en beneficio de la comunidad.

No es condición suficiente el conocimiento universal acerca de determinado hecho biológico para comprender cabalmente una situación particular, generando ello la necesidad del conocimiento adecuado al tiempo, lugar y espacio donde se produce el fenómeno. Las patologías, de acuerdo con múltiples comprobaciones científicas, presentan características peculiares en relación con las áreas donde asientan y las comunidades afectadas. Asimismo las modificaciones del medio ambiente con sus cambios ecológicos crean condiciones propicias para la diseminación de enfermedades infecciosas, además de impactos sociales como resultado de los mismos.

El estudio sistemático de las patologías infecciosas, la transferencia del conocimiento y la asistencia médica especializada, permitirá un mejor aporte del sector salud al bienestar comunitario.

Frente a la situación epidemiológica conminante, deben incrementarse las medidas preventivas, de asistencia médica calificada y de adecuación operativa para la lucha y el control contra las enfermedades infecciosas que amenazan a la comunidad. En estas circunstancias la vigilancia epidemiológica es el recurso de más alto valor sanitario, lo que permite contar con información fehaciente y adecuada en tiempo y forma para hacer frente a las contingencias epidemiológicas, como elemento indispensable para el accionar de los recursos técnicos y profesionales adecuadamente coordinados.

Promover la prevención es económicamente más redituable que apelar a la lucha para eliminar una noxa establecida. Por ende, encarar la problemática infectológica, además de tratarse de un serio problema sociosanitario también lo es económico y, en circunstancias, de elevado monto. Cuanto se haga por la salud de la población justifica cualquier esfuerzo. No actuar consensuadamente será demostrar incapacidad de decisión y operativa, siendo los costos por imprevisión de magnitud, con el perjuicio consiguiente. A ello podría agregarse la pregunta: ¿alguien ha calculado cuánto vale la vida humana?

El presente libro tiene el propósito de brindar al profesional del equipo de salud, un compendio que facilite su accionar frente a las patologías de alta prevalencia y otras conminantes que tienen relación con los cambios ambientales, contribuyendo de tal manera a alcanzar una mejor calidad de vida para el hombre.

Nuestro reconocimiento a los distinguidos colaboradores quienes aportaron con su saber un material sustancial para alcanzar los objetivos trazados. Para ello, voluntades argentinas, brasileras, españolas y francesas, se dieron cita en este libro.

A la Editorial CORPUS, deseamos expresarle que nos han ratificado su excelente disposición y profesionalismo en la producción de este trabajo, destacando la labor de la Sta. Belén Kisielnicki.

Agradecemos la colaboración prestada por la Sta. Julieta Gorodner, la Sra. Mariana Climent y el Sr. Sebastián Alonso para la compaginación de este libro.

Los autores

SECCIÓN I
GENERALIDADES

AGENTES INFECCIOSOS, ENFERMEDADES EMERGENTES Y REEMERGENTES EN AMÉRICA DEL SUR

1

Santiago César Besuschio

Traducción: Mariana Climent
Daniel Eduardo Merino

Aproximadamente 4200 años atrás, un aumento muy importante de la aridez y de la circulación del viento tras una erupción volcánica fue el origen de una importante degradación del suelo en Subir, una civilización del Norte de la Mesopotamia. Después de un periodo de cuatro siglos, la población abandonó Tell-Leilán y provocó la caída del Imperio del Sur de la Mesopotamia. Fenómenos similares se han sucedido sincrónicamente en Egipto, Palestina, las Islas del Mar Egeo y el Valle del Indo. Las consecuencias sanitarias han sido penosas para aquella población con la irrupción de enfermedades incontrolables y, a la vez, por comprometer a pueblos del Sur de la Mesopotamia, hacia los que se desplazaban los migrantes. El riesgo de las migraciones, que trasladan enfermedades, ha sido conocido en Argentina al inicio de los años 90 del siglo XX, cuando poblaciones chinas y coreanas se introdujeron en nuestro país con la clonorquiasis hepática endémica en Extremo Oriente y casi desconocida en Argentina antes de esa fecha.

En América del Sur contamos con una rica documentación y museos de Paleontología. El profesor Pierre Weiss, Decano de Patologías Peruanas, ha practicado Anatomía Patológica clásica y Paleopatología y ha identificado numerosas momias milenarias y antiguas enfermedades como el Mal de Pott (tuberculosis vertebral), la sífilis (perforaciones de los huesos del cráneo, hiperostosis y gomas de los huesos largos). Éstos son los aportes más importantes para considerar la evolución en el tiempo de antiguas enfermedades.

Desde el punto de vista de las catástrofes climáticas, en América del Sur, durante los años 1992 y 2001, las inundaciones se han repetido docientas seis veces, las tempestades de viento, docientas sesenta y tres, treinta y nueve sequías y otros docientos desastres. Corresponde agregar a los fenómenos aquí descriptos el flagelo de la desnutrición, muy extendido en ciertas regiones de América del Sur, con un progreso increíble en las regiones ricas en producción de alimentos. Por ejemplo en Argentina, tenemos bolsones tradicionales de desnutrición al noroeste del país, en la Provincias de La Rioja, Catamarca, Salta, Jujuy y Santiago del Estero.

Actualmente, el mapa de la desnutrición se extiende afuera del Noroeste (NO), para afectar a la mayor parte de la región más rica, de hecho desatendida, afectando no solamente a los niños, sino también a los adolescentes y adultos, con la disminución en grado variable de la respuesta inmune y del desarrollo del cerebro.

Importa conocer la susceptibilidad étnica, como se ha constatado entre los indios Coyas del NO de Argentina, que han migrado de Asia y en consecuencia tienen un patrón de enfermedades, por ejemplo de linfomas malignos, similar a la frecuencia de Japón.

A la vez, las frecuentes olas migratorias de ciudadanos de países vecinos menos desarrollados hacia la Argentina, representan un problema por no haber tenido ningún contacto con ciertas patologías, como por ejemplo la tuberculosis, con el desarrollo de formas agudas diseminadas con linfadenopatías generalizadas, ricas en micobacterias, en los bolivianos.

La búsqueda de materiales para la venta o restos de alimentos para comer en los basurales, por parte de la población menos favorecida, representa un gran riesgo favoreciendo el desarrollo de enfermedades infecciosas. La contaminación por excrementos de roedores se observa especialmente por la falta de calzado en los niños, constatándose a la vez un aumento del número de animales a partir de los fenómenos climáticos actuales.

Todos los factores han contribuido a la presencia, en el año 2001, de una verdadera epidemia de leptospirosis, con ciento dieciséis infectados y seis muertos, lo que demuestra un crecimiento del 200% sobre las cifras de años precedentes. Otra epidemia, la Fiebre Hemorrágica Argentina, que tiene como causa etiológica al virus Junín, del tipo arenavirus, descubierto en los laboratorios del Instituto de Microbiología de la Facultad de Medicina de la Universidad de Buenos Aires, tiene como reservorio un ratón del campo de la provincia de Buenos Aires, *Calomys musculinus*, especie que tiene un crecimiento relacionado a la ausencia de lluvias, con un riesgo para las poblaciones cercanas a los roedores. La presentación clínica ha mostrado los síndromes renal, neurológico y hemorrágico, con hemorragias generalizadas incontrolables. La primera epidemia, en el año 1958, contó con una tasa de mortalidad del 26%, pero un año después, con los corticoesteroides, las cifras han sido solamente del 4%. El tropismo variado en el organismo del virus Junín ha sido demostrado en diferentes condiciones de experimentación. Si los cobayos infectados tienen pesos diferentes y fechas de sacrificio también diferentes, los síndromes patológicos cambian. Con animales de 250 g de peso y sacrificados al día 11, se encuentra un síndrome hemorrágico y linfoadenomegálico, pero si los sacrificamos al día 20, la lesión principal sería la localización hepática.

La Fiebre Hemorrágica Argentina ha sido descrita clínicamente antes de las grandes epidemias de los años 1958-59, como la Gripe de Bragado, localidad del oeste de la Provincia de Buenos Aires, que presentó casos esporádicos. Una circunstancia similar resultó en epidemias de Fiebre Hemorrágica por hantavirus, en los años 50 en Estados Unidos, aunque la enfermedad es más antigua. Se la conoce también en Asia y Europa; su síndrome clínico es la fiebre hemorrágica asociada a síndrome renal, con una forma de nefropatía epidémica sin hemorragias.

En Escandinavia, en los años 30, durante la guerra ruso-japonesa, la enfermedad fue estudiada y definida como Nefroso-nefritis del Este de la Unión Soviética, propagándose a China en el año 1951 como Fiebre Hemorrágica de Corea. El descubrimiento del virus se realizó en un roedor capturado sobre las márgenes del Río Hantaan, por lo que se lo denomina virus Hantaan. La Fiebre hemorrágica asociada al síndrome renal ha producido cien mil casos entre Rusia, los países balcánicos, Escandinavia y Francia. La mortalidad puede producirse en el 10% de los enfermos.

En el año 1993, la epidemia por hantavirus en los Estados Unidos mostró una manifestación respiratoria aguda (Síndrome Pulmonar por Hantavirus), con una mortalidad importante y un roedor conocido como reservorio. La búsqueda de roedores ha mostrado como portador más frecuente al ratón *Peromyscus maniculatus* (30% de roedores infectados), pero algunos estudios han puesto en evidencia a otros roedores infectados, en una proporción menor. El aislamiento de un virus, el virus Sin Nombre (VSN) se ha asociado al Síndrome Pulmonar por Hantavirus (SPH).

En Argentina, se conoce la presencia de hantavirus desde los años 80 con la presencia del virus en poblaciones humanas y de roedores, no asociándose con la existencia de enfermos.

Se han llevado a cabo estudios serológicos con los serotipos eurasiáticos (Hantaan, Poumala y Seoul). Los casos han comenzado en Orán, al norte de la provincia de Salta con enfermos de origen rural afectados de distrés respiratorio del adulto. Mediante un acuerdo entre el Hospital San Vicente de Paul de Orán y el Hospital Muñiz de Buenos Aires, se logró identificar el hantavirus. A partir de ello se reconocen casos en diferentes regiones del país, arribándose, en el período 1996-2002, a la cifra de 348 enfermos, con una letalidad del 26,4%.

Se puede dividir el país en tres áreas epidemiológicas: el Norte (Provincias de Salta, Jujuy y Formosa) con 170 casos; el Centro (Ciudad de Buenos aires, Provincia de Buenos Aires, Córdoba, Santa Fe y Entre Ríos) con 138 casos; el Sur (Provincias de Río Negro, Chubut y Neuquén) con 63 casos, la mayor parte de ellos de aparición entre noviembre y marzo. En general, los afectados son adultos jóvenes de sexo masculino (80%). En Argentina se ha demostrado la transmisión interhumana, pero se reconoce como la forma más frecuente de contagio a los virus eliminados por los roedores reservorios. Otra vía de infección posible son las heridas de la piel y las mucosas.

La falta de un control de la carne, en general mal cocida o con ausencia de normas de higiene (sobre todo las hamburguesas), hace que la Argentina sea el país con mayor tasa de Síndrome Urémico Hemolítico con diarrea sanguinolenta: 9,2 casos cada 100 000 habitantes de menos de 5 años de edad y 300 casos notificados por año. Sobre 59% de casos de niños enfermos se ha encontrado evidencia de infección por *Escherichia coli* serotipo U157:H7.

Un origen poco conocido de las enfermedades emergentes es el cultivo de alimentos transgénicos como la soja, donde se ha encontrado una contaminación fúngica por *Phyllosticta sojicola*, con la posibilidad de recombinación y de aparición de nuevas formas de hongos. Lamentablemente, poco se sabe sobre las consecuencias verdaderas de los cultivos transgénicos, que se han desarrollado bastante antes de contar con un conocimiento científico suficiente de los riesgos ligados a esta producción.

La falta de controles de aguas estancadas en la ciudades y los cambios abruptos del medio (construcción de autopistas, tala de bosques y explotaciones de recursos mineros) han generado las condiciones para el desarrollo y multiplicación de los mosquitos.

El paludismo, enfermedad del norte de Argentina, transmitida por mosquitos y que en la primera mitad del siglo XX era producida por *Plasmodium vivax*, *P. Falciparum* y *P. malariae*, de agresividad moderada (en ese orden), tiene actualmente como causa el *P. vivax* y con menor frecuencia el *P. falciparum*, importado, que da lugar a una enfermedad muy agresiva y cuenta con caracteres epidémicos en el vecino país de Paraguay. La posibilidad de que se propaguen especies agresivas al norte de Argentina es solo una cuestión de tiempo.

Otras enfermedades virales relacionadas al mosquito *Aedes aegypti*, el dengue y la fiebre amarilla, han progresado notablemente en América del Sur. La primera ha sufrido un aumento de 60 veces en el primer quinquenio de los años 90 sobre la frecuencia del segundo quinquenio de los años 80, en la forma de Dengue y de Dengue hemorrágico. En el año 2000 se han registrado 2 000 casos en la Argentina y para el año 2002 ha existido un brote de 185 casos autóctonos en la provincia de Salta. La presencia de *A. aegypti* ha aumentado de 235 municipios infectados en el año 1998, a 597 en el año 2001, lo que tiene por significación un alto riesgo de epidemia. En los últimos años, otro mosquito igualmente activo como vector, el *Aedes albopictus*, ha aumentado el riesgo en la región.

La dirección del Centro de Zoonosis de la Provincia de Corrientes, en Argentina, ha considerado también a la fiebre amarilla como productora de alto riesgo regional, dado que resulta epidémica en 5 países de América del Sur de clima tropical, sobre todo en la Amazonia. El año 1995 evidenció una epidemia en Perú con centenas de casos, con una mortalidad del 50%. El ciclo de transmisión cuenta con una forma selvática, en la que los humanos pueden ser infectados. El desplazamiento al medio urbano y el contacto con los mosquitos domésticos desarrolla la fiebre amarilla urbana con alta mortalidad.

Considerando la importancia de la epidemia de SIDA en América Latina, se ha creado una Comisión de Ministros de Salud de América del Sur, Bolivia y Chile, de vigilancia y control del SIDA. La enfermedad se encuentra en descenso desde el año 1996 y resulta cada vez "más fememina, más joven y más pobre". Creemos también en la influencia de la depresión de la inmunidad, sobre todo la mala alimentación crónica, extendida a América del Sur, inclusive a países productores de alimentos como Argentina y Uruguay.

Otras enfermedades de agresividad descontrolada, progresan sobre el terreno favorable de la inmunodepresión: la Enfermedad de Chagas cerebral, rica en amastigotes dentro de las células gliales, la Criptosporidiosis de intestino, la Candidiasis y los abscesos del endocardio, la rica presencia de *Histoplasma capsulatum* y las localizaciones ganglionares y cutáneas de *Cryptococus neoformans*, deben ser campos de investigación.

CAMBIO CLIMÁTICO Y SALUD HUMANA

2

Jorge Osvaldo Gorodner

Hipócrates (460 a.C.) dijo "la salud y la enfermedad en el hombre, no solo están en relación con su organismo, sino también con el medio ambiente, especialmente con los fenómenos atmosféricos".

El medio ambiente es el conjunto de factores físicos, naturales, estéticos, culturales, sociales y económicos que interactúan con el hombre y su comunidad. Forma parte de la vida del hombre, su organización y progreso, como un ente holístico, cuyas interrelaciones originan procesos de cambios en todos sus componentes cuando se produce un impacto en alguno de ellos.

Un reciente informe del Panel Intergubernamental de Cambio Climático (IPCC), que obtuviera el Premio Nobel del año 2007, señala que "si se cumplen las previsiones de los expertos, la Argentina deberá enfrentar durante este siglo un aumento de las tormentas y del granizo; **una creciente incidencia de enfermedades como el mal de Chagas, el dengue y la malaria**; la migración de los peces característicos de sus aguas e, incluso, la desaparición de cultivos, como el maíz y el trigo" (*La Nación* 11/04/07, páginas 1 y 16).

Además de las patologías señaladas, deben consignarse Leishmaniosis, Esquistosomiasis, Leptospirosis, Fiebre amarilla, Fiebres hemorrágicas, Fiebre por virus del Nilo Occidental, Encefalitis de San Luis, Hantavirus, etc., habida cuenta del papel que cumplen los agentes vectores transmisibles. También deben tenerse en cuenta las diarreas y las neumopatías, particularmente en desnutridos, además de otras patologías no infecciosas como las cardiovasculares por estrés, las oncológicas por cáncer de piel, etc.

Las patologías mencionadas están influenciadas por el calentamiento global, que constituye un factor de indudable significación. Para ello, deben tenerse en cuenta múltiples componentes que inciden en la magnitud de la problemática y son, en gran medida, responsables del impacto ambiental resultante, por lo tanto debe hablarse de multifactoriedad epidemiológica.

Los impactos ambientales ocasionados por el hombre son causados por variados factores que conforman ingredientes determinantes como, por ejemplo, el establecimiento de numerosas represas en el curso de grandes ríos; extensión de fronteras agropecuarias; deforestaciones; crecimiento desordenado de comunidades; insuficiencia de servicios de agua potable y eliminación de excretas; ignorancia; pobreza y desnutrición; insuficientes políticas educativas y sanitarias; etc., elementos que se conjugan con el aumento de las variables climáticas y ambientales, para constituir una situación preocupante y de compleja solución.

Además de lo señalado deben considerarse otros factores, como por ejemplo, los cambios de conducta del hombre, la intensificación de sus migraciones debido a razones de trabajo, los factores inmunogenéticos recombinantes y mutantes de agentes infecciosos y vectores, la ingeniería genética con escasos controles, el deterioro de infraestructuras sanitarias, entre otros, facilitadores en algunos casos de las patologías emergentes.

En cuanto al cambio climático global, se considera que es de origen antropogénico, ocasionando situaciones gravosas de comprometida solución.

Finkielman J. y col., señalaron que "con frecuencia observamos que al alterar las condiciones naturales de una región, se alteran a su vez algunas de las condiciones de otras zonas que pueden estar muy distantes de la primera. Los efectos diferidos, tanto en el tiempo como en el espacio, demuestran de manera palmaria la estrecha vinculación que existe entre todos los ecosistemas del planeta. Por ello se considera que los ecosistemas terrestres se encuentran alterados por la acción del hombre".

Se estudió en Ituzaingó-Corrientes, durante el período 1994/2006, el probable impacto ambiental que pudiera ocasionar la Represa de Yacyretá con su construcción y la constitución del lago de alimentación a expensas del río Paraná. Se determinaron durante la marcha de la obra, significativas variaciones en los indicadores sanitarios y ambientales. Particularmente las diarreas aumentaron un 183% en el período 1994/96 y las infecciones respiratorias ascendieron un 242% en el lapso 1994/95. La lluvia se incrementó en 373,5 mm, totalizando 2.062 mm/año. La temperatura máxima aumentó 1,3ºC por sobre las cifras habituales y la humedad relativa ambiental mínima aumentó casi un 15%, disminuyendo las cifras máximas.

Monitoreos posteriores en el área de estudio y sin que medien circunstancias que hicieran presumir impactos puntuales ocasionados por el hombre en los años siguientes al establecimiento de la Represa de Yacyretá, permitieron constatar, a partir de 2002, un significativo incremento de diarreas e infecciones respiratorias, registrándose en 2004 que las diarreas habían aumentado 200% y las infecciones respiratorias 700%. Coincidentemente en la misma época, a 380 km al norte de la Represa, en la provincia de Misiones, se produjo un importante brote de Leishmaniosis tegumentaria sudamericana y a 750 km al sur de la misma, en la provincia de Santa Fe, el correlato epidemiológico se tuvo con un brote epidémico de Leptospirosis. En todos estos casos la situación descrita fue coincidente con el fenómeno climático de El Niño. En dicha oportunidad, en el área de la Represa, la lluvia tuvo un incremento de 593 mm alcanzando una cifra de 2.433 mm/año, y la temperatura máxima sufrió un ascenso de 1,5ºC, con una máxima de 39ºC, como datos significativos.

Las situaciones expuestas, tanto puntual como global, responden a la acción humana, pero son diferenciables según la experiencia recogida. No obstante, no deberían establecerse diferencias conceptuales, por cuanto todos los factores concurren al cambio del comportamiento climático.

Estudios que lleváramos a cabo en la región, sugieren fuertemente que ante un determinado impacto ambiental existe una respuesta biológica que es inmediata en el epicentro de la zona involucrada; que una vez determinados los valores epidemiológicos, éstos se sitúan en un nuevo nivel, con tendencia superior a las cifras de partida y, que los cambios climáticos siempre tienen su correlato patogénico; asimismo, que no existen impedimentos para la difusión espacial de determinadas patologías.

Ello ha permitido comprobar que un impacto ambiental se relaciona con el incremento de la temperatura, la humedad ambiental y el volumen de lluvia, y su correlato sanitario se constata en el incremento de la incidencia de patologías infecciosas y las ocasionadas por estrés.

Weissembacher M. y col. han manifestado que "en los albores del siglo XXI las enfermedades emergentes plantean un serio desafío para su control. Para controlar estas patologías, dentro de una ecología tanto global como local, que poseen carácter dinámico por estar moduladas por cambios tecnológicos, sociales, económicos, ambientales y demográficos, además del biológico propio de los microorganismos, se requiere de una estrategia integrada, donde la vigilancia epidemiológica juega un rol fundamental".

En tal sentido, la vigilancia epidemiológica es una de las herramientas fundamentales en un programa sanitario, donde la aplicación del sistema de información geográfico tiene sus antecedentes en los trabajos de Gesler en 1986. Desde entonces y combinado con el desarrollo de instrumentos matemáticos y tecnología informática se han llevado a cabo experiencias y sistemas de vigilancia y análisis de patologías basados en la perspectiva geográfica. Las características de esa localización, incluyendo variables sociodemográficas y medioambientales, no son sino una expresión de la dimensión espacial, siendo por lo tanto de gran interés explorar el potencial explicativo que las técnicas topográficas pueden aportar en la comprensión de la dinámica espacial de las enfermedades transmitidas por vectores.

La vigilancia sustenta a un adecuado sistema de prevención epidemiológica. Para ello, debe contarse con adecuados efectores asistenciales y diagnósticos, los que deben operar desde centros sanitarios que posean un alto nivel de competencia. Dichos efectores deben estar conectados en forma permanente con el nivel político regional y central de la salud pública para llevar a cabo las normativas epidemiológicas, estableciendo una red asistencial y de diagnóstico, que cuente con centros de investigación de referencia, y la asesoría de organismos técnicos y académicos nacionales y extranjeros.

Promover la prevención es económicamente más redituable que apelar a la lucha para eliminar una noxa establecida. Por ende, encarar la problemática sanitaria, además de tratarse de un serio problema social también lo es económico, y en circunstancias, de elevado monto. Las acciones que se proyecten deben tener en cuenta la dinámica biológica y ambiental que exigen una estrategia acorde para el eficaz tratamiento de la situación. Cuanto se haga por la salud de la población justifica cualquier esfuerzo. No actuar consensuadamente será demostrar incapacidad de decisión y operativa, siendo los costos de magnitud, con el perjuicio consiguiente.

Encarar la prevención y lucha con políticas de Estado y, por ende, con programas sanitarios a largo plazo y con la participación responsable de la comunidad, atendiendo a sus distintos niveles de competencia, es una medida imprescindible ante el serio desafío que ello implica para la humanidad.

Bibliografía

1. Peña Castiñeira, F.J. *Salud y medio ambiente*. Ed. Compostela S.A., Coruña, 1998.
2. Vitora A. Conesa Fernández. *Guía metodológica para la evaluación del impacto ambiental*. 3ª ed. Ed. Mundi Prensa, Madrid, 1997.
3. Gorodner, J.O. "Enfermedades emergentes y medio ambiente". *Bol Inst Med Reg* 1999; 22:1-2.
4. Canter, I.W. *Manual de evaluación de impacto ambiental*. Mc Graw Hill, Madrid, 1998.
5. Micillo, L. "Alteración del nicho ecológico". Tesis Maestría en Gestión Ambiental y Ecología. Universidad Nacional del Nordeste, Argentina, 1999.
6. Ministerio de Salud Pública de la Provincia de Misiones. Argentina. Entidad Binacional Yacyretá. *Plan sanitario para embalse Yacyretá. 1995-1997.*
7. Gorodner, J.O. y col. "Impacto ambiental de modificacôes ecológicas realizadas em uma área subtropical". *Rev da Sociedade Brasileira de Medicina Tropical* 2004;37(2):154-157.
8. Gorodner J.O. "Cambio climático y salud humana". Editorial, *Rev Asoc Méd Arg* 2007;3:5-7.

Atención primaria en Patologías regionales Emergentes

3

Olindo Martino

Todo proyecto sanitario que pretenda asumir y desarrollar una atención sanitaria simple, aunque no menos esencial, universalista pero no menos objetiva, y primordialmente comunitaria como cima protagónica de una decorosa calidad de vida, quizás deba resignar una metodología operativa de elevado perfil académico y biotecnológico por un genuino propósito societario, pues su destinatario principal se halla casi invariablemente representado por la clase social más carenciada.

Hoy ya nadie duda que esta disciplina modesta, desapercibida e invalorada tantas veces como también reemplazada tantas otras por dispendiosas prácticas médicas, se halla retratada legítimamente en la Atención Primaria de la Salud. Modesta, pues apela a básicos y reconocidos conocimientos médicos. Desapercibida, porque suele ser ejercida en aquellos escenarios apartados de los estimulantes y competitivos ámbitos con excelencia asistencial y, también invalorada, porque la meritoria tarea desarrollada por el médico apeseísta queda ínsita y circunscripta, en tantas impredecibles circunstancias, al pesado y exclusivo esfuerzo personal.

Su novel condición de médico lo transforma así en el exclusivo árbitro de su conducta asclepiana, porque es justo destacar a voz plena que la casi constante soledad de su vida profesional lo priva a menudo del alentador eco de elitistas conglomerados sociales que podrían dar respuestas, con poco, a sus tantas angustias vivenciales.

Plenamente asumo esta inviolable reflexión: "En nuestras empobrecidas regiones solo puede ejercer la Atención Primaria de una Patología Regional quien logra rescatar de la Madre Tierra la auténtica historia natural de un padecimiento, única forma de comprender el dolor del hombre con quien convive en su entera dimensión". El desafío protagónico que sin titubeos esgrime la disciplina apeseísta en extensas regiones de Latinoamérica, surge como consecuencia del creciente deterioro del entramado social, económico, sanitario y cultural. Es cierto que la práctica de esta doctrina sanitaria ha logrado la sana empatía de ciertos formadores de Recursos Humanos y también, aunque lánguidamente, de algunos sectores políticos que apelan a este inobjetable ideograma en salud como mordiente para sus frágiles propuestas partidistas. Es cierto también que hoy la Atención Primaria está en boca de muchos, cuando ayer apenas se situaba poco menos que en el penumbroso descreimiento como práctica sanitaria convincente. Sin embargo, es alentador decir que su eclipse ya está surgiendo del cono de sombra de la incredulidad y como lento acontecer empieza a mostrarse como ejercicio *imprescindible* en el primer nivel de *asistencia comunitaria*: sobre todo en aquellos estratos sociales con Necesidades Básicas Insatisfechas, pero también como alternativa de rescate sanitario en regiones geográficas inhóspitas y de difícil acceso.

Obsérvese que deliberadamente reemplacé el calificativo médico por el de asistencia comunitaria, pues estimo que el ejercicio profesional por parte del médico de un primer nivel se extiende, más allá de la práctica convencional, hacia una propuesta con auténtica connotación integradora frente a la demanda de una penuria social. Ello exige una formación académica vivamente humanística que le permita desarrollar las destrezas necesarias para lograr una mejor calidad de vida en aquellas poblaciones que se hallan bajo su amparo. De una vez por todas, esto es lo que clama nuestro presente en su legítimo derecho a la salud.

Bajo esta óptica conceptual creo oportuno mencionar ciertos atributos que atavían el arquetipo de la Atención Primaria, modelo auténtico e irremplazable de atención médica pero quizás más aún de socorro social. En tal sentido, creo necesario destacar que este primer nivel de asistencia, tanto en la enfermedad como para la salud, se apoya en un conjunto de estrategias y cooperaciones interdisciplinarias que la ameritan como una disciplina programada, integrada, equitativa, continuada y evaluable. Es fácil entonces comprender que, a pesar de la humilde vestimenta operativa con que se la identifica, su objetivo *princeps* alienta como propósito final el desarrollo sustentable hacia una razonable aptitud para una vida digna. Acaso un utópico completo bienestar que viene clamando, a viva voz, el preciado Bien Ser. Por todo ello es que hoy la Atención Primaria va más allá del individuo y más allá todavía de la propia enfermedad. Porque a través del agente sanitario, el médico asistencial, la enfermera corporativa y el comunicador social se pretenden desarrollar estrategias escudadas en genuinas fortalezas de emprendimientos y orientadas, por fin, a la solución de tantas de nuestras tragedias sanitarias regionales. Entre ellas, hoy ocupa nuestra atención la vigencia de las patologías infecciosas emergentes. Al respecto, cabe subrayar que el pleno conocimiento de tantas variedades de ecosistemas que identifica a las mismas, exige una esmerada tarea interdisciplinaria que desde su inicio ya es compartida por estos cuatro esforzados baluartes del Primer Nivel de Atención Comunitaria. Repito: el humilde agente sanitario (o también el supervisor intermedio), el médico aldeano, la enfermera de campo y el comunicador social. Sus reconocidas destrezas operativas en el terreno los acreditan como rastreadores por excelencia, auténticos baqueanos y husmeadores de la naturaleza. Son ellos los que cotidianamente se anteponen a los grupos de trabajo y equipos pertrechados con mayor excelencia para iniciar el mapeo epidemiológico de un área problema. Pero en todo este indiscutible mérito compartido me honra destacar, más una vez, la silenciosa labor del agente sanitario, un ser humano simple, rescatado muchas veces de familias indígenas analfabetas, siempre dispuesto e impregnado con el fresco rocío intuitivo que le brinda su generosa madre tierra. Me emociona recordarlo transitar las escarpadas sendas noroestinas sobre su desvencijada bicicleta. Porque no suele pedir ni necesitar más. Apenas cumplir con su compromiso social.

Tras haber acentuado aquellos atributos relevantes que identifican la encomiable personalidad de este calificado grupo humano, creo oportuno mencionar a continuación las principales causales responsables del surgimiento de patologías infecciosas insospechadas. Entre ellas cabe mencionar:

- Quiebra de la estabilidad de los ecosistemas
- Ingreso de reservorios animados o inanimados hasta el momento inexistentes
- Desconocimiento o demora en reconocer a tiempo una entidad nosológica
- Mutabilidad o exaltación de la virulencia de un agente infeccioso
- Vigilancia epidemiológica inadecuada de una región
- Ingreso de vectores biológicos hasta el momento inexistentes
- Brusco incremento de la población susceptible

Frente al surgimiento de tan insospechada problemática sanitaria creo oportuno detenerme un instante para evocar la ajustada reflexión de Bertrand Dawson que dice: “Con la ampliación del saber y las enfermedades que se tornan más complejas, se reduce el ámbito de la acción individual y se exigen esfuerzos mancomunados. Deben así ponerse, dentro de la esfera del médico, funciones que abarquen una medicina destinada al individuo y a la comunidad”. Este claro mensaje apunta, sin lugar a dudas, a la necesidad ineludible de unir esfuerzos pero con inteligencia compartida, es decir, con una clara actitud cultural que solo logra transparentar una sociedad madura.

Hoy está claro que para lograr un diagnóstico de situación emergente basado en la evidencia epidemiológica, se torna imprescindible identificar el protagonismo que le cabe a cada variable que escenifica a un ecosistema en alerta sanitario. Para ello, es menester intuición, conocimiento, destreza, esfuerzo y compromiso social. Desplegar todo aquello humanamente accesible. Algo así como una lucha greco-romana: todo vale para vencer al oponente. Todo vale, entonces, para vencer a una emergencia sanitaria mientras el planteo sea criterioso y oportuno. Vista así la cuestión, queda por formular la modalidad operativa. Para ello es sustancial conformar un arquetipo de genuinos "braceros para la lucha contra el evento emergente". En tal contexto, la Atención Primaria debe representar el primer peldaño, ese necesario y robusto *first step* hacia el logro de tamaño objetivo.

En consecuencia, la formación de profesionales idóneos en el arduo terreno de las patologías regionales emergentes y reemergentes queda supeditada a la valorización de las siguientes prioridades:

1. Afrontar la lucha contra una patología emergente o reemergente en toda su dimensión epidemiológica, exige un acabado conocimiento de su historia natural. Con otras palabras, obliga a reconocer todos los eslabones que concatenan su soporte biótico. Es aquí donde el grupo humano apeseísta, con sus agentes sanitarios y profesionales de la salud, tiene a su cargo dar ese necesario puntapié inicial en el reconocimiento del área problema, es decir, que a expensas de su invalorable participación facilita la futura estrategia de lucha multifactorial a partir de una coordinada tarea interdisciplinaria.

2. Frente a una emergencia sanitaria, una estrategia de lucha y luego su consecuente vigilancia epidemiológica obligan, en determinadas ocasiones, a incorporar nuevas pautas culturales bajo el pretendido argumento de su indiscutible necesidad, pero cuya indiscriminada aplicabilidad puede conducir a una verdadera quiebra del código de convivencia social. Ello obliga a poner en práctica una sensibilidad operativa tal que solo pueden ejercer profesionales respetuosos de la profunda raigambre antropológica de una comunidad y, tras lo referido hasta aquí, estimo ético y justo relatar a ustedes apretados mojones que dieron origen a la Residencia Médica en Medicina General con orientación en Atención Primaria de la Salud, disciplina asistencial que hace ya once años cumple su meritoria labor en la localidad de General Güemes, en la provincia de Salta. Recuerdo que la idea germinó tras mi regreso de Perú, donde había estado trabajando a principios de 1991 en aquella inesperada y trágica epidemia de cólera. Presentía que el genio vibriónico no tardaría en soltarse sobre la marginada y empobrecida tierra noroestina. Así fue. La cachetada lastimó duro, y la bella madre tierra fue injustamente humillada.

Frente a tamaña emergencia sanitaria y desorden colectivo urgía elaborar las bases para la formación del recurso humano en el primer nivel asistencial, idea que se fortaleció en coincidencia con mi incorporación como Miembro Titular de la Academia Nacional de Medicina de Buenos Aires. Fue así como en el mes de octubre de 1994, luego de tres años de ardua labor curricular y administrativa, fue creada la Residencia en Medicina General con orientación en Atención Primaria de la Salud, con asiento físico en el Hospital "Joaquín Castellanos" en la ya mencionada localidad salteña.

Una convicción inamovible me llevó así a proponer la formación de un genuino médico humanista que, al lado de su infatigable compañero de ronda, el agente sanitario, pudiera llevar tanto el alivio ansiado como su voz y manos fraternas. Allí, donde hay que luchar contra el aislamiento, el clima por momentos despiadado, el analfabetismo, la superstición, la práctica hechicera, el inamovible arraigo étnico, la enfermedad que acecha, la agobiante soledad y, todavía más, allí donde aún persiste como en tantos otros rincones de nuestra tierra el impiadoso olvido generacional.

En definitiva, hoy al cabo ya de once años de tarea formativa de este importante recurso humano, sigo alentando la propuesta de un novel, idóneo y ambicioso profesional de la salud con visión holística y abarcativa de una asistencia individual y colectiva, consustanciado plenamente con el intrincado y desafiante techo norteño.

De esta manera, entonces, nació la idea. Así también, por ella, es que hoy estoy frente a ustedes exponiendo estos modestos pero sentidos argumentos. Porque mi vida como médico y docente estuvo siempre amparada en el esfuerzo y la esperanza de dar lo mejor para seguir construyendo. Como diría el inefable Fernando Pessoa: "Para ser grande, se integro. Nada tuyo exagera o excluye. Se todo en cada cosa. Pon cuanto eres en lo mínimo que haces. Así, en cada sereno lago, la luna entera brillará porque alta vive".

Avances diagnósticos. Diagnóstico molecular de enfermedades infecciosas transmitidas por vectores

4

Raúl Horacio Lucero
Bettina Laura Brusés

Las enfermedades transmitidas por vectores ocurren cuando el agente biológico específico que produce la enfermedad es transmitido al huésped humano por un portador animado no humano denominado vector. En la cadena de transmisión intervienen entonces tres factores: un hospedero –por lo general un hombre enfermo–, un vector invertebrado que propaga la enfermedad –generalmente un artrópodo–, y el agente biológico –que puede ser un virus, una bacteria o un parásito.

Los vectores pueden actuar biológica o mecánicamente. En los vectores biológicos, el agente u organismo infectante se desarrolla y multiplica en el artrópodo antes de volverse infectivo para el hospedero vertebrado. Los vectores mecánicos transmiten el agente de un hospedero a otro sin que se desarrolle en el vector fase vital alguna de su ciclo biológico.

Los agentes biológicos transmitidos mediante esta vía, como cualquier ser viviente, tienen codificada la información genética en una cadena de *ácido desoxirribonucleico (ADN)* o de *ácido ribonucleico (ARN)*.

A partir del desarrollo del *Proyecto Genoma*, término genérico con el que se designa una serie de diversas iniciativas para conocer al máximo detalle los *genomas* no sólo de humanos, sino de una serie de organismos modelo de todos los dominios de la vida, la información allí almacenada y ahora conocida, permitió desarrollar una serie de estrategias diagnósticas que revolucionaron la manera de estudiar las enfermedades infecciosas.

De allí el nombre de Diagnóstico Molecular que hace referencia a que el objeto de estudio es a nivel de ácidos nucleicos, lo que le confiere una especificidad notable comparada con las técnicas convencionales de pesquisa.

Ácido desoxirribonucleico o ADN

ADN es la abreviatura del *ácido **d**esoxirribo**n**ucleico* (en inglés, **DNA:** ***D**eoxyribo**n**ucleic **A**cid*). Constituye el principal componente del material genético de la inmensa mayoría de los organismos, junto con el ARN.

En las bacterias, el ADN se encuentra en el citoplasma mientras que en organismos más complejos, tales como plantas, animales y otros organismos multicelulares, la mayoría del ADN reside en el núcleo celular.

Los componentes del ADN (polímero) son los nucleótidos (monómeros); cada nucleótido está formado por un grupo fosfato, una desoxirribosa y una base nitrogenada. El ADN lo forman cuatro tipos de nucleótidos, diferenciados por sus bases nitrogenadas divididas en dos grupos: dos purínicas (o púricas) denominadas adenina (**A**) y guanina (**G**) y dos pirimidínicas (o pirimídicas) denominadas citosina (**C**) y timina (**T**). La estructura del ADN es una pareja de largas cadenas de nucleótidos. La estructura de doble hélice del ADN fue descubierta en 1953 por James Watson y Francis Crick y dejaba claro el modo en que el ADN se podía *desenrollar* para que fuera posible su lectura o copia. El rasgo fundamental es que cada base nitrogenada de una hebra puede establecer una

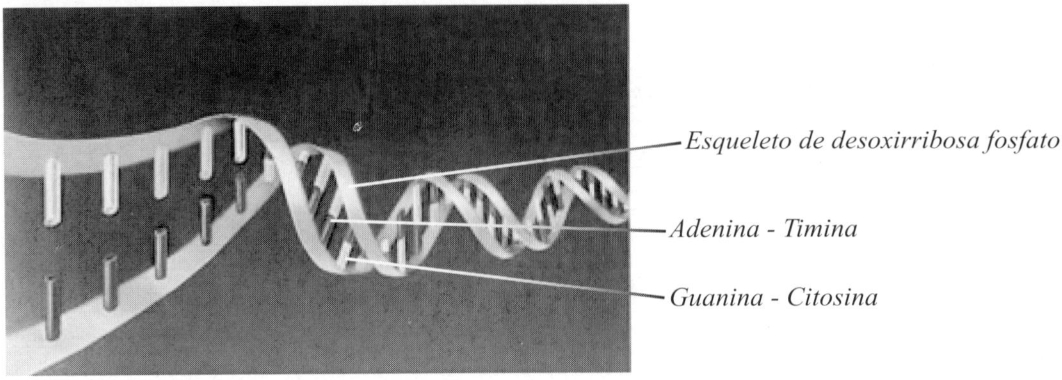

unión tipo *puente hidrógeno* con la base de la otra, de modo que una adenina siempre se enfrenta a la timina (lo que se denomina **A-T**) y la guanina siempre a la citosina (**G-C**).

Reacción en cadena de la Polimerasa o PCR

Una de las técnicas más empleadas en la actualidad, con el fin de poner en evidencia la presencia del material genético de un patógeno en una muestra de interés, es la Reacción en Cadena de la Polimerasa o *PCR*. Consiste en la multiplicación *in vitro* de una cadena de ácido nucleico de una longitud discreta hasta niveles tales que permitan su análisis en Geles mediante electroforesis. Esta técnica reproduce en un tubo la replicación que el ADN lleva a cabo *in vivo*. Para ello se debe proveer al sistema de todos los ingredientes necesarios para que la reacción tenga lugar. El desarrollo de esta revolucionaria técnica, le valió a Kary Mullis la obtención del premio Nobel de Química de 1993.

Para que se lleve a cabo la amplificación es necesario conocer las secuencias de *nucleótidos* del fragmento de ADN que flanquea la zona que se quiere reproducir, de manera de sintetizar *oligonucleótidos* complementarios, conocidos con el nombre de *primers*. Por lo tanto, una reacción estándar de amplificación incluye:

- ADN muestra o templado
- Primers
- ADN polimerasa: enzima encargada de la síntesis de la cadena complementaria de ADN
- dNTPs: cada uno de los cuatro nucleótidos que componen el ADN (Adenina-Timina-Citosina y Guanina), llamados de forma genérica deoxinucleótidos trifosfatos
- Buffer de reacción
- Magnesio (Mg++)
- Agua

Una vez realizada la mezcla de reacción en los tubos, éstos son sometidos a ciclos repetidos de diferentes temperaturas para completar los tres pasos esenciales en PCR:

1. Desnaturalización del ADN: en este paso se separan las dos cadenas calentando la hebra molde entre 94º-95º.

2. Hibridación de los *primers* o iniciadores: también conocido como *Annealing*, esto se logra bajando la temperatura entre 55º-60º. Ésta es una variable crítica para determinar la especificidad de la amplificación.

3. Extensión: mediante la acción de una ADNpolimerasa termoestable purificada mediante técnicas de ingeniería genética a partir de un gen de un alga termófila: *Thermus aquaticus* o Taq polimerasa, cuya temperatura de trabajo es 72º. En esta etapa se lleva a cabo la elongación nucleotídica de la cadena nueva en crecimiento.

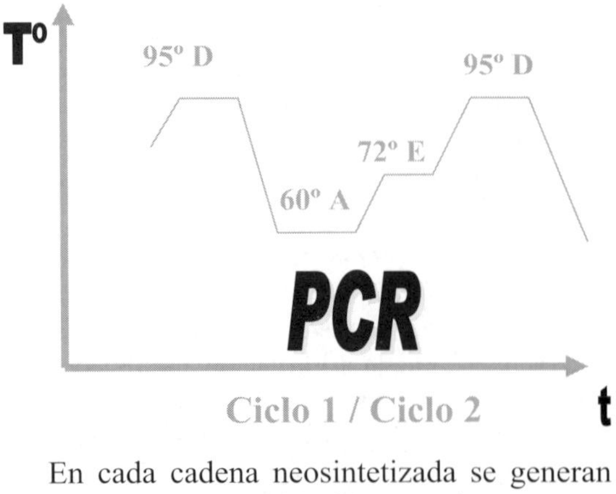

En cada cadena neosintetizada se generan nuevos sitios de hibridación para los *primers*. La mezcla de reacción se calienta nuevamente para separar la cadena original de la recién sintetizada que vuelve a estar disponible para nuevos ciclos de hibridación, síntesis de ADN y desnaturalización.

El resultado neto es que después de **n** números de ciclos, la reacción contiene un máximo de 2^n moléculas de ADN de doble cadena de la región de interés.

Por lo tanto, partiendo de una sola molécula de ADN del microorganismo a diagnosticar y asumiendo una eficiencia del 100% se obtendrían, luego de 30 ciclos, 268 435 456 números de dobles cadenas del tamaño estimado.

Si el genoma a amplificar es ARN, es necesario un paso previo de transcripción reversa a ADN complementario (ADNc) usando una enzima denominada transcriptasa reversa, posteriormente se somete el ADN obtenido a la reacción de PCR. Este procedimiento se conoce con el nombre de RT-PCR.

La recolección del espécimen a analizar, tomada en el momento justo y con el método apropiado, aumenta la probabilidad de que el laboratorio detecte el patógeno mejorando la relevancia clínica del resultado. El tiempo y la temperatura de almacenamiento de las muestras tienen un gran impacto sobre la recuperación de los ácidos nucleicos y en la eficiencia de los procedimientos subsecuentes.

Para poner en evidencia los productos amplificados, se utiliza la propiedad de migración que posee el ADN bajo la acción de un campo eléctrico. Debido a los grupos fosfatos de su estructura se comporta como un polianión migrando hacia el polo positivo, de manera que los fragmentos de ácidos nucleicos se separan en función de su tamaño. Los mismos pueden luego teñirse con un colorante que se intercala entre la cadena de ADN y fluoresce cuando recibe luz ultravioleta.

El fragmento de interés, que representará una región conservada del material genético del microorganismo, amplificada exponencialmente deberá por lo tanto tener un tamaño determinado previamente, que se podrá deducir en el gel comparándolo con un marcador de peso molecular (MPM) que se corre simultáneamente a las muestras analizadas.

La sensibilidad de la técnica de PCR es muy alta debido a que en cada ciclo aumenta de forma exponencial el ADN *target*, pero no está exenta de problemas técnicos. Uno de los principales inconvenientes es el riesgo de contaminación.

La fuente de contaminación más común son los fragmentos de ADN amplificados previamente en el laboratorio (amplicones) y pueden producir resultados falsos positivos. Para reducir este riesgo al mínimo deben tomarse una serie de precauciones que incluyen la separación física de las áreas que realizan las tres etapas del análisis: extracción de ADN, pre PCR, amplificación y revelado de productos.

Otra limitación de la PCR convencional es que no es un método cuantitativo y al ser una reacción de tipo exponencial, pequeñas oscila-

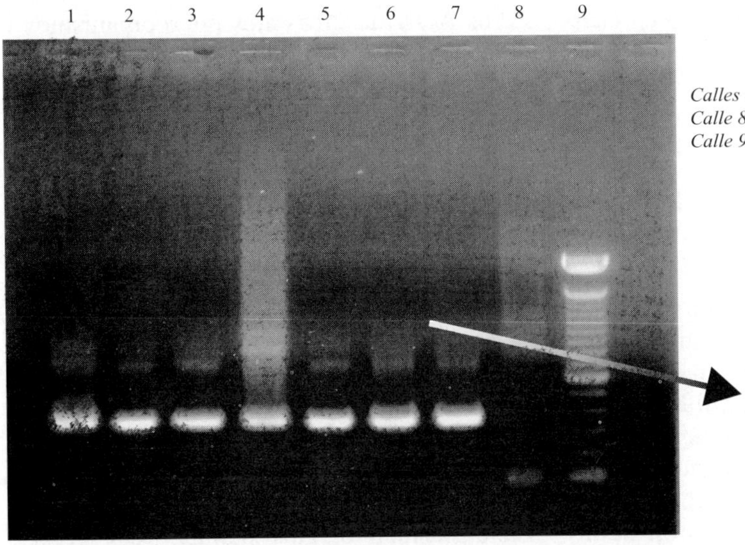

Calles 1 a 7 muestras PCR +
Calle 8: muestra PCR -
Calle 9: muestra PCR -

Amplicón de 330 pb (correspondiente a un fragmento de ADN del kinetoplasto de Trypanosoma cruzi*)* ciones en la eficiencia de amplificación se traducen en importantes variaciones en la cantidad de ADN obtenido al final del proceso.

PCR en tiempo real

En la PCR a tiempo real, los procesos de amplificación y detección se producen de manera simultánea en el mismo vial cerrado, sin necesidad de ninguna maniobra posterior, por lo que reduce los tiempos de procesamiento y los riesgos de contaminación por manipulación de amplicones. Además, mediante detección por fluorescencia se puede medir durante la amplificación la cantidad de ADN sintetizado en cada momento, ya que la emisión de fluorescencia producida en la reacción es proporcional a la cantidad de ADN formado. Esto permite conocer y registrar en todo momento la cinética de la reacción de amplificación.

Los termocicladores para llevar a cabo la PCR a tiempo real incorporan un lector de fluorescencia y están diseñados para poder medir en cualquier momento la fluorescencia emitida en cada uno de los viales donde se realice la amplificación.

Esta prueba combinada con los nuevos sistemas automáticos para la preparación de muestras, ofrece una plataforma ideal para el desarrollo de una gran variedad de pruebas moleculares para la identificación o cuantificación de esos agentes infecciosos.

Cuando queremos monitorear una terapéutica en particular es conveniente no solo conocer presencia o ausencia de material genético sino también la carga del microorganismo en cuestión luego de un tiempo determinado de aplicar la medicación. Esto último solo puede conocerse cuantificando el material genético mediante esta novedosa técnica molecular.

ADN chips

Esta técnica se basa esencialmente en un soporte artificial de un tamaño aproximado entre 2-4 cm^2, donde podemos unir ordenada y separadamente moléculas de ADN de diferentes secuencias nucleotídicas, en un número aproximado entre 10 000-400 000 dependiendo del tipo de chip empleado. Cada uno de estos chips se utiliza entonces como patrón de *hibridación*, esto es, como sitio de unión de una sonda mediante complementariedad de bases (A/T y G/C). El ácido nucleico que se utilizará como sonda debe marcarse, ya sea por métodos radiactivos o por métodos colorimétricos no-radiactivos. La sonda marcada es aplicada entonces al chip, permitiendo la hibridación y luego se deben realizar varios lavados para eliminar las moléculas de sonda que se unieron inespecíficamente. Como resultado de tal procedimiento se obtendrán cientos de manchas de hibridación, que revelan que en dicho sitio se unió específicamente la sonda empleada. La lectura se realiza mediante un dispositivo conectado directamente a una computadora que indica la intensidad de cada mancha de hibridación y, por lo tanto, indirectamente, el grado de identidad entre la sonda empleada y las moléculas de ADN que conforman el chip. Por ejemplo, se puede diseñar un chip que contenga segmentos de ADN de 25 nucleótidos de largo, sintetizados *in situ* de modo aleatorio en un número aproximado de 50 000 fragmentos diferentes (tecnología Affymetrix). Una muestra clínica de un paciente con un proceso infeccioso desconocido podrá entonces utilizarse para aislar el agente, obtener su material genético, marcarlo e hibridar dicho material con el chip descrito con anterioridad. Rápidamente y sin necesidad de secuenciar el genoma completo del microorganismo podremos obtener un patrón de hibridación genómico característico, compararlo con una base de datos, e identificar la especie y cepa de microorganismo involucrado con un alto nivel de confianza. Otros ADN de diferentes microorganismos o de distintas cepas diferirán en el patrón de hibridación obtenido, indicando así la existencia de diferencias a nivel de diversos segmentos genéticos. Tales chips de ADN ya se encuentran disponibles en el comercio para varios microorganismos.

Epidemiología Molecular

Otro aspecto importante del uso de la Biología Molecular en el Diagnóstico de enfermedades infecciosas es poder establecer patrones epidemiológicos más precisos.

El uso de estas estrategias en la monitorización epidemiológica permite establecer la progresión de especies patógenas hacia la adquisición de resistencia a los agentes terapéuticos disponibles por variaciones genotípicas o mutaciones. Esto permite determinar con mayor certeza y rapidez las alternativas terapéuticas efectivas en el control de las enfermedades infecciosas.

La relativa estabilidad del material genético ofrece una ventaja importante en los estudios epidemiológicos. Muestras provenientes de poblaciones alejadas de los centros de investigación pueden ser recolectadas y trasladadas sin relativo riesgo de pérdida o descomposición, sin el uso de complicados métodos de preservación.

Las muestras representadas por una gota de sangre periférica, fijada a un papel de filtro, pueden ser almacenadas y trasladadas desde regiones endémicas hasta los laboratorios de referencia sin necesidad de preservativos o refrigeración.

Estas muestras se destinarán a cumplir con los objetivos de esta disciplina:

- Identificar el patógeno
- Determinar el origen / fuente
- Demostrar que el patógeno proviene de la fuente
- Describir la transmisión
- Dar información segura y a tiempo
- Desarrollar estrategias de intervención
- Reducir y controlar la presencia
- y diseminación del patógeno

Aplicaciones de las diversas técnicas

En Enfermedad de Chagas, el diagnóstico de laboratorio clásico se basa en procedimientos que ponen en evidencia el parásito en sangre periférica, o en aquellos que permiten detectar anticuerpos específicos. Aunque la demostración de la presencia del parásito es el diagnóstico de certeza, sólo es posible practicarlo con éxito en la etapa aguda de la enfermedad, cuando la concentración de anticuerpos es baja y la parasitemia alta.

Aunque el diagnóstico en sus fases indeterminada y crónica se realiza mayoritariamente en base a métodos serológicos, la reacción en cadena de la polimerasa está siendo ampliamente aceptada como una herramienta de peso, ya que tiene una sensibilidad que le permite detectar el ADN del parásito cuando los métodos convencionales no lo pueden hacer y, sobre todo, en la evaluación de la eficacia de los tratamientos.

Existe consenso en que la detección en sangre del ADN del parásito constituye una evidencia de su presencia en el organismo, ya que los fragmentos nucleotídicos reconocidos son producto de parásitos extracelulares destruidos o de formas amastigotas que alcanzaron el torrente circulatorio luego de su interacción con el sistema inmune. Estos fragmentos presentes en sangre, aunque no sean agentes infectantes, señalan infección.

En Chagas congénito es particularmente útil ya que se sabe que, hasta el sexto mes de vida, no es conveniente practicar métodos serológicos a niños nacidos de madres serorreactivas, de manera que el diagnóstico temprano sólo puede llevarse a cabo por PCR ya que la carga parasitaria, en muchos casos, no permite el éxito de los métodos parasitarios convencionales. También está demostrado que cuanto antes se comience con el tratamiento parasiticida, mayor es la posibilidad de cura en niños.

Otra aplicación muy relevante en parasitología es en el campo de Leishmaniasis. En lo relativo a los métodos de detección, un diagnóstico rápido suele ser la observación microscópica de frotis realizados de material de la misma lesión pero que no siempre arroja resultados, aun cuando existe la infección. La confirmación histológica sería un método recomendado, pero presenta algunos inconvenientes al igual que el crecimiento en cultivo del agente causal, ya que no siempre están disponibles y suelen retrasar considerablemente el diagnóstico.

Una alternativa muy útil es la amplificación específica por PCR que demostró ser más sensible y específica que los métodos mencionados como también mucho más rápida en la obtención de los resultados. Este método ha sido incluso probado con éxito en muestras de plasma de pacientes asintomáticos que pertenecían a familias de grupos de riesgo.

En el campo de la Virología, la PCR es claramente uno de los principales avances en diagnóstico. Con una amplia gama de variantes que pueden caracterizar diferentes Genotipos, junto a técnicas complementarias como la Secuenciación nucleotídica, el conocimiento de nuevas formas mutantes sólo puede ser abordado mediante herramientas moleculares.

PCR está siendo utilizada en forma creciente para el diagnóstico de Flavivirus, y específicamente en Virus del Dengue. Cuenta no sólo con la ventaja de trabajar con cantidades mínimas de muestra, sino que también permite evidenciar una infección aunque el individuo se encuentre en el período de ventana inmunológica, contribuyendo a disminuir la transmisión de estas infecciones.

Utilizando esta técnica se ha podido demostrar la presencia viral en sueros de pacientes, en mosquitos infectados, y en larvas de mosquitos. Además, permite el estudio de las características genéticas de las cepas circulantes, y la detección en tejidos de pacientes fallecidos por la enfermedad. Como se trata de un virus a ARN la técnica empleada en este caso es una RT-PCR, cuyo fundamento se describió en párrafos anteriores.

La implementación de la técnica de RT-PCR es una alternativa que ha sido utilizada con éxito en sistemas de vigilancia activa de Centro y Sur América, debido a que permite detectar rápidamente, con buena sensibilidad y especificidad, mínimas cantidades de ARN del virus en todo tipo de muestras, incluyendo las que contienen virus inactivados debido a inadecuadas condiciones de almacenamiento, o a la formación de complejos virus-anticuerpos neutralizantes.

El peligro potencial que representa una pandemia por el Virus de Influenza Aviar ha demandado una gran inversión en lo que respecta a técnicas diagnósticas rápidas y precisas. Esto motivó el diseño de un chip de ADN (*Microarrays*) que ya está siendo utilizado con éxito en países que cuentan con esta tecnología.

Este chip puede determinar la estructura genética de diversos tipos y subtipos del virus de la gripe en pocas horas, en comparación con otros métodos tradicionales de diagnóstico, que suponen un par de días de trabajo.

Contar con la información detallada acerca de los distintos virus de la gripe es crucial para la detección de cepas emergentes y mutaciones de las cepas que ya existen, con el fin de planificar las vacunas preventivas pertinentes. El nuevo chip permite identificar mayor rapidez estas mutaciones así como los tipos clásicos, lo que supone una ayuda para todos, enfermos y profesionales de la medicina.

Este sistema puede configurarse para reconocer todos los virus de la gripe conocidos, así como las nuevas variantes de las cepas. Ha sido probado ya en tres variables de la gripe: la de la gripe aviar (la conocida como cepa H5N1) y en otros dos tipos de gripe más comunes: el H1N1 y el H3N2.

Esta tecnología de ADN chips también está siendo aplicada para hantavirus. Un *microarray* específico, incluyendo fragmentos de 6 diferentes hantavirus, provenientes de 12 aislados virales, demostró una considerable habilidad en el poder de discriminación entre diferentes tipos virales.

Como conclusión, podemos decir que actualmente contamos con una batería de herramientas moleculares que nos permiten no sólo detectar la presencia de material genético del microorganismo en cuestión con una alta sensibilidad, sino también caracterizar genéticamente las diferentes cepas involucradas mediante metodologías rápidas en plataformas bien estandarizadas, pero de alto costo comparadas con las técnicas convencionales y accesibles, por ahora, en centros de referencia de estudios de enfermedades infecciosas.

Bibliografía

1. Acosta-Bas C., I. Gómez-Cordero. "Biología y métodos diagnósticos del dengue". *Rev Biomed* 2005;16:113-137.
2. Gerhold D., Rushmore T., Caskey C.T. "DNA chips: promising toys have become powerful tools". *Trends Biochem Sci* 1999;24:168-73. [Medline]
3. Guevara P., Rojas E., González N., Scorza J.V., Añez N., Valera M., Ramírez J.L. "Presence of Leishmania brasiliensis in blood samples from cured patients or at different stages of immunotherapy". *Clin and Diag Lab Immunol* 1994; (1):4,385-389.
4. http://es.wikipedia.org/wiki/ADN
5. Schijman A.G., Altech J., Burgos J.M., Biancardi M., Bisio M., Levin M.J., *et al.* "Aetiological treatment of congenital Chagas' disease diagnosed and monitored by the polymerase chain reaction". *Journal of Antimicrobial Chemotherapy.* 2003;52,441-9.

Vectores de interés médico

5

Marina Stein
Juan Rosa
Griselda Oria

Mosquitos, flebótomos y vinchucas

Culicidae

Conocidos vulgarmente como mosquitos o zancudos, son insectos de una gran importancia sanitaria ya que algunas especies son vectoras de enfermedades que afectan a millones de personas en el mundo. Pertenecen al orden *Diptera*, que incluye 64 000 especies descritas, suborden *Nematocera*, y a la familia *Culicidae*. Esta última comprende unas 3 500 especies distribuidas mundialmente. Han sido hallados tanto en las regiones tropicales y templadas como en el Círculo Polar Ártico. Pueden encontrarse tanto en ambientes naturales (silvestres) como urbanos, dependiendo de las especies. Las colecciones de agua donde viven y se suceden las formas inmaduras de los Culícidos se denominan genéricamente criaderos. En ellos ocurre la oviposición y las sucesivas fases de desarrollo hasta la emergencia de los adultos. En la mayoría de los casos, las formas inmaduras se desarrollan en colecciones de agua quietas o con poco movimiento. Los huevos pueden ser colocados individualmente en la superficie del agua, como lo hacen las especies de *Anopheles*, o depositados en masas (*balsas*, *raft*, *jangadas*) en la superficie del agua, como *Culex* o *Uranotaenia*, o en la superficie inferior de las hojas de plantas acuáticas, por debajo de la superficie del agua como *Mansonia*, o bien colocados individualmente en lugares húmedos, donde el agua todavía no está presente, como *Aedes*, *Ochlerotatus* y *Psorophora*. En el último caso, los huevos están dotados de dispositivos que les permiten resistir la desecación, pudiendo permanecer por meses y aun años en esas condiciones. En cuanto a la eclosión puede seguir inmediatamente al término del desarrollo embrionario (que puede durar entre 1 y 2 días en este caso), como ocurre en *Anopheles*, *Culex*, *Mansonia*, *Uranotaenia*; o ser precedida por un período de diapausa que sucede al desarrollo embrionario (que puede prolongarse hasta 5 días) como ocurre en *Aedes*, *Ochlerotatus* y *Psorophora*.

El estado de larva presenta cuatro fases, es esencialmente acuático y dotado de gran movilidad. La alimentación se basa en microorganismos como bacterias, hongos, protozoarios y detritos orgánicos animales y vegetales. También existen larvas predadoras (que se alimentan de larvas de mosquitos de otras o de su misma especie), entre las que pueden citarse especies de *Toxorhynchites*, *Psorophora* y *Lutzia*. En líneas generales la duración del período larval de los culícidos varía alrededor de 8 a 10 días, en condiciones favorables.

Al estado de pupa, cuya duración puede ser de aproximadamente 2 días, corresponde un período de transición en el que ocurren profundas transformaciones que llevan a la formación del adulto y al cambio del hábitat acuático por el terrestre. El estado pupal es móvil pero no se alimenta. Al final de este estado, los individuos extienden el abdomen casi paralelo a la superficie del agua en preparación para la emergencia del adulto. Luego de la emergencia, generalmente los mosquitos adultos procuran lugares húmedos y sin corrientes de aire, donde puedan permanecer en reposo, tales como arbustos, hojas, raíces y troncos huecos, etc. También pueden ser encontrados debajo de piedras, en cavernas, excavaciones, puentes, etc.

Luego de ingerir sangre también procuran un refugio donde descansar; así, ciertas especies tienden a permanecer en las habitaciones, mientras que otras permanecen en el exterior luego de la hematofagia.

La tendencia a frecuentar la vivienda humana se denomina domesticidad; este hábito varía mucho con las especies y tiene gran importancia en la evaluación de la capacidad para transmitir patógenos.

Los mosquitos pueden ser clasificados, de acuerdo al período en que se muestran activos, en diurnos, crepusculares y nocturnos. Cuando se habla de período de actividad se refiere al período de hematofagia, es decir, de alimentación sanguínea por parte de las hembras. En la primera categoría se pueden incluir los *Sabethini* y algunos *Aedes*, *Ochlerotatus* y *Psorophora*, en tanto que la mayoría de *Anopheles* y *Culex* puede ser citada como ejemplo de las otras dos.

A excepción de los *Toxorhynchitini*, entre los que tanto machos como hembras se alimentan de jugos vegetales, la mayoría de las hembras ingieren sangre, hábito del que surge la importancia sanitaria y económica de estos insectos; sin embargo, los adultos de ambos sexos se alimentan también de jugos y néctar de vegetales. Cuando una especie manifiesta preferencia por picar al hombre y por eso mismo vive en el ambiente habitado por él, se dice que es una especie doméstica y antropófila. En caso contrario, la especie es extradomiciliaria y zoófila, es decir, prefiere picar animales y no tiene tendencia a frecuentar el domicilio humano. No existen valores absolutos para estos comportamientos y comúnmente son especies que tienen en mayor o menor grado antropofilia y zoofilia. Con pocas excepciones, las hembras de *Culicidae* necesitan una comida sanguínea antes de la maduración de los huevos; sin embargo, son conocidos ciertos casos en los que la ausencia de sangre no impide el desarrollo de los ovarios y la subsecuente oviposición, dándose el nombre de autogenia a este fenómeno; se aplica el de anautogenia para el caso contrario; en algunas especies de importancia sanitaria como *Culex pipiens* ha sido observada la autogenia.

La longevidad de los mosquitos adultos está sujeta a condiciones climáticas y numerosos infortunios a los que los individuos están expuestos en la naturaleza; también está relacionada con el sexo, siendo las hembras más longevas que los machos; observaciones sobre *Aedes* y *Anopheles* indican un período de vida de aproximadamente dos semanas; *Aedes aegypti* vive en promedio un mes o más.

Especies de Interés Médico

Aedes aegypti

Los adultos son de color oscuro (negro) con rayas blanco plateadas en el abdomen. El tórax en su parte dorsal (escudo) presenta un diseño en forma de lira de color blanco plateado y en las patas, anillos del mismo color. Son pequeños; miden aproximadamente 5 mm. Las larvas presentan espinas laterales en el tórax bien desarrolladas, y las espinas del VIII segmento abdominal poseen un diente medio y dientes laterales desarrollados, características éstas observables con lupa. El ciclo completo de huevo a adulto puede durar entre 7 y 10 días, el desarrollo embrionario de 2 a 3 días. Los huevos que contienen el embrión pueden resistir la desecación y bajas temperaturas hasta un año. Las hembras pueden sobrevivir 30 días. Depositan sus huevos individualmente, justo por encima del nivel de agua, en la cara interna de recipientes artificiales ubicados en las viviendas o cerca de ellas. Prefieren recipientes con agua limpia aunque se los ha encontrado en criaderos con abundante materia orgánica. Sus criaderos preferidos son los neumáticos en desuso y, en general, los recipientes de tamaño pequeño a mediano (menos de 20 litros). Las larvas y pupas son fotofóbicas; las primeras presentan un movimiento serpentiforme muy característico. Las hembras son diurnas, silenciosas, prefieren picar en las partes bajas del cuerpo, no se dispersan a grandes distancias (100 m) y son antropofílicas. La actividad de las hembras adultas en nuestra región es desde octubre o noviembre hasta junio, no registrándose en el período invernal, con temperaturas inferiores a 16ºC.

Es el actual y principal vector del virus Dengue, aunque fue importante vector del virus de la Fiebre Amarilla urbana.

Se lo ha encontrado en 580 de los 854 municipios de la Argentina y está presente en las provincias de Buenos Aires, Catamarca, Ciudad Autónoma de Buenos Aires, Chaco, Córdoba, Corrientes, Entre Ríos, Formosa, Jujuy, La Pampa, La Rioja, Mendoza, Misiones, Salta, Santa Fe, Santiago del Estero y Tucumán.

Aedes albopictus (de reciente introducción en la Argentina)

Su morfología es similar a *Aedes aegypti*, y en el escudo presenta una línea media de escamas blanco-plateadas. Las espinas laterales del tórax de la larva son pequeñas y las del VIII segmento abdominal poseen un diente medio. Su ciclo de vida es similar a *Aedes aegypti*. Se cría en receptáculos tanto naturales (huecos de árboles, axilas de bromeliáceas) como artificiales. Las hembras de este mosquito se alimentan de una gran variedad de mamíferos y aves, mostrando también una conducta muy antropofílica. Se reproduce tanto en zona urbana como selvática, por lo tanto, la especie puede participar de ciclos selváticos y transmitir enfermedades al hombre.

Es el vector implicado en la transmisión del virus dengue en el Sudeste Asiático. Hasta el momento no ha sido incriminado como vector en ningún brote del continente americano.

Originario de Asia, se lo detectó por primera vez en América (Estados Unidos) en 1985 (dispersados pasivamente en un cargamento de neumáticos desde Japón, donde los huevos permanecían en diapausa) y en 2001 en Argentina, en la provincia de Misiones (El Dorado, Iguazú, Parque Nacional Iguazú, San Antonio).

Anopheles darlingi

Mosquitos medianos (de aproximadamente 7 mm). Las alas características de los anofelinos presentan un patrón de manchas claras y oscuras, patas posteriores con los 3 últimos tarsitos blancos. Como en todas las especies de este género la larva no presenta sifón respiratorio, ubicándose paralelos a la superficie del agua. Los huevos son depositados en las márgenes de ríos y lagunas. Las hembras son antropofílicas y luego de picar a los habitantes de las viviendas buscan refugio fuera de ella; su actividad es nocturna.

Son vectores de *Plasmodium spp.*, los protozoos causantes del paludismo o malaria.

En la Argentina se distribuye en las provincias de Chaco, Corrientes, Entre Ríos, Formosa, Misiones, Salta y Santiago del Estero.

Anopheles pseudopunctipennis

Mosquitos medianos (aproximadamente 10 mm). Las alas son casi completamente oscuras en el borde anterior y las patas, también oscuras. Los huevos son depositados individualmente en la superficie del agua; se lo encuentra principalmente en ambientes silvestres de lugares montañosos, aunque también en ambientes cercanos al hombre. Se desarrollan en márgenes de ríos con poca corriente o charcos derivados de éstos, con abundantes algas verdes. Las hembras son nocturnas, antropofílicas y endófilas (tienden a permanecer en las viviendas).

Son vectores de *Plasmodium spp.*, los protozoos causantes del paludismo o malaria.

Su distribución en la Argentina abarca las provincias de Catamarca, Córdoba, Formosa, Jujuy, La Rioja, Salta, San Juan, San Luis, Santa Fe, Santiago del Estero y Tucumán.

Complejo Culex pipiens (mosquito común)

Los adultos son pequeños (aproximadamente 6 mm), de color castaño claro casi amarillento en el tórax (escudo), patas oscuras, abdomen claro ventralmente y oscuro dorsalmente con bandas claras transversales. Larvas con sifón con 4 pares de cerdas. El complejo está constituido por dos subespecies *Culex pipiens pipiens*, que se encuentra en las zonas frías y templadas (desde Buenos Aires hasta el sur) y *Culex pipiens quinquefasciatus*, en zonas tropicales y subtropicales (centro y norte del país). Las hembras pueden vivir entre 15 y 30 días, aunque pueden sobrevivir refugiadas durante toda la temporada de invierno. Se los encuentra tanto en criaderos naturales (márgenes de ríos, lagunas, charcos) como artificiales (cunetas domiciliarias, canales y recipientes); en las viviendas se los puede encontrar criando en los mismos recipientes junto a *Aedes aegypti*. Los huevos son depositados en la superficie del agua en grupos de 150-250, formando lo que se conoce como *balsas*. Las hembras son crepusculares y nocturnas; son muy frecuentes en las habitaciones y presentan un alto grado de antropofilia, alimentándose también con frecuencia de las aves.

A partir de *Culex quinquefasciatus*, procedente de la provincia de Santa Fe, fue aislado el virus de la encefalitis de San Luis (ESL) (*Flaviviridae*: *Flavivirus)* y, además, demostró ser un vector experimental competente de cepas de este virus tanto en los Estados Unidos como en Argentina. Durante el primer brote de encefalitis por virus ESL registrado en Córdoba, y en Sudamérica, en el verano-otoño de 2005, *Culex quinquefasciatus* habría sido el vector.

Por otro lado es responsable de la transmisión al hombre de *Wuchereria bancrofti* (nematodo responsable de la filariosis bancroftiana o elefantiasis) en zonas tropicales y subtropicales; de *Dirofilaria inmitis* a perros y vectores de malaria aviar. Se lo encuentra en toda la Argentina a excepción de Tierra del Fuego.

Ochlerotatus albifasciatus

Adultos medianos (6 a 10 mm aproximadamente); torax (dorsal) con franjas longitudinales de color castaño oscuro y franjas amarillentas o castaño claro, alas con escamas claras y oscuras entremezcladas; abdomen con franja longitudinal blanca dorsalmente. En las zonas templadas pueden sobrevivir refugiados todo el invierno. Se desarrollan en criaderos naturales, temporarios (principalmente charcos), los huevos son depositados individualmente en el suelo húmedo y una vez que termina el desarrollo embrionario pueden permanecer así soportando condiciones de sequía y frío. Las hembras son en particular diurnas y zoofílicas (prefieren picar caballos y bovinos). Durante 1982-1983, la Argentina experimentó una gran epizootia de Encefalitis Equina del Oeste (EEO o WEE en inglés), con epicentro en la provincia de Santa Fe; esta epizootia se extendió hasta Viedma, donde unos pocos casos humanos fueron documentados; se realizaron capturas de mosquitos en las provincias de Santa Fe y Río Negro, aislándose el virus de *Ochlerotatus albifasciatus*, *Anopheles albitarsis*, *Mansonia spp.* y *Psorophora pallescens*. Además de encontrarse *Oc. albifasciatus*, naturalmente infectada con el virus de la WEE, su amplia distribución en el país, su preferencia por mamíferos, particularmente equinos y bovinos y estudios de laboratorio, permitieron concluir que es vector del virus de la WEE en el hemisferio sur.

Su distribución abarca toda Argentina incluida Tierra del Fuego.

Psychodidae

Nombres vulgares en Argentina: carachai, torito, plumilla. *Otros:* caranchéns, tatuquiras aludo, jején, manta blanca, sandfly, etc.

La leishmaniasis es una enfermedad parasitaria producida por un protozoario del género *Leishmania* manifestada clínicamente a nivel cutáneo, mucocutáneo y visceral. Es transmitida por la picadura de la hembra de un díptero hematófago del género *Phlebotomus* en el viejo mundo y *Lutzomyia* en América.

La presencia de casos humanos de leishmaniasis coincide con la presencia del vector, demostrados en Argentina desde la década de 1950.

El vector. Características generales y biología

En la actualidad, a nivel mundial se describieron unas 800 especies de flebotominos distribuidos entre los 50º-48º LN y 40º LS, predominando en todos los continentes, excepto en los polos y en Oceanía (sólo en Australia). La mayor diversidad se halla en el cinturón tropical y subtropical.

En América, la Familia *Psychodidae* incluye varias Subfamilias, entre las que se halla la *Phlebotominae*, con numerosas especies pertenecientes al Género *Lutzomyia* de importancia médica-sanitaria.

Son pequeños dípteros densamente pilosos de 0,5 cm de longitud aproximadamente, con las alas erectas, divergentes y apartadas de la superficie corporal y patas delgadas y largas. Presentan una metamorfosis completa (holometábolos).

Durante su ciclo de vida, de huevo a adulto (macho y hembra) pasan por cuatro estadios larvales detritívoros y uno pupal, desarrollados en diferentes hábitat terrestres ricos en materia orgánica (humus).

Entre los ecótopos más comunes se registran las grietas y huecos de los troncos de árboles y raíces tubulares, cuevas y galerías de animales silvestres y grutas entre las piedras y grietas.

Asimismo, el domicilio y el peridomicilio del hombre se ven invadidos cuando el humano destruye el hábitat natural de estos dípteros, hallándolos también en porquerizas y corrales, convirtiéndose éstos en lugares para el reposo, la alimentación sanguínea y la oviposición.

Su actividad se inicia en horas crepusculares y nocturnas hasta el amanecer cuando buscan lugares sombríos y húmedos para el reposo, debido a su sensibilidad a la desecación.

Los adultos tienen una longevidad de 20 a 30 días en condiciones experimentales y a los cuatro días de la eclosión, la hembra ingiere sangre como fuente de nutriente para el desarrollo embrionario de los huevos. Según las especies, puede oviponer de 70 a 110 huevos en una o dos etapas en lugares húmedos y protegidos del sol. Tienen un radio de vuelo muy corto, pero rara vez sobrepasan los 200 m, simulando pequeños saltos en variada dirección.

Situación en Argentina

Las notificaciones de los flebotominos datan con anterioridad a 1960 y hasta la fecha se han descrito 17 especies del género *Lutzomyia.* Entre ellas, *Lu. alphabetica*, *Lu. auraensis*, *Lu. cortelezzii*, *Lu. fischeri*, *Lu. intermedia (s.l. Lu. neivai)*, *Lu. longipalpis*, *Lu. migonei*, *Lu. misionensis*, *Lu. monticola*, *Lu. pascalei*, *Lu. pessoai*, *Lu. punctigeniculata*, *Lu. quinquefer*, *Lu. shannoni*, *Lu. sordelli*, *Lu. whitmani*, *Lu. sp.*

Se las hallaron en 11 provincias: Salta, Jujuy, Tucumán, Catamarca, Formosa, Santiago del Estero, Chaco, Santa Fe, Misiones, Corrientes y Buenos Aires.

Estas especies, en primer lugar tienen capacidad antropofílicas y, en segundo grado, zoofílicas; algunas son potenciales vectores de leishmaniasis y otra con capacidad vectorial demostrada (*Lu. neivai*).

Importancia en Salud Pública

Además de la leishmaniasis, los flebotominos son vectores de enfermedades virales como varias arbovirosis conocidas como *fiebre de los tres días* o *fiebre papatasi*, y bacterianas como la bartonelosis: *Bartonella bacilliformis*: *Enfermedad de Carrión*, *fiebre de Oroya*, *verruga peruana*, *verruga americana*.

Lutzomyia longipalpis es el vector de leishmaniasis visceral producida por *Leishmania chagasi infantum*. *Lutzomyia intermedia*, *Lu. neivai* y *Lu. whitmani* son vectores de *Leishmania (Viania) braziliensis* en Brasil.

En Argentina, *Lu. neivai* es vector al igual que en Brasil y *Lu. Migonei*, *Lu. whitmani* y *Lu. pessoai* están incriminadas como probables vectores.

El conocimiento de este comportamiento en la naturaleza en diferentes ambientes antrópicos son importantes al momento de tomar decisiones de medidas de control físicos y/o químicos pero no es posible obtener un control permanente de la endemia/epidemia de la enfermedad debido a que tan pronto se interrumpan estas medidas de control, la enfermedad continuará su curso natural.

Reduviidae

En Argentina el orden *Hemíptera* está representado por 14 familias, 63 subgéneros y 189 especies. Entre las familias de mayor importancia sanitaria se pueden citar: la Familia *Cimidae* (siendo el representante más conocido la chinche de la cama) y la familia *Reduviidae* (contando entre sus representantes más conocidos a las vinchucas).

Biología y morfología

Comprende un grupo de insectos terrestres hematófagos y depredadores, conocidos comúnmente con el nombre de *vinchucas* o chinches, representados principalmente en las regiones tropicales y subtropicales del mundo.

La fauna mundial de *Reduviidae* abarca aproximadamente 6 500 especies, ordenadas en 930 géneros y 22 subfamilias. Los redúvidos incluyen individuos hematófagos de la subfamilia *Triatominae*. Son conocidos vulgarmente como *vinchucas*; *chipos*; *chirimachas*; *pitos*; *chinche gaucha*; *chinches aladas*; *barbeiros*; *kissing-bugs*.

La cabeza es más larga que ancha, posee antenas filiformes de cuatro segmentos, ojos bien desarrollados. Cuenta con rostro curvo, de tres segmentos, extremo alojado en un surco entre las coxas anteriores, alas variables, bien desarrolladas, reducidas o ausentes, patas moderadas, peludas o espinosas; las anteriores tienden a una estructura raptoria, tarsos variados de 1, 2 ó 3 segmentos, terminados en una uña y abdomen ancho en la mitad y cóncavo en el centro. El dimorfismo sexual es frecuente entre los redúvidos. Las hembras son grandes, más robustas y con el abdomen más ancho que los machos; en algunos casos presentan algún tipo de denticulación en los fémures anteriores, en otros tienen antenas ornamentadas con franjas de pelos extremadamente largos y densos, y los ojos muy pequeños.

Se pueden diferenciar por el extremo del abdomen donde se ubica la genitalia, en las hembras el extremo es lobulado y en los machos es redondeado.

Ciclo biológico

Son insectos paurometábolos, es decir, que poseen metamorfosis simples con tres estadios evolutivos: huevo-ninfa y adulto.

Los redúvidos están representados por las chinches fitófagas, las predatoras y las de hábitos hematófagos que se pueden distinguir por la estructura del rostro y la cantidad de segmentos que posee: las chinches fitófagas poseen un rostro largo con 4 segmentos, las predatoras o entomófagas el rostro curvo con 3 segmentos y las hematófagas el rostro recto con 3 segmentos.

Las últimas se alimentan de la sangre de aves y mamíferos, mientras que las entomófagas de la hemolinfa de otros insectos. Las segundas pueden cumplir un importante papel en el control de insectos plagas.

Todos los redúvidos son terrestres y ocupan variados ambientes, debajo de hojas, leña u objetos o cercanos al suelo. Algunos son de hábitos domésticos, viviendo en habitaciones humanas. Otros pueden vivir en nidos de roedores o aves.

En general son lentos y se sujetan por medio de las uñas. Muchas especies pueden subir superficies lisas ayudándose mediante fosetas esponjosas ubicadas en la extremidad de las tibias.

Las especies más importantes desde el punto de vista médico-sanitario en América son: *Triatoma infestans*, *T. sórdida*, *T. dimidiata*, *T. rubrovaria*, *Rhodnius proxilus*, *Pastrongylus megistus*, *P. geniculatus*.

Importancia médico-sanitaria

Su acción radica en las lesiones debido a la picadura y hematofagia sobre un huésped humano y el hecho de que algunas especies pueden ser vectoras biológicas del *Trypanosoma cruzi*, causante de la Enfermedad de Chagas.

Con las picaduras inyectan sustancias anestésicas de la piel y fluidificantes de la sangre aspirada a través de su trompa. Esto puede causar hipersensibilidad local, histamínica, que puede traducirse en una roncha muy pruriginosa. El rascado agrega lesiones traumáticas de escoriación, abriendo camino a infecciones secundarias por gérmenes o al ingreso de tripomastigotas de *Tripanosoma cruzi* depositados en la vecindad de la lesión por las deyecciones fecales de una vinchuca infectada.

El ataque hematofágico reiterado, por ejemplo, cuando hay muchas vinchucas en la vivienda, puede causar anemia.

Las vinchucas se infectan al picar animales o personas chagásicas que tengan tripomastigotas circulando en su sangre. Los parásitos se multiplican en el intestino del insecto bajo la forma de epimastigote, evolucionando luego a tripomastigotas metacíclicos infectantes en el intestino posterior desde donde salen con las deyecciones del insecto. Las vinchucas transmiten el *Tripanosoma cruzi* por contaminación y no por inoculación: son las deyecciones y no las picaduras las que infectan.

En el caso de las tripanosomiasis africanas, los insectos transmiten los parásitos por inoculación, por ejemplo las moscas tse-tse.

La diferenciación entre los tres géneros de importancia médica se basa en la posición de las antenas: en *Rhodnius* éstas nacen próximas al extremo anterior de la cabeza; en *Triatoma* están en una posición intermedia y en *Pastrongylus* nacen inmediatamente por delante de los ojos.

Triatoma infestans

El adulto hembra (mayor que el macho) mide entre 25 a 30 mm, es de color pardo negrusco; conexivo (extensión membranosa del abdomen) con manchas transversales amarillo claro; patas oscuras, excepto trocánter y base del fémur amarillas.

Es la especie más adaptada al ambiente humano y es la más domiciliaria, sin embargo también puede ser encontrada en ecotopos peri domiciliarios o silvestres.

Está presente desde la Patagonia Argentina hasta la región subtropical y es el vector más importante de la enfermedad de Chagas en Perú, Argentina, Chile, Uruguay, Paraguay y sur de Brasil.

Se refugia en la profundidad de las grietas de las paredes, en especial de las que se construyen con adobe o barro y en los gallineros, corrales y palomares.

Cuanto más rústica es la vivienda y mayor el hacinamiento de personas y animales domésticos, mayores son las probabilidades de infestación con vinchucas.

Las hembras colocan de 100 a 200 huevos y el ciclo demora de 8 a 9 meses.

Triatoma sordida

Adulto hembra de 18 a 20 mm, color claro, fémures claros con anillo apical oscuro, coxas claras, conexivo angosto, claro, con manchas oscuras transversales, que semejan una nota musical.

Esta especie es considerada el segundo vector en importancia en nuestro país, al igual que *T. rubrovaria* de amplia dispersión en Argentina.

a. *b.* *c.*

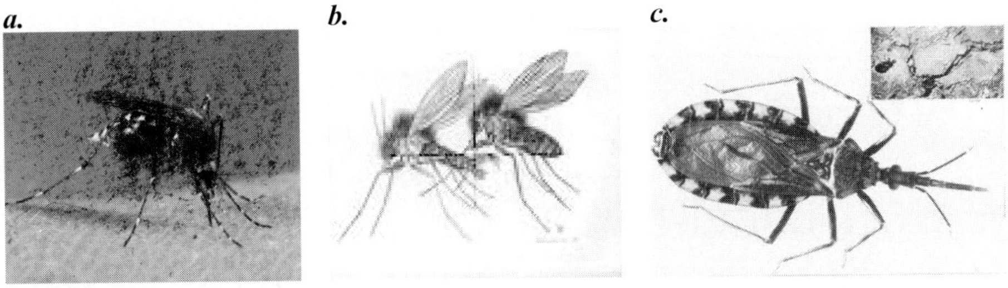

Figuras: a. *Adulto hembra de Aedes Aegypti y Ae. Albopictus;* ***b****. Adultos, macho y hembra de Flebotominos;* ***c.*** *Adulto hembra de Triatoma Infestans.*

Bibliografía

1. Almirón W.R., G.C. Rossi. "Culicidae. Mosquitos". En: *Artrópodos de interés médico en Argentina*, Capítulo 11. Serie: Enfermedades Transmisibles. Publicación Monográfica 6. 2005;75-83.
2. Atías, A. *Parasitología Clínica*. 3ª ed. Publicaciones Técnicas Mediterráneo, Santiago de Chile, 1991.
3. Morrone J.J., S. Coscarón. *Biodiversidad de Artrópodos Argentinos. Una perspectiva Biotaxonómica.* Ed. Sur, La Plata, Argentina, 1998.
4. Forattini, O.P. *Entomologia Médica*. Vol. I. Parte general Díptera. *Anophelini*. Fac. Hig. Saúde Publ. Dep. Parasitol. São Paulo. 1962.
5. Forattini, O.P. *Entomologia Médica*. Ed. Univ de São Paulo. 1973.
6. Salomón, O.D. "Leishmaniosis: vectores y brotes epidémicos en Argentina". En: *Actualizaciones en artropodología sanitaria Argentina*. RAVE (Red Argentina de Estudio de Artrópodos Vectores de enfermedades Humanas) Serie: Enfermedades transmisibles. Publicación Monográfica 2. 2002;185-196.

Prevención y control sanitario

6

Daniel Eduardo Merino

Por distintas causas, y no solo por cuestiones inherentes a la medicina preventiva, la expectativa de vida al nacer ha ido evolucionando notablemente.

A comienzos del siglo XX, en muchas comunidades latinoamericanas, esta expectativa escasamente superaba los 40 años de edad en el hombre. Para que esto sucediera, se conjugaban varios factores: alta tasa de mortalidad neonatal e infantil, elevadas cifras de desnutrición, insuficientes condiciones laborales tanto en medidas de seguridad como en protección social y médica del trabajador, como así también, por la extensión prolongada del horario del trabajo, deficiente alimentación cuali-cuantitativa, etc.

En épocas no muy remotas, superar el parto y los primeros años de vida ya resultaba un paso a favor, pero riesgos contingentes esperaban al individuo de 15 años o más, al exponerse a la mortalidad materna, infecciones y traumas. Más recientemente y antes de la eclosión del SIDA, resultaban de alta incidencia (y aún lo son) los accidentes juveniles, las enfermedades cardiovasculares, las inmunodeficientes y el cáncer.

En la actualidad, la perspectiva de vida supera, en Argentina, los 70 años para el hombre. Resultando reforzados los enfoques sobre la prevención primaria, secundaria y secuelar, el control de infecciones, la educación contra los hábitos tóxicos como el abuso de alcohol y el consumo de tabaco, la educación para la alimentación sana, las campañas de vacunación y la eliminación de basuras y excretas.

A partir de estos procesos, empiezan a adquirir importancia las enfermedades degenerativas como el cáncer: a mayor perspectiva de vida, mayor posibilidad de aparición de mutaciones, mayor exposición a agentes cancerígenos desde algunos agentes infecciosos cuya capacidad oncogénica como co-factor es conocida y menor capacidad inmunológica, tan importante para la lucha contra las enfermedades neoplásicas (y muchas otras no neoplásicas).

Para algunas enfermedades vectoriales, regionales o emergentes se cuenta con vacunas o terapias comprobadas, mientras que en otras, el esfuerzo debe focalizarse en la lucha contra los vectores o campañas sanitarias sostenidas conjuntamente con ingentes esfuerzos para lograr que el aprendizaje poblacional se traduzca en hábitos sanos e higiénicos como cambios conductuales sostenidos, lo que resulta sumamente difícil.

El aporte de las vacunas en la lucha contra las enfermedades infecciosas es innegable y se constata en el aumento de registro de vacunas: entre 1900 y 1950 se habían registrado 12 vacunas, mientras que entre 1981 y 1998 se registraban 30. Aún así, este esfuerzo no ha tenido un eco espectacular sobre las enfermedades tropicales por cuanto la enorme mayoría de ellas no cuenta con este recurso, siendo escasas las excepciones como el cólera y la fiebre amarilla. De éstas, la vacuna antiamarílica es altamente efectiva y de capacidad antigénica duradera mientras que la vacuna oral anticolérica a bacterias vivas atenuadas y elaborada por ingeniería genética a partir del serotipo Inaba 569 B provee una eficacia variada y un tenor antigénico protector confirmado hasta los seis meses de aplicada y menor hasta los tres años.

Parte del problema que generan las enfermedades tropicales tiene su origen en la escasa inversión en salud. El gasto mundial en investigaciones en salud en 1992 fue de 56 000 millones de dólares, algo menos del 4% del gasto mundial total por salud, y no más del 10% de ese monto se aplicó a investigaciones inherentes a las necesidades prioritarias de los países en vías de desarrollo.

Medidas preventivas aplicadas a enfermedades transmitidas por mosquitos

Relacionadas al vector

a) Estimular las mejoras en urbanización y saneamiento: relleno o entubamiento de aguas estancadas

b) De contar con agua potable en red, no disponer de recipientes innecesarios con agua intra o extradomiciliaria. De requerir conservar depósitos de agua, almacenarla con tapa o cobertura o cambiarla, cepillando las paredes de los mismos cada dos días

c) Emplear telas mosquiteras plásticas o metálicas en puertas y ventanas para evitar el ingreso de mosquitos a la vivienda

d) Aplicar medidas de control químico en las condiciones epidemiológicas expresamente justificadas, en especial con piretroides sintéticos como la permetrina o la deltametrina

Relacionadas al huésped

Medidas de protección como vacunas (fiebre amarilla), pues muchos viajeros proceden de áreas urbanas y cuentan con escasa o nula inmunidad.

a) Utilizar insecticidas individuales en crema, emulsión, aerosol o loción teniendo en cuenta el principio activo y su capacidad insecticida, su baja toxicidad, el efecto residual y la necesidad de nuevas dosis ante la pérdida de capacidad protectora por la transpiración. Pueden utilizarse telas mosquiteras para cubrir camas y aún en ellas es recomendable el rociado de insecticidas (podría así evitarse una de cada cuatro muertes infantiles por paludismo).

b) Es recomendable, en prevención del paludismo, que al trasladarse individuos desde regiones no endémicas a otras endémicas, utilicen cloroquina (de acción rápida) o fansidar (acción lenta).

c) Como profilaxis, a aquellas personas que viajan a zonas donde no existe resistencia a la cloroquina se les recomienda cloroquina o hidroxicloroquina, mientras que a quienes se movilizan a áreas donde existe resistencia, se les recomienda la mefloquina o doxiciclina.

d) Conviene que la ropa de los trabajadores o viajeros deje la menor superficie corporal descubierta; así, será mejor que utilicen pantalón largo y camisa de manga larga y de colores claros (beige, gris, marrón claro), sobre todo del atardecer al anochecer, en prevención de picaduras de *Anopheles*.

e) Evitar el uso de COPs (contaminantes orgánicos persistentes) por ser muy tóxicos, bioacumulables y transportables a grandes distancias.

El control de las enfermedades transmitidas por mosquitos no debe depender exclusivamente del control químico del vector sino de un programa de manejo integrado del mismo, incorporando medidas preventivas abiertas a la participación ciudadana y un sistema de notificación activo de los casos que permita una adecuada detección y respuesta.

Recursos para prevenir la Leishmaniosis

Tras conocerse los hábitos de los insectos en la región en estudio, pueden aplicarse medidas de control que deben incluir: el uso de telas metálicas de malla fina en aberturas, evitar el ingreso a zonas infestadas por flebótomos, boscosas o con arbustos, utilizar repelentes de insectos y ropas protectoras y, sobre todo, detección sistemática de casos, tratamiento temprano y vigilancia de animales potencialmente implicados en la cadena de transmisión.

Recursos para prevenir la Enfermedad de Chagas

Es fundamental tener en cuenta las siguientes premisas:

- La vivienda debe mantenerse ordenada y limpia, movilizando los enseres y provisiones varias veces al año. Conservación hermética de los alimentos

- Reparar las grietas de techos y paredes de la vivienda, posibles refugios de vinchucas
- Mantener a razonable distancia de la casa los gallineros y criaderos de otros animales y reducir la cantidad de animales domésticos en el peridomicilio
- Buenas prácticas de producción agrícola/ganadera
- Empleo de insecticidas tipo piretroides para uso domiciliario y peridomiciliario
- En procura del éxito de campañas y programas, la comunidad debe contar con un papel activo en la lucha para el control vectorial de la Enfermedad de Chagas, sólo así serán aceptadas las acciones propuestas y contarán con continuidad en el tiempo.

Recursos contra la Esquistosomiasis

- Educación comunitaria y especialmente de los trabajadores en zona de riesgo con respecto al modo de transmisión y medidas de protección
- Eliminar heces y orina evitando deposiciones en agua dulce en la que pueda haber caracoles intermediarios
- Disminuir la población de caracoles por medio de molusquicidas de baja toxicidad para el ambiente
- Drenar tierras pantanosas
- Evitar el contacto directo con agua con cercarias, utilizando agua de origen confiable tanto para beber, bañarse o para lavar la ropa. Representa un buen auxilio el agregado de yodo, cloro o el filtrado del agua.

Recursos contra el Cólera

La vacuna parenteral preparada con células enteras muertas tiene poca utilidad práctica, por lo que rutinariamente no se aconseja su uso dado que solo otorga protección parcial por periodos breves. En algunos países se aplican vacunas a gérmenes vivos o vibriones inactivados que aportan alta protección aunque de corta duración.

Debe aislarse al paciente con importantes medidas higiénicas contra infecciones enterales, desinfectarse las heces, vómitos, vestimenta del enfermo, ropa de cama y enseres mediante calor, ácido carbólico o con el uso de otros desinfectantes.

Debe mantenerse la vigilancia e investigarse probables fuentes de infección y contactos de aquellos enfermos con los que compartieron alimentos y/o bebidas durante cinco días tras la última exposición. Aplicar quimioprofilaxis a los miembros de la familia de haber existido posibilidades de transmisión intrafamiliar.

Prevención de enfermedades transmitidas por roedores

Importa que la población esté informada de los riesgos y las precauciones que deben tomarse, para nadar o atravesar cursos de agua que pueden estar contaminados, o estar atentos y con protección adecuada si la exposición es inevitable (especialmente contra leptospirosis).

- Identificar las aguas que puedan estar contaminadas y, de ser posible, proceder a su drenaje
- Controlar roedores en las viviendas, segregar los animales potencialmente infectados y adoptar precauciones para no exponerse a la orina de éstos
- Utilización de doxiciclina para prevención de casos en personal expuesto a posible foco
- Aislar los alimentos del contacto con roedores. Desinfectar y humedecer los pisos antes de la limpieza y proceder al barrido sin levantar polvo y evitando aspirar polvillo
- Eliminación de roedores con mínima exposición, evitando el contacto con roedores salvajes y sus excretas en áreas endémicas.

Entre otras enfermedades, cabe destacar como transmitidas por roedores la Fiebre hemorrágica argentina, la Leptospirosis y Hantavirosis.

Prevención de enfermedades transmitidas por garrapatas

Eliminar garrapatas en perros; empleo de collares con repelentes; aplicación de insecticidas con acción residual en zócalos o grietas de paredes en las viviendas o zonas con presencia de perros.

Evitar áreas infestadas de garrapatas; cubrir la mayor parte de la superficie corporal y utilizar ropa clara. Cubrir el extremo inferior de los pantalones con medias y utilizar repelentes para garrapatas como dietiltoluamida. Examinar detalladamente la superficie corporal y eliminar las garrapatas cada tres horas con precaución de retirarlas con pinzas y no dejar restos del ácaro adheridos a la piel.

Como consideración final, resta señalar que los países deben seguir trabajando para mejorar la vigilancia epidemiológica con criterio de estratificar las áreas de riesgo para detectar precozmente la aparición de brotes epidémicos e implementar con más rapidez las medidas de control, capacitación de personal, comunicación social y educación sanitaria para procurar una mejor y más estable participación ciudadana. Tras ello, resulta de rigor, evaluar el estado de implementación y ejecución de los planes estratégicos y del uso de recursos.

Bibliografía

1. Gorodner, J.O. *Enfermedades Infecciosas*. 2ª Editorial Corpus, Rosario, 2004.
2. Ministerio da Saude. *Doenças infecciosas e parasitarias*. 2ª ed. Brasil, 2000.
3. OPS. *Informe sobre las Enfermedades Infecciosas. Eliminar obstáculos al desarrollo sustentable*, Madrid, 1999.
4. OPS. *Manual para el control de las enfermedades transmisibles*. 16ª ed. Abram Benenson Editorial, Washington DC, 1997.
5. OPS. *Voyages internationaux et santé*, Géneve, 1998.

Desnutrición e Infecciones

7

Roxana Lenkovich

La relación entre el estatus nutricional y el sistema inmune ha sido motivo de amplios estudios durante el siglo XX. Hasta el año 1950, los textos no mencionaban la relación entre desnutrición y enfermedades infecciosas; a partir de entonces el Instituto de la Nutrición de América Central y Panamá (INCAP) demostró el sinergismo entre malnutrición e infección en humanos y el impacto entre desnutrición, morbilidad y mortalidad. Estos estudios con evidencia irrefutable fueron producto de una revisión de la OMS en 1968, publicada en la monografía "Interacciones entre Nutrición e Infección".

El incremento de conocimientos sobre la organización del sistema inmune y los factores que regulan su función ha demostrado una concordancia irrefutable entre la inmunidad y el estado nutricional. La relación cíclica entre desnutrición e incremento de la susceptibilidad a infecciones es generada por la disfunción inmunológica que se produce en respuesta a la alteración nutricional ocasionada tanto por déficit calórico proteico como por disminución de micronutrientes.

La deficiencia de proteínas en la dieta provoca alteración de la función inmune, incrementando la susceptibilidad a infecciones, dado que los aminoácidos actúan regulando la activación de los linfocitos T, linfocitos B, *Natural Killer* y macrófagos, la oxidación celular, la expresión genética, la proliferación de linfocitos y la producción de citoquinas y otras sustancias citotóxicas.

Estudios clínico-epidemiológicos han demostrado que en los países en vías de desarrollo la deficiencia de micronutrientes (zinc, hierro, yodo y Vitamina A) son responsables en gran medida de la severidad de las infecciones, morbilidad y mortalidad en niños desnutridos. Se ha comprobado que la suplementación con zinc redujo la duración y severidad de la diarrea, de infecciones respiratorias y de la malaria; asimismo, que la desnutrición que lleva a la hipocalcemia e hipovitaminosis D favorece el desarrollo de enfermedades malignas (colon, mama, próstata) y predispone a enfermedades inflamatorias y autoinmunes (diabetes, esclerosis múltiple, enfermedad inflamatoria intestinal), participando en la aparición de desórdenes metabólicos (hipertensión arterial y Síndrome metabólico).

Contar con un buen estado nutricional y resistencia a infecciones cobra especial significación en recién nacidos y en los niños durante la primera infancia, debido a que el déficit de proteínas, vitaminas y minerales, asociado a la inmadurez del sistema inmunológico lleva a la inmunodeficiencia, impactando negativamente en el desarrollo cognitivo de cientos de millones de niños de países pobres.

La desnutrición constituye uno de los principales problemas de salud en el mundo, generando la muerte de millones de niños cada año, siendo las enfermedades infecciosas la causa de los decesos en más de la mitad de los casos. Además, se asocia a guerras, ignorancia, pobreza y falta de higiene, generando un círculo vicioso que perpetúa estos flagelos. Desde el punto de vista infectológico la ingestión de aguas contaminadas provoca diarrea, siendo los colibacilos y las salmonellas los gérmenes aislados con más frecuencia; por diarrea fallecen anualmente más de un millón de menores de 5 años en el mundo. La neumonía causa 4 millones de muertes en niños menores de 5 años anualmente; la mayoría son desnutridos y los agentes infecciosos son el *pneumococco*, *haemophylus* o *staphylococco*; las parasitosis también son comunes en desnutridos, pero no más graves que en la población general.

La tuberculosis también participa, siendo su diagnóstico difícil en desnutridos.

A la situación planteada debemos sumar los cambios climáticos por cuanto afectan la salud, al generar altas temperaturas sostenidas en el tiempo, incrementando las precipitaciones e inundaciones, favoreciendo la incidencia de vectores de patologías infecciosas y promoviendo la pobreza y, en consecuencia, desnutrición en los sectores más vulnerables.

La aparición de nuevas enfermedades infecciosas, de muchas que se creían superadas y de otras que surgen con nuevas propiedades patógenas constituye un problema de carácter mundial. Dentro de los factores causantes de la rápida evolución de determinadas especies virales, se encuentran las prácticas agrícolas, los viajes aéreos, la deforestación y los cambios climáticos, incluyendo a la desnutrición como otra de sus causas, particularmente por la factibilidad de influir en el aspecto genético del virus. El estatus nutricional no solo afecta la susceptibilidad a infecciones sino que torna más virulento al patógeno. Estudios en animales demostraron que la deficiencia de selenio y Vitamina E aumentaba la patogenicidad del *Coxsackievirus B3*; esta mayor agresividad obedece a mutaciones en el genoma viral. Todo esto permite determinar que la desnutrición puede transformar en virulento un patógeno que era inofensivo.

La asociación entre desnutrición y mortalidad realza la importancia de la valoración nutricional y de programas de intervención que implementen medidas adecuadas para solucionar este problema de amplia distribución en infantes, embarazadas y ancianos de regiones vulnerables.

Bibliografía

1. Keusch, G.T. "The history of nutrition: malnutrition, infection and immunity". *J Nutr.* 2003 Jan;133(1):336S-340S.
2. Scrimshaw, N.S. "Historical concepts of interactions, synergism and antagonism between nutrition and infection". *J Nutr.* 2003 Jan; 133(1): 316S-321S.
3. Ritz B.W., E.M Gardner. "Malnutrition and energy restriction differentially affect viral immunity". *J Nutr.* 2006 May; 136 (5): 1141-4.
4. Li P., Yin Y.L., Li D., Kim S.W., Wu G. "Amino Acids and inmune function". *Br J Nutr* 2007 Aug; 98(2):237-52. Epub 2007.
5. Temple V.J., A. Masta. "Zinc in human health". *PNG Med J.* 2004 Sep-Dec;47(3-4):146-58.
6. Peterlik M., H.S. Cross. "Vitamin D and calcium deficits predispose for multiple chronic diseases". *Eur J Clin Invest.* 2005 May; 35 (5): 290-304.
7. Cuisinier-Raynal J.C., Ducorps M., Lecoadou, Bourguet F. "The nutritional immunodeficiency syndrome". *Med Trop (Mars).* 1985 Apr-Jun; 45 (2): 135-43.
8. Jukes, M. "The long-term impact of preschool health and nutrition on education". *Food Nutr. Bull.* 2005 Jun; 26 (2 Suppl 2): S193-201.
9. Rice A.L., Sacco L., Hyder A., Black R.E. "Malnutrition as an underlying cause of childhood deaths associated with infectious diseases in developing countries". *Bull World Health Organ* 2000;78(10):1207-21. Department of International Health, Johns Hopkins University, School of Public Health, Baltimore, MD 21205, USA.
10. Reinert, P. "Infections in malnourished infants and children". *L Dev Sante* 1993;(103):4-6.
11. Boelaert J.R., V.R. Gordeuk. "Protein energy malnutrition and risk of tuberculosis infection". *The Lancet Infectious Diseases* 2003; 3:419-431.
12. Zell, R. "Global Climate change and emergence/reemergence of infectious diseases", 2004 *Int J Med Microbiol* 293:16-26.
13. Haines A., Kovats R.S., Campbell-Lendrum D., Corvalan C., "Climate change and human health: impacts, vulnerability, and mitigation". *Lancet* 2006 Aug;19;368(9536):646.
14. Beck M.A., Handy J., Levander O.A. "Host nutritional status: the neglected virulence factor". *Trends Microbiol.* 2004 Sep; 12 (9):417-23.
15. Beck M.A., O.A. Levander. "Host nutritional status and its effect on a viral pathogen". *J Infect Dis.* 2000 Sep;182 Suppl 1:S93-6.

SECCIÓN II
PATOLOGÍAS INFECCIOSAS

Enfermedad de Chagas

8

Jorge Osvaldo Gorodner
José Mario Alonso
Ofelia L. Zibelman
Joaquín García

Breve historia

La Enfermedad de Chagas es una parasitosis endémica del continente americano, ocasionada por un protozoario que se reproduce en los tejidos, denominado *tripanosoma cruzi* por Carlos Chagas en el año 1909, y transmitida al hombre y otros animales por triatomíneos, siendo el más común entre nosotros el *triatoma infestans.*

En nuestro país, Salvador Mazza, con la colaboración de Flavio Niño, desde 1926 al frente de la Misión Universitaria para Estudios de la Patología Regional Argentina (MEPRA), reconoce hasta 1946 el hallazgo de 1 244 casos agudos de tripanosomiasis americana.

Los trabajos efectuados por Mazza revalidaron la obra de Carlos Chagas, de Brasil, y en una reunión de la Sociedad de Patología Regional del Norte en el año 1935, Mazza presentó los resultados obtenidos con sus estudios, constituyendo dicho evento un homenaje póstumo a Carlos Chagas.

Según Bejarano, a Carlos Chagas le correspondió un raro privilegio del que ningún otro científico ha gozado: el de hallar un nuevo patógeno para la ciencia y los elementos bióticos a través de los que se mantiene en la naturaleza, así como descubrir la epidemiología y la clínica de la enfermedad que ocasiona al hombre.

Epidemiología

La Enfermedad de Chagas se distribuye en América desde el sur de los Estados Unidos hasta el sur de la Argentina.

En Argentina se extiende desde los límites con Bolivia, Paraguay y Brasil hasta la provincia de Santa Cruz en los 44º 15' de latitud sur. De los 2 780 000 km^2 de la extensión continental del país, aproximadamente el 70% se halla afectado por la endemia. Hay que distinguir geográficamente tres zonas; de baja, mediana y alta endemicidad. En la primera debe considerarse la provincia de Buenos Aires, Capital Federal, centro-sur de Córdoba y Santa Fe, la Mesopotamia y algunos núcleos urbanos. En la de mediana endemicidad deben incluirse áreas urbanas y periurbanas de zonas de buen nivel de producción agropecuaria e industrial: alto valle del Río Negro, norte de la Pampa, sur de Mendoza, sur de San Luis, norte de Neuquén. La alta endemicidad se presenta en áreas rurales con producción en límites de subsistencia y zonas rurales y periurbanas de bajo nivel sociocultural. Se estima para esta área una superficie de 1 265 000 km^2 con una población de unos 8 000 000 habitantes.

Alturas superiores a los 3 500 m están libres de infección, como así también las selvas subtropicales del nordeste, la región de los bosques andino-patagónicos y una angosta faja en la provincia de Buenos Aires que corre desde la ciudad de Tigre hasta la de Mar del Plata.

La infección de *T. infestans* por el *T. cruzi* se ha verificado en los ejemplares provenientes de la totalidad del territorio endémico chagásico, superponiéndose el área entomológica con el área epidemiológica.

La tasa de casos notificados es de 20,1/0000 habitantes argentinos.

Fallecen anualmente por enfermedad de Chagas en Argentina ± 900 personas, lo que representa una tasa de 5,5/0000 habitantes. La tasa de mortalidad por cardiopatías en menores de 50 años es de 2/0000 y en mayores de 50 años de 20/0000.

Etiopatogenia

El parásito

El agente etiológico de la Enfermedad de Chagas es el *Trypanosoma cruzi* (Carlos Chagas, 1909), considerado un protozoario de la clase Mastigophora. El *T. cruzi* se presenta en forma flagelada (tripomastigote) y aflagelada (amastigote); existe una tercera forma, transicional y evolutiva denominada epimastigote.

Los tripomastigotes se encuentran en la sangre del hombre y otros vertebrados, constituyendo la forma circulante. El amastigote se halla en los tejidos. Los tripomastigostes metacíclicos se encuentran en las heces de los insectos vectores.

Los tripomastigotes son elongados, adoptan una forma de C o S y miden 20 micras de largo por 2 micras de ancho, aproximadamente. Los amastigotes son redondos u ovales, miden alrededor de 2 a 4 micras de diámetro.

El vector

El transmisor es un insecto (orden *Hemíptero*, familia: *Reduviidae,* subfamilia *Triatominae*) habiendo sido descritas unas cien especies silvestres y domiciliarias en su amplia zona de dispersión. Los agentes más importantes son *Rhodnius, Pastrongylus* y *Triatoma*. Los dos últimos con especies en Argentina, donde el *Pastrongylus megistus* no es de significación epidemiológica. El *T. infestans* constituye la especie de mayor importancia sanitaria. Dicho insecto es conocido con los nombres vulgares de vinchuca en Argentina, barbeiro en Brasil, chinche guazú en Paraguay, chirirnocha en Perú y chipo en Venezuela.

Transmisión

La endemia chagásica se propaga de varias maneras, la más común es por los triatomíneos. Luego, por hemotransfusión, como ha señalado Cerisola al estimar que las transfusiones ocupan el segundo lugar, dado que del 1 al 15% de los reactores serológicos han sido detectados en grupos de donantes de sangre estudiados en varios países latinoamericanos.

Otra manera de transmisión es por vía transplacentaria. Estudios llevados a cabo por Guillerón y col. en un área endémica permiten señalar que la prevalencia de infección chagásica en mujeres embarazadas es del 17%, cifra similar a la de la población general, siendo del 3-5% el promedio de hijos nacidos con infección.

Otras formas de transmisión son los transplantes de órganos, accidentes de laboratorio, manejo inadecuado de animales contaminados, por vía digestiva a través del consumo de un animal infectado, por ejemplo el tatu mulita (*Dasipus ssp*). Sería de ocurrencia excepcional la transmisión por leche materna.

Fisiopatología

La Enfermedad de Chagas resulta un ejemplo interesante de cómo una misma entidad nosológica utiliza mecanismos lesionales diferentes para cada una de sus etapas evolutivas: aguda y crónica, ésta en sus dos variedades, indeterminada y visceral (cardíaca, digestiva, etc.).

Fase aguda

La fase aguda depende de la presencia en el organismo del parásito, produciendo un cuadro clínico característico, con buena correlación serológica y hematológica, y cuadro histopatológico con frecuencia confirmatorio por el hallazgo de nidos de amastigotes en los tejidos afectados. Una vez que alcanzan los tejidos, los amastigotes se multiplican activamente, haciéndolo por divisiones binarias sucesivas en el interior de las células, a las que distienden formando seudoquistes; éstos se rompen por la excesiva distensión y los parásitos terminan siendo fagocitados por los macrófagos intersticiales, entrando algunos de ellos a la circulación convertidos en tripomastigotes.

Fase crónica

En esta fase, en que el parasitismo tisular es escaso o ausente, el mecanismo que relaciona la aparición de fenómenos inflamatorios con la presencia del parásito no ofrece una respuesta adecuada.

Numerosas teorías tratan de ofrecer una explicación satisfactoria, sin conseguirlo en su totalidad, pudiéndose rescatar las siguientes:

Teoría neuro-tóxica

Se sustenta en trabajos de Koberle y otros investigadores que advirtieron la severa alteración que sufren las neuronas del sistema parasimpático incluidas en la musculatura cardiaca y lisa, vecina a focos de destrucción parasitaria desde los que difundiría una neurotoxina producida por los parásitos lesionados.

Se produciría así, durante la fase aguda, una denervación del sector parasimpático del órgano afectado que conduciría a los cambios morfológicos y a las perturbaciones funcionales de la fase crónica.

Teoría alérgica o por hipersensibilidad

Teoría que tiene mayor aceptación. Existen evidencias de que las células de mamíferos tienen antígenos similares a lo del *T. cruzi* y también de que antígenos del parásito pueden hallarse ligados a las células de mamíferos, de manera que el huésped parasitado puede elaborar una respuesta inmunológica tanto al parásito como a sus propias células.

La producción experimental de otros fenómenos imnunológicos como el de Schwartzman, la ocurrencia de arteritis del tipo de la hipersensibilidad, la falta de especificidad de las lesiones crónicas chagásicas, etc., son concurrentes a la explicación de los complejos procesos de la fase crónica por la vía inmunológica.

Estudios realizados por P. Cossio y col. han permitido realizar nuevos avances con la detección por imnunofluorescencia indirecta de un anticuerpo fijado a la membrana plasmática de las fibras musculares estriadas y células endoteliales en los casos de forma aguda y crónica cardiaca y en la mitad de infectados asintomáticos, o portadores de la forma crónica indeterminada. Este autoanticuerpo se denomina EVI por su localización en endocardio, vasos e intersticio y sería agresivo sólo al depositarse en las mencionadas localizaciones, aunque su operatoria lesional es lenta y deficiente.

Esta evidencia de participación inmunológica humoral se vio enriquecida por la frecuente positividad de la prueba de inhibición de la migración leucocitaria en muchos chagásicos, prueba ésta que refleja la actuación de mecanismos inmunológicos celulares, además de la observación de imbricación linfocito-fibrocardíaca, demostrativa de acción celular directa *in situ*.

Estos hechos han motivado la consideración de mecanismos inmunológicos involucrados, basándose en razones de índole evolutiva; esto es, la aparición de serología positiva con síntomas o sin ellos tras prolongados períodos de latencia y también en razones morfológicas, tales como la independencia de la presencia del parásito y el tipo citológico predominante en la reacción inflamatoria: linfocitos, plasmocitos e histiocitos, células íntimamente ligadas a la respuesta inmune.

Clínica

La enfermedad de Chagas tiene dos formas clínicas bien definidas, aguda y crónica.

Fase aguda

Esta fase tiene un período de incubación de aproximadamente una semana. Los casos agudos predominan en las primeras décadas de la vida. Lugones constató, en 1 268 pacientes chagásicos de la provincia de Santiago del Estero, que el 83% estaba comprendido entre 0 a 9 años de edad.

Bonet piensa que el 5% de los infectados presentaría manifestaciones clínicas en esta etapa.

El cuadro clínico está integrado por la puerta de entrada, los síntomas generales y las alteraciones sistémicas.

La puerta de entrada puede presentarse como complejo oftalmoganglionar, denominado Signo de Romaña, o también como chagoma de inoculación en cualquier parte del cuerpo humano.

El complejo oftalmoganglionar suele presentarse unilateralmente, con edema bipalpebral, elástico e indoloro de color rojo-violáceo, congestión conjuntival y adenopatía satélite, preferentemente preauricular. Se acompaña de edema facial y ganglio satélite.

El chagoma cutáneo es papular, duro, de color rosado, poco doloroso, rodeado de un edema elástico; a veces presenta adenopatía satélite.

Los signos mencionados pueden desaparecer espontáneamente entre las 4 a 8 semanas.

Otros signos y síntomas generales aparecen juntamente con algunos de los mencionados. Éstos pueden ser: fiebre, adenopatías, astenia, cefaleas, disminución del apetito, edemas, broncopatías, diarreas, etc.

La fiebre generalmente no supera los 39ºC, y suele durar de 4 a 8 semanas.

El paciente puede presentar edema generalizado o localizado en facies, miembros inferiores, etc., al cabo de dos semanas del comienzo del cuadro clínico.

Las adenopatías se presentan a veces aisladas, móviles, lisas, indoloras y consistentes. Son frecuentes en las regiones cervical, axilar e inguinal, persistiendo durante varios meses.

La hepatomegalia y la esplenomegalia, solas o asociadas son frecuentes. El aumento del volumen de las glándulas es moderado, presentando superficie lisa, con discreta sensibilidad a la palpación.

Como complicación neurológica debe consignarse una meningoencefalitis grave.

Las manifestaciones dérmicas se presentan como afecciones de tipo urticariano, habiendo sido bautizadas por Mazza y col. como esquizotripánides.

Cardiológicamente, el cuadro corresponde a una miocarditis aguda inespecífica con compromiso pericárdico.

El hemograma muestra una leucocitosis con linfomonocitosis y neutropenia. A medida que decrece el cuadro agudo, el hemograma tiende a normalizar sus valores, observando un aumento en las cifras de eosinófilos.

La eritrosedimentación está ligeramente elevada. Puede hallarse hipoproteinemia con hipoalbuminemia e hiperglobulinemia a expensas de la alfa 2.

La mortalidad no suele superar el 6%.

Fase crónica

La fase crónica puede clasificarse de la siguiente manera:

1. Forma indeterminada o incaracterística
2. Forma visceral
2.1 Cardiaca
2.2 Organomegalias
2.2.1 Esofágica
2.2.2 Colónica
2.2.3 Otros órganos huecos

1. Forma indeterminada o incaracterística

El paciente puede estar asintomático durante un período de 10 a 20 años, siendo la serología la única evidencia de infección.

2. Forma visceral

2.1 Cardiaca. La miocarditis chagásica crónica marca la evolución y el pronóstico de la enfermedad. Es la causa más frecuente de muerte súbita cardiaca en zonas endémicas y de incapacidad progresiva permanente.

Se estima que el 15-20% de los infectados desarrollan algún tipo de lesión miocárdica, lo que representaría para nuestro país unos 400 a 600 mil afectados.

2.2 Organomegalias

2.2.1 Esofágica: Las más comunes de las organomegalias están dadas por megaesófago y/o megacolon, siendo su distribución variable en distintas zonas endémicas.

Según Rezende con una casuística de 1 057 casos, la disfagia es el síntoma que predomina, haciéndose progresiva hasta llegar en los casos avanzados a sensación de plenitud retroesternal, regurgitación, como así también, con relativa frecuencia, crisis de epigastralgia y dolor retroesternal. Radiológicamente, Rezende y col. clasifican la aperistalsis del esófago en cuatro grupos –clasificación que fue adoptada por la Organización Mundial de la Salud–, basándose en la retención de la sustancia de contraste, en el calibre del órgano, en la contractilidad de la musculatura y en la tonicidad del segmento inferior y alargamiento del órgano.

2.2.2 Colónica: El megacolon es menos observado debido a la sintomatología llamativa que presentan los pacientes con disfagia, mientras que los pacientes con megacolon, de evolución lenta, presentan constipación intestinal, meteorismo, disminución del reflejo defecatorio, etc., que en la mayoría de los casos no son debidamente tenidos en cuenta.

2.2.3 Otros órganos huecos pueden comprometerse excepcionalmente, a saber: estómago, duodeno, yeyuno, vejiga, uréter, etc.

Chagas postransfusional

Este cuadro evoluciona como un síndrome febril de etiología oscura, que no se modifica por la acción de los antibióticos.

Los pacientes presentan, luego de cuatro semanas de haber sido transfundidos, fiebre, palidez, adenopatías, hepatoesplenomegalia.

Chagas connatal

Las cifras de transmisión connatal en Argentina señalan una incidencia del 5%. Se presentan generalmente como prematuros, de bajo peso, con hepatoesplenomegalia, ictéricos, con compromiso neurológico. Son pacientes que requieren cuidados intensivos y tratamiento sintomático y específico precoz. La mortalidad es superior al 50%.

Diagnóstico de laboratorio

Las pruebas de laboratorio permiten tener la siguiente información:

1. la existencia de una infección actual o activa
2. la existencia de una infección pasada o latente
3. la existencia de inmunidad protectora

Para demostrar la existencia de una infección actual se requiere el hallazgo del agente etiológico, el ADN del parásito o los antígenos específicos del mismo, tipo IgM; mientras que para determinar la existencia de una infección latente o de respuesta protectora, es necesario demostrar la presencia de los anticuerpos específicos. Lo mismo sucede en los casos de transmisión connatal. Por el contrario, en la fase crónica con o sin sintomatología clínica, se puede demostrar la presencia de anticuerpos de tipo IgG, resultando difícil encontrar parásitos en el torrente circulatorio.

La investigación de *Trypanosoma cruzi* circulante se puede efectuar mediante dos tipos de métodos:

Métodos directos

a) Gota gruesa: técnica de muy baja sensibilidad

b) Método de Strout: técnica muy simple basada en la concentración de los parásitos presentes en plasma por medio de la centrifugación y con posterior observación microscópica en fresco

c) *Separación por gradiente de densidad:* técnica que emplea la centrifugación a través de un medio de siliconas, de densidad 1075, con lo que se logra una separación diferenciada de los parásitos y los elementos sanguíneos. Resulta de ejecución más rápida que el Método de Strout.

c) Hemocultivo: técnica que se realiza empleando el medio de cultivo de Warren (infusión cerebro-corazón, con 10% de sangre de carnero)

Métodos indirectos

a) Xenodiagnóstico: método que consiste en el empleo de los insectos vectores (triatomas), que son alimentados sobre los pacientes. Se utilizan 40 ninfas del 3º y 4º estadio del insecto, distribuidas en 4 cajas de 10 cada una, que se dejan alimentar durante 30 minutos sobre un antebrazo. Luego de 30 días de la alimentación se examina microscópicamente el contenido intestinal del insecto en busca de los Trypanosomas. Puede efectuarse una segunda lectura a los 60 días.

b) Inoculación en animales: pueden emplearse ratones o hamsters, que se inoculan con la sangre u otro material del paciente en estudio por vía intraperitoneal, endovenosa, intracerebral o conjuntival. Se positivizan entre los 7 y 10 días después de la inoculación.

c) Antígenos circulantes: se investigan mediante contrainmunoelectroforesis o ELISA, empleando antisueros elaborados experimentalmente en conejos inmunizados con antígenos solubles del *T. cruzi*.

Diagnóstico serológico

Los factores que intervienen en la metodología inmunológica aplicable a cualquier enfermedad infecciosa son básicamente dos:

a) el material antigénico empleado

b) la técnica empleada

El *T. cruzi*, como toda célula eucariótica, posee una estructura antigénica compleja, con una diversidad de poblaciones moleculares capaces de despertar respuesta inmune en el hospedero. Se reconocen tres tipos de antígenos en el parásito:

1. Antígeno de superficie celular: representados por enzimas y marcadores de membrana o flagelos

2. Antígenos somáticos: macromoléculas que se hallan dentro de la célula en forma soluble o incorporadas a las estructuras citoplas-

máticas y que se liberan solamente por ruptura de célula

3. Exoantígenos: sustancias de naturaleza glicoproteica que el parásito libera al medio donde se está desarrollando.

Todos estos antígenos pueden ser utilizados en las técnicas serológicas disponibles, debiendo por ello interpretarse muy cautelosamente las informaciones que en cada caso se obtengan.

Los antígenos de superficie son detectados por técnicas que operan con el parásito íntegro, fijado por desecación o por medio de aldehído (aglutinación directa o inmunofluorescencia indirecta) y son los responsables de los primeros anticuerpos que aparecen en la infección natural o experimental.

Los antígenos somáticos se reconocen por técnicas que emplean los productos solubles del parásito obtenido por ruptura (reacción de fijación del complemento, hemoaglutinación, radioinmunoensayo) y reconocen anticuerpos de tipo IgG.

Los exoantígenos, así como otros antígenos solubles de origen parasitario que se hallen circulando en el plasma, son reconocidos por medio de técnicas que utilizan antisueros específicos elaborados en animales experimentales infectados (ELISA, contrainmunoelectroforesis, radioinmunoensayo).

El empleo de materiales antigénicos con una elevada diversidad en su composición química e inmunológica provoca a menudo dificultades en la interpretación de los resultados o en la comparación de datos obtenidos de fuentes distintas. Por ello, los tests serológicos deben ser evaluados a la luz de cuatro parámetros fundamentales que son: sensibilidad, especificidad, precisión y condiciones de operabilidad (costo y simplicidad). Sin embargo, los mayores esfuerzos están siendo desplegados para lograr una adecuada uniformidad de los procedimientos y de los reactivos empleados, mediante la implementación de proyectos multinacionales apoyados por el Programa TDR/OMS para control de Calidad y Estandarización.

Reacciones serológicas que reconocen anticuerpos contra antígenos de superficie del *T. cruzi*

a) Inmunofluorescencia indirecta: Es un test muy sensible, con muy buena especificidad, aun cuando presenta algunas reacciones cruzadas con *Leishmania* en zonas endémicas.

El material antigénico consiste en epimastigotes fijados, lo que facilita su conservación durante largos períodos. Permite reconocer anticuerpos de tipo IgM, IgG o IgA, por lo que resulta indicado para el estudio de infecciones agudas y connatales y crónicas. En las primeras, su positividad es muy precoz.

b) Aglutinación directa: Este test es adecuado para los casos de infecciones agudas y connatales, porque en él participan de manera importante las IgM, aunque mediante el tratamiento previo del suero a ensayar con el 2 mercaptoetanol se pone de manifiesto la presencia de IgG, lo que hace a esta prueba también útil en la infección crónica.

Es un test de gran sensibilidad, buena especificidad cuando se lo emplea sistemáticamente con el agregado de 2 mercaptoetanol, y de muy fácil realización.

c) Hemoaglutinación indirecta: Esta técnica puede aplicarse al reconocimiento de anticuerpos contra los antígenos de superficie si se sensibilizan los hematíes de carnero con las glicoproteínas de membrana del *T cruzi,* mediante la acción de lecitinas. De esta forma se reconocen anticuerpos de tipo IgM, que resultan indicados para el estudio de la infección aguda.

Reacciones serológicas que reconocen anticuerpos contra antígenos citoplasmáticos del *T. cruzi*

d) Reacción de fijación del complemento: Siendo ésta la primera reacción serológica descrita para el diagnóstico de enfermedad de Chagas, sufrió numerosas modificaciones a lo largo del tiempo, hasta llegar a ser actualmente el test más estandarizado en serología de las enfermedades infecciosas. La técnica del 50% de hemólisis, con antígenos hidrosolubles deslipidizados con benceno, es considerada de excelente especificidad, con más del 90% en los casos de infección crónica. Por el contrario, en la infección aguda, puede presentar entre un 30 a 50% de casos con reacción negativa.

e) Hemoaglutinación indirecta: Esta prueba utiliza glóbulos rojos humanos o de carnero, tratados con ácido tánico y sensibilizados con antígenos solubles del parásito. Mediante la fijación de los hematíes con aldheídos, se logró un test muy estable, de especificidad y sensibilidad comparable a las de inmunofluorescencia indirecta o de fijación del complemento, con las ventajas de su fácil conservación y realización. Está indicado para los casos de infección crónica y para catastros seroepidemiológicos de población.

f) Aglutinación de partículas de látex: Esta prueba se realiza con partículas de poliestireno adsorbidas con extractos antigénicos solubles de *T. cruzi,* que así resultan rápidamente aglutinadas por los anticuerpos, fenómeno que es visible a simple vista. La sensibilidad y la estabilidad de la suspensión antigénica es restringida. Si se emplea adecuadamente y con sueros controles de buena calidad, resulta un test útil por su fácil realización para el control de dadores en Banco de sangre o para investigaciones tipo *screening.*

g) ELISA: Este test consiste en la adsorción de antígenos solubles del parásito sobre policubetas de poliestireno o polivinilo en las que se agrega luego el suero en estudio, convenientemente diluido. Luego, agregando un anticuerpo conjugado con enzimas marcadoras y el sustrato adecuado a la enzima usada, se produce una reacción cromógena que indicará identidad entre el antígeno y los anticuerpos estudiados. Esta reacción se puede visualizar en forma directa o por medio de un espectrofotómetro. Es una prueba de alta sensibilidad, semicuantitativa al igual que las otras técnicas citadas y de una especificidad que depende de la calidad y tipo de antígeno utilizado.

Por la naturaleza del antígeno que emplea, resulta de utilidad para estudiar casos de infección crónica.

h) Otras pruebas de laboratorio: Han sido descritas como de utilidad, la inmunoelectroforesis, contrainmunoelectroforesis, anticuerpos monoclonales o el uso de membranas poliamídicas sobre las que se inmovilizan antígenos glucoproteicos del parásito (con lo que se obtienen verdaderas *tiras reactivas*). Y más recientemente la técnica de Reacción en Cadena de la Polimerasa (PCR) de gran sensibilidad y especificidad.

A pesar de los avances metodológicos logrados, las reacciones serológicas para la Enfermedad de Chagas conservan todavía un grado de inespecificidad debido a la presencia simultánea en los sueros de los pacientes de anticuerpos dirigidos a otros antígenos, filogenéticamente o no vinculados al *T. cruzi* y capaces de producir algunas reacciones cruzadas. Por eso, resulta necesario conocer las características de la respuesta inmune humoral de la población que se está considerando y con ello definir los títulos serológicos que deberán ser considerados con significación diagnóstica.

En las áreas de mayor endemia de nuestro país, se acepta como aglutinación directa, hemoaglutinación indirecta e inmunofluorescencia indirecta, títulos de 1:32 a 1:64, con lo que se evita considerar anticuerpos no correspondientes al *T. cruzi,* alcanzando así un 95% de probabilidad de que el paciente cuyos títulos sean iguales o mayores al valor mencionado esté efectivamente infectado.

En la actualidad y hasta tanto se disponga de un antígeno 100% específico, con un alto margen de sensibilidad, precisión y estandarización, se aconseja la ejecución de tres (3) reacciones serológicas simultáneamente, debiendo obtenerse positivos en por lo menos dos (2) de ellas para confirmar un diagnóstico de infección chagásica.

Anatomía patológica

El cuadro anatomopatológico es diferente en las fases aguda y crónica.

Fase aguda

Es una inflamación aguda específica que compromete a múltiples órganos y tejidos del organismo, con el común denominador de la presencia del agente etiológico en el proceso.

La puerta de entrada puede tener localización conjuntival, aprovechándose la ausencia de capa córnea en su epitelio, o bien estar localizada en cualquier zona de piel, denominándose chagoma de inoculación. La lesión conjuntival consiste en erosión epitelial, infiltración difusa o focal del corion por leucocitos polimorfonucleares e histiocitos y acúmulos nodulares linfohistiocitarios. En el chagoma, las tres capas cutáneas están afectadas, estando la dermis comprometida por una intensa infiltración de polimorfonucleares e histiocitos, que se acompaña de edema, perivasculitis e hiperplasia adventicial; la hipodermis presenta granulomas histiocitarios y focos de citoesteatonecrosis. Hay edema subcutáneo de tipo gelatinoso.

El cuadro se acompaña de adenomegalias superficiales y profundas, con tres niveles de participación, a saber: Tipo 1, satélite a la puerta de entrada, consistente en una adenitis aguda abscedada, necrotizante y hemorrágica; Tipo 2, vecinas al satélite, con intensa actividad proliferativa; Tipo 3, generalizadas, con hiperplasia reaccional.

En el hígado, los hepatocitos muestran degeneración grasa acompañada de hiperplasia de las células de Küppfer y acumulación linfoplasmocitaria en los espacios porta.

En el bazo hay congestión e hiperplasia histiocitaria.

Los tejidos musculares –liso, esquelético y cardíaco– presentan inflamación cuya patente más significativa puede evidenciarse en el corazón. Las fibras se hallan disociadas por edema y contienen en su interior nidos de amastigotes; hay procesos degenerativos celulares (céreo, granuloso, grasa). En el intersticio hay infiltrado difuso, principalmente de linfocitos, plasmocitos e histiocitos. Las neuronas atrapadas por el proceso muestran trastornos degenerativos graves.

El pericardio y el endocardio participan del cuadro inflamatorio, así como el sistema específico de conducción, especialmente el nódulo auriculoventricular y el Haz de His.

Los extendidos de los líquidos de derrames corporales muestran predominio de células mononucleadas.

En el sistema nervioso central, el cuadro inflamatorio difuso incluye la presencia de amastigotes.

Fase crónica

Se hallan afectados de modo predominante el corazón y las vísceras huecas, como el esófago, intestino grueso, vejiga, etc. Estas formas son difíciles de confirmar anatomopatológicamente, debido a la poca especificidad de las lesiones y a la casi total ausencia de parásitos, aun en los estudios seriados más finamente realizados. El parasitismo cardíaco en las formas crónicas varía según el grado de endemicidad de las zonas estudiadas; en San Pablo (Brasil), área de alta prevalencia, está presente en el 20% de las necropsias de individuos chagásicos.

Cuando la cardiopatía se ha desarrollado, las lesiones estudiadas *post mortem* son floridas y con grandes variaciones individuales, aunque nada hay patognomónico.

En el corazón, el cuadro histopatológico es diferente en cada modalidad clínica:

A) Forma indeterminada

Por lo general no hay lesiones ópticamente visibles en la pared miocárdica, excepto discretos infiltrados leucocitarios monomorfonucleares aislados y fibrosis focal. Estos casos se acompañan de trazados electrocardiográficos normales o con alteraciones poco significativas.

Es infrecuente que se observen lesiones fibróticas focales en nódulos auriculoventricular, Haz de His y rama derecha e infiltración adiposa; esto indicaría una evolución hacia la forma cardiaca que, para evidenciarse electrocardiográficamente, requeriría ciertas condiciones estimulantes fisicas.

En la forma indeterminada, aunque la microscopia óptica no revela alteraciones, ningún caso es absolutamente normal visto al microscopio electrónico, siendo lo más constante apreciar dilatación del sistema T y alteraciones mitocondriales.

B) Forma cardíaca

a) descompensada

El corazón está globalmente aumentado de volumen y presenta un aspecto de masa globuloso, no distinguiéndose la punta. Hay dilatación de todas las cavidades y disminución de la consistencia del miocardio; estas alteraciones morfológicas se acompañan de adelgazamiento de la pared de la punta y desaparición de la musculatura de esa zona, que se denomina aneurisma de la punta o lesión vorticilar y se puede acompañar de espesamiento endocárdico y trombosis, hallazgos muy significativos para el diagnóstico macroscópico de la Enfermedad de Chagas.

b) muerte súbita

Se presenta con aspecto cónico del corazón con conservación de la forma y consistencia, pero con aneurisma apical, no siendo constante el hallazgo de trombosis.

La muerte se produce por alteraciones de la conducción.

Microscópicamente, el sustrato histopatológico es semejante en ambas modalidades señaladas; desde el punto de vista cuantitativo, en la muerte súbita las alteraciones son más discretas. Pueden clasificarse en parenquimatosas (parasitosis de fibra miocárdica, procesos degenerativos, regresivos, necróticos, atrofia o hipertrofia, edema, congestión) e intersticios (infiltrativas, productivas).

El cuadro microscópico, en la Enfermedad de Chagas crónica, representa una inflamación crónica no específica; la diferencia entre las formas aguda y crónica está en el componente fibrótico (esclerosis progresiva) de la última.

Todo el corazón está comprometido (pancarditis), pero con variable intensidad de un sitio a otro. Las lesiones parietales son más frecuentes en el ventrículo derecho, resultando afectado el tabique y el noble sistema conductor que transcurre con él. Los ganglios nerviosos del sistema autónomo esparcidos en las paredes atriales presentan alteraciones inflamatorias periféricas (periganglionitis), fibrosis focal, satelitosis. Puede haber lesiones vasculares: hiperplasia esclerosante de la coronaria izquierda, meso y endoarteritis en arterias de mediano y pequeño calibre, periarteriolitis focal, edema y panflebitis.

El endocardio parietal puede hallarse comprometido en el proceso inflamatorio, en tanto el endocardio valvular y las válvulas permanecen indemnes.

Los estudios por microscopio electrónico han permitido conocer las características ultraestructurales del miocardio chagásico: hipertrofia nuclear, alteraciones morfométricas y degenerativas mitocondriales, fragmentación y lisis de miofilamentos, dilatación del sistema T, edema y aumento del espacio entre los complejos de unión.

c) Forma digestiva

Es rara la concomitancia de afectación cardíaca y digestiva: esta última, poco frecuente en Argentina, localiza en esófago y colon, produciendo megavísceras.

El parasitismo se produce en el plexo mientérico en forma irregular, provocando necrosis con disminución del número de células ganglionares o aspecto regresivo de las mismas; el microscopio electrónico reveló que el parásito se aloja en las células de Schwann y la lesión neuronal es satélite.

Una mención especial constituye la Enfermedad de Chagas por infección transplacentaria, en que el estudio histopatológico de la placenta puede mostrar la presencia de amastigotes aislados o enquistados en el corion vellositario con reacción inflamatoria focal y necrosis, constituyendo la patente de placentitis chagásica aguda.

Tratamiento

Debe considerarse un tratamiento sintomático y otro etiológico.

A) Sintomático
Existe un amplio arsenal terapéutico.

B) Etiológico
¿Cuándo tratar?
En base a los conocimientos alcanzados, deben someterse a tratamiento específico aquellos pacientes que se encuentran en las siguientes circunstancias:

- Período agudo: cualquiera sea su mecanismo de transmisión.
- Período indeterminado (en el niño y adulto joven) o toda persona con PCR +. Obligatoria hasta los 15 años de edad, según consenso.
- Período crónico (cuando existe parasitemia o PCR +):
- Profilaxis (como agente preventivo en trasplante de órganos; desde que se conoce que riñones de chagásicos crónicos reproducen la enfermedad en receptores libres de infección).

¿Cómo tratar?
Se utilizan el Nifurtimox (comp. de 120 mg) y el Benznidazol por ser los únicos activos sobre los parásitos circulantes y en los tejidos. Para determinar su actividad se efectúan controles a través de los criterios parasitológicos y serológicos seriados.

El mecanismo de acción se desconoce.

La dosis recomendada es la siguiente:

- Adultos: 8-10 mg/kg/día, por vía oral, 3 tomas al día, durante 60/90/120 días
- Adolescentes: 12-15 mg/kg/día, por vía oral, 3 tomas al día, durante 60/90/120 días
- Niños: 15 mg/kg/día, por vía oral, 3 tomas al día, durante 60/90/120 días

Es un medicamento de margen terapéutico reducido, dado que la dosis efectiva se superpone con la tóxica, sobre todo en los adultos y menos en los niños. Puede ocasionar efectos indeseables. Es neurotóxica, proconvulsivógena, produce polineuritis reversible, aumenta la inestabilidad psíquica del paciente, es anorexígeno en los adultos, con consiguiente disminución del peso corporal.

Al tratarse precozmente los pacientes en la infancia, negativizan su parasitemia y su serología en forma persistente, mientras que en pacientes mayores las respuestas fueron variables.

Benznidazol (Ro 7-1051) (Radanil NM) N-benzil-2-nitro-1-imidazolacetamida (Comp. 100 mg) actúa inhibiendo la síntesis de las proteínas y del RNA.

La dosis recomendada es:

- Adultos: 5 mg/kg/día, por vía oral, 2 tomas al día, durante 60 días
- Niños: 10 mg/kg/día, por vía oral, 2 tomas al día, durante 60 días

Puede ocasionar dermatopatías alérgicas (eritema polimorfo) y polineuropatías sensitivas periféricas. En animales, por su capacidad inmunosupresora, ha producido linfomas.

El control de la terapéutica se realiza en los casos agudos con el paciente internado, efectuándose xenodiagnósticos con frecuencia semanal. En los crónicos, el tratamiento es ambulatorio realizándose xenodiagnóstico mensualmente durante un período de 11 a 16 meses o, de ser factible, PCR por su sensiblidad y especificidad, acompañado por controles serológicos.

Se considera que el tratamiento es exitoso en el período agudo cuando los estudios resultan negativos y se estima que ha fracasado cuando persisten positivos.

En el período crónico, se considera éxito si el xenodiagnóstico o la PCR se negativiza, pudiendo la serología permanecer positiva o negativizarse, mientras que sería fracaso terapéutico comprobar que el xenodiagnóstico y/o la PCR y la serología permanecen positivos.

Con respecto al avance en los conocimientos terapéuticos con la utilización de otras drogas se ha ensayado la Rifampicina con resultados variables respecto a su eficacia.

En nuestro país y en Brasil se ha ensayado el Allopurinol con aparente buen resultado frente a las drogas actualmente en uso. Galerano, en Córdoba, encontró que con 600 mg/día el éxito terapéutico era comparable al alcanzado con Nifurtimox, mientras que con 300 mg/día los resultados eran semejantes a los obtenidos con benznidazol. En Brasil, Ronan Tanus y col. ensayaron Allopurinol-Riboside en perros, a dosis de 25 mg/kg/día con buena respuesta clínica y con xenodiagnóstico negativo, mientras que un perro control presentó xenodiagnóstico positivo, distensión abdominal y electrocardiograma con señales de miocarditis. Concluyeron que los animales tratados se curaron de la infección inicial después de la terapéutica instituida, a pesar de persistir con la serología positiva.

Éstos y otros ensayos terapéuticos se están llevando a cabo con el propósito de mejorar el pronóstico de los enfermos y de lograr drogas más activas y menos tóxicas que las actualmente en uso para el tratamiento de la Enfermedad de Chagas.

Prevención y control

La preocupación en Argentina por alcanzar un adecuado control de la endemia chagásica tiene sus antecedentes. En el año 1946, el Instituto de Medicina Regional presentó un modelo rancho higiénico.

En 1949 se propugnó un proyecto de Código Sanitario Nacional, que estableció que no puede ser dador de sangre quien esté parasitado por *T. cruzi*. Al año siguiente, en 1950, a propuesta de Cecilio Romaña, se crea el Comité Directivo para Investigaciones y Profilaxis de la Enfermedad de Chagas, lo que permite la creación en 1951 del Servicio Nacional de Lucha y Profilaxis de la Enfermedad de Chagas, siendo su Director el mencionado Dr. Romaña.

La acción desplegada fue sostenida hasta que en 1961 se consideró la ejecución de un programa nacional, creándose en 1962, el Servicio Nacional de Chagas, dependiente del Ministerio de Salud Pública de la Nación. Su accionar se vio reforzado en 1976 con la creación de la Comisión Nacional de Estudio y Lucha contra la Enfermedad de Chagas.

Refiere Bejarano que la lucha contra la Enfermedad de Chagas fue programada en 1961 para ser ejecutada por el Servicio Nacional, teniendo en cuenta que se disponía de conocimientos científicos adecuados sobre la epidemiología, los vectores y los insecticidas. El programa estimó el aspecto esencial de la lucha en la eliminación del triatomismo domiciliario, que consideró una etapa de ataque, otra de consolidación y una última de vigilancia y mantenimiento.

Respecto de las investigaciones, éstas se realizaron con el propósito de alcanzar soluciones a problemas técnicos, además de los administrativos y conocer la actividad terapéutica de drogas que en laboratorio fueran activas contra el *T. cruzi*; asimismo, lograr los mejores triatomicidas. Lo relativo a la vivienda higiénica escapaba a las posibilidades materiales del Servicio.

En cuanto a educación sanitaria, el Servicio Nacional trabajó según los recursos disponibles.

Consideramos que tienen vigencia las propuestas formuladas por Salvador Mazza en 1938 en el VI Congreso Nacional de Medicina, realizado en Córdoba, y que resumimos:

1. Ha de procederse al estudio y a la adopción de medidas de control para lograr la modificación de las viviendas rurales, infectadas por vinchucas o susceptibles de serlo. Esto comprende la erradicación del rancho de paja y barro y la construcción de modelos de casa habitación higiénicas y adaptadas a las condiciones materiales económicas, climáticas y sociales de cada comunidad.
2. Ha de ponerse en marcha un programa de Educación Sanitaria permanente en todos los niveles, hasta llevar el conocimiento de la enfermedad, sus riesgos y su profilaxis a la mayor masa de población posible.
3. Ha de cortarse la cadena morbígena actuando sobre el punto más accesible: impedir el desarrollo domiciliario de la vinchuca, destruyéndola en todos sus estadios, tanto en el alojamiento humano como en su entorno.
4. Modificación del biotipo peridomiciliario para alejar a los transmisores silvestres de la vivienda humana y para evitar que durante los rociados con insecticidas las vinchucas encuentren condiciones de refugio.

Respecto de los insecticidas, el producto más usado en Brasil y nuestro país por su efectividad sobre el Triatomineo y las condiciones para su manejo es el Hexaclorociclohexano o Gamexane, rociado sobre las superficies de las casas y el peridomicilio.

Los criterios de aplicación de los insecticidas son varios; se señalan tres:

1. Un rociado inicial y luego otro a los 30-45 días
2. Uno o dos rociados anuales, durante por lo menos 4 años
3. Un rociado cada tres meses durante 2 años

Por ello, al poner en marcha un programa de desinfectación se deberán efectuar ensayos para determinar los intervalos más apropiados de aplicación, la droga a usar y el método de trabajo para cubrir cada habitación, y dentro de ella cada mueble, cada rincón o resquicio así como el peridomicilio, ya que cualquier espacio que se deje sin rociar puede significar un foco de reinfección de la vivienda. En nuestro país existe una amplia experiencia sobre lucha antichagásica, lograda a través del Programa Nacional de Lucha contra el Chagas.

Es necesario recordar que es imposible eliminar un insecto de su hábitat natural y la vinchuca lo tiene en nuestro país. Por lo tanto, el mayor éxito de los programas consistirá en lograr controlar su difusión y por ello las campañas deberán ser permanentes.

Para el logro de ese objetivo, la educación sanitaria es el complemento imprescindible.

Dentro de las medidas profilácticas es necesario implementar programas permanentes de vigilancia epidemiológica.

Numerosos son los estudios e investigaciones efectuadas tendientes a lograr un producto que genere inmunidad protectora contra el *T. cruzi.* Sin embargo, la presencia de cepas con diferencias antigénicas, las diferentes modalidades evolutivas de la enfermedad, cuyas causas no están aún aclaradas, así como los hallazgos de que el *trypanosoma* provocaría procesos de autoinmunidad, constituyen problemas aún no resueltos.

En la actualidad, la situación es favorable porque se dispone de triatomicidas para actuar en el área de triatomismo domiciliario y de drogas esquizotripanomicidas para tratar a los parasitados en la etapa aguda de la infección. Se cuenta con medios para prevenir la parasitación por transfusión sanguínea; además de sostener una adecuada educación sanitaria, existe el propósito de erradicar la vivienda antihigiénica que favorece el hábitat del vector.

Bibliografía

1. Alonso, J.M. "Medidas de prevención y control en la Enfermedad de Chagas". *Boletín del Instituto de Patología Regional V-VI*: 1982-83;61:61.
2. Alonso J.M., Guillerón C., Pividori S. "Antigenemia en chagásicos de área endémica". Abst. 1° Congreso Argentino de protozoología. ID 16-Córdoba (Argentina), Oct. 1984.
3. Álvarez, G.S. "Lucha sanitaria contra la Enfermedad de Chagas-Mazza en la Pcia. de Santiago del Estero". *FAC Revista de la Fed. Arg. Cardiol*. Oct. 1976;5(2).
4. Álvarez M., Cerisola J.A., Rohwder R. "Test de inmunofluorescencia para el diagnóstico de enfermedad de Chagas". *Boletín Chileno de Parasitología*. 1958;23:4.
5. Amato Neto. "Tratamiento específico da Doenca de Chagas". Conferencia XXIII Congreso da Sociedade Brasilera de Medicina Tropical. IV Congreso da Sociedade brasilera de Infectología. Curitiba. PR Brasil. 15-20 febrero de 1987.
6. Bejarano, J.F.R. "Enfermedad de Chagas en la República Argentina". *An Arg de Medicina*. 1961;6:27/1962;7:35.
7. Bittencourt, A.L. "Placentite chagásica e trasmissao congenita da doenca de Chagas". *Rev. Inst. Med. Trop.* Sao Paulo, Mar-Abril 1963;5(2):67-69.
8. *Boletín informativo del Instituto Nacional de Diagnóstico e Investigación de la Enfermedad de Chagas "Dr. Mario Fatala Chaben"*. Min. de Salud Pública y Medio Ambiente. Mayo 1983.
9. Bonet, A.H. *Actualizaciones sobre enfermedad de Chagas. Aspectos clínicos de la enfermedad.* Departamento Zoonosis, Reservorios y Vectores. Subsecretaría de Salud Pública. Ministerio de Bienestar Social.
10. Bonet A., N Santamarina. "Aspectos evolutivos de la infección chagásica. Aporte al estudio de la historia natural de la parasitosis. Estudio prospectivo". *Rev. Fed. Arg. Cardiol.* 1977;6:6.
11. Cerisola, J.A. *Actualizaciones sobre enfermedad de Chagas. Dignóstico por el laboratorio*. Departamento Zoonosis, reservorios y vectores. Subsecretaría de Salud Pública. Ministerio de Salud Pública.
12. Cerisola J.A., Fatala Chaben M., Lazzari J. "Test de Hemoglutinación indirecta para el diagnóstico de la Enfermedad de Chagas". Proc. VII Int. Cong. Trop. Med. & Hyg. malaria 1958;2:252-253.
13. Cossio P., Diez C., Laguens R. "Inmunopatología de la Enfermedad de Chagas: hechos y perspectivas". *Medicina* 40 1980;(sup1):222-250.
14. Da Silva Lacaz, C. *Geografía Médica do Brasil*. Ed. Univ. S. Paulo, Sao Paulo, 1971.
15. Galierano R., Meirovich C., Montadi I. "Efecto antiparasitario del allopurinol en la Enfermedad de Chagas crónica". *Medicina* 45 1985; (6)697-698.
16. Gorodner, J.O. "Aspectos históricos de la enfermedad de Chagas". *Bol. Inst. Pat. Regional*, V-VI: 1982/83;57-59.
17. Gorodner, J.O. "Panorama de la Enfermedad de Chagas en Argentina". *Bol. Inst. Pat. Regional*, V-VI: 1982/83;23-29.
18. Gorodner J.O., García J., Alonso J.M., Gorodner O.Z. de. "Enfermedad de Chagas". En: Cechini E., S. González Ayala. *Temas de Infectología*. Ed. Celsius, Buenos Aires, 1986;1007-1035.
19. Gorodner O.L., A. Risso. "Fisiopatología y anatomía patológica de la cardiopatía chagásica crónica". *Bol. Inst. Pat. Reg. V-VI:* 1982/83;15-22.
20. Gorodner J.O., Alonso J.M., Gorodner O.Z. de. "Enfermedad de Chagas" En: Gorodner, J.O. *Enfermedades Infecciosas*, 2ª ed. Corpus, Rosario, 2004.
21. Koberle, F. "The causation and importance of nervous lesions in American Trypanosomiasis". *Bull. VMO* 1970;42:739.
22. Koberle, F. "Chagas diseases and Chagas syndrome: The patology. of American Trypanosomiasis". *Adv. Parasit.* 1968;6:63-116.
23. Lucero H., Brusés B., Merino D., Fernández G., Crena E., Alonso J. *Enfermedad de Chagas congénita en hospitales de la Ciudad de Corrientes*. Enviado para publicación. 2007.
24. Lugones, H. "Tratamiento de la Enfermedad de Chagas aguda con Benznidazol". Trabajos presentados en Simposio sobre Enfermedad de Chagas. Org. Prod. Roche. Buenos Aires, 1978; 9-10.
25. Lugones, H. "Enfermedad de Chagas en la infancia". *Anales de Sanidad.* 1979; 13 (1):41-60.

LEISHMANIOSIS 9

Jorge Osvaldo Gorodner
Alejandro Gorodner

Etiología

La Leishmaniosis es una parasitosis producida en el hombre y otros mamíferos por un protozoario flagelado del género Leishmania y transmitido por vectores *Phlebotomíneos* (Lutzomia) en la Argentina.

Las leishmanias pertenecen al género de los protozoos, orden de los quinetoplastos y familia de las tripanosómidas. El parásito requiere dos huéspedes para completar el ciclo, un vertebrado y un insecto. La forma flagelada (promastigote) mide alrededor de 10-15 um y se encuentra en el insecto vector y en los cultivos de laboratorios. En el huésped vertebrado, se observa el parásito en su forma de amastigote (2-5 um) y se tiene un quinetoplasto visible en forma de bastón. Éste es una estructura mitocondrial rica en DNA, asociada con el flagelo. Los amastigostes se ven con frecuencia en posición intracelular, particularmente en los macrófagos, donde son capaces de sobrevivir y reproducirse por fisión binaria.

Se han identificado varias especies y subespecies de leishmanias responsables de diferentes enfermedades clínicas en el hombre y en el perro. Actualmente se los clasifica utilizando patrones izo-enzimático, mapas del ADN de péptidos, anticuerpos monoclonales, análisis de la estructura de la membrana celular y análisis de los ácidos grasos. Se han identificado 17 especies y subespecies (Slappendel, 1998). La clasificación más aceptada se basa en el análisis electroforético de las izo-enzimas. Las poblaciones de parásitos con patrones izo-enzimáticos similares son denominadas zymodemes. Otra clasificación se basa en el análisis del ADN del quinetoplasto con enzimas restrictivas y reconoce diferentes esquizodemes.

Epidemiología

La Organización Mundial de la Salud, en 1993, estimó que 350 millones de personas estaban en riesgo de infección por Leishmaniosis en el mundo; la incidencia de *L. cutánea* estimada es de 1,5 millones de casos por año. Una especie de Leishmania puede producir más de un síndrome clínico, y cada síndrome clínico es causado por múltiples especies (Pearson, 1996).

El hacinamiento, la falta de higiene, condiciones atmósfericas, humedad, convivencia estrecha con animales domésticos (Pearson, 1996; Theodos, 1991), hacen posible la transmisión de esta parasitología.

Las enfermedades producidas por los protozoos del género Leishmania están ampliamente distribuidas en el mundo y dependen de un reservorio, un vector y una población humana susceptible.

La Leishmaniosis visceral o *kala-azar*, producida por *L.* (L) *donovani*, afecta sobre todo a niños, adultos jóvenes y pacientes con inmunodeficiencias (SIDA y enfermos postransplante).

Los agentes transmisores son especies de Phlebotomus. Las áreas geográficas afectadas son la India, Bangladesh, China central y este de África. Se producen casos esporádicos de Leishmaniosis visceral en Medio Oriente causados por *donovani* y (L) *infantum*.

En el norte de Brasil la Leishmaniosis visceral es producida por *L.* (L) *chagasi* y transmitida por *Lu. longipalpis*. Los reservorios de la infección son los perros domésticos y otros cánidos, zorros, roedores y aún el propio ser humano.

En Argentina, en el curso de 2007, se han reportado 11 casos de L. visceral en la Pcia. de Misiones y uno en Formosa. El tránsito de perros portadores oriundos de áreas endémicas vecinas sería la causa del establecimiento de nuevos focos epidemiológicos en las provincias mencionadas.

En forma esporádica pueden producirse casos de Leishmaniosis visceral por otros tipos de Leishmania como *L.* (L) *mexicana* y *L.* (L) *tropica*, la Leishmaniosis cutánea del Viejo Mundo.

También llamada *Botón de Oriente*, *Botón de Bagdad* o *Botón de Aleppo*, es causada por *L.* (L) *tropica*, *L.* (L) *major*; *L.* (L) *aethiopica*, *L.* (L) *infantum* o *L.* (L) *donovani*.

Los reservorios animales son roedores del desierto, sobre todo los jerbos, y los perros. La leishmaniosis cutánea del Viejo Mundo es una enfermedad esporádica en las zonas endémicas.

Éstas son el norte de África, India, Pakistán, Asia Central y áreas urbanas de Medio Oriente, como Bagdad, Teherán y Damasco. Los vectores son especies de *Phlebotomus*.

La Leishmaniosis tegumentaria americana o Leishmaniosis cutánea del Nuevo Mundo, endémica en América central y América del Sur, constituye un importante problema de salud pública. El norte de Argentina, Brasil y Perú son los países con mayor prevalencia.

Los agentes etiológicos son *L.* (V) *brasiliensis, L.* (V) *peruviana*, *L.* (V) *panamensis, L.* (L) *mexicana, L.* (L) *chagasi*, *L.* (L) *amazonensis, L. (L) pifanoi* y otros. Los vectores son mosquitos del género *Lutzomyia* y los reservorios animales los roedores del monte, el perro y otros animales domésticos. La *Leishmaniosis tegumentaria* americana tiene distintas formas de presentación: Leishmaniosis cutánea, cutánea difusa y cutánea mucosa. Recibe distintos nombres populares como úlcera de los chicleros o *uta* para la forma cutánea y *espundia* para la forma cutáneomucosa.

Leishmaniosis visceral

La Leishmaniosis visceral o *kala-azar* es producida en la mayoría de los casos por *L.* (L) *donovani*, aunque también puede hacerlo *L.* (L) *infantum* o *L.* (L) *chagasi* (casos en Argentina). El período de incubación es variable y puede oscilar entre pocos días y varios meses. El sitio de la inoculación de los promastigotes, debido a la picadura del *Phlebotomus*, puede pasar inadvertido o evidenciarse una pápula pequeña (más raramente lesiones ulcerosas). Estos promastigotes se convierten en Amastigotes en los macrófagos de la piel, se multiplican y luego se diseminan a los fagocitos mononucleares del sistema reticuloendotelial.

Los síntomas, que pueden abarcar un espectro variable, dependen de la forma de presentación. Ésta puede ser aguda, subaguda o crónica. Hay que destacar que hay casos asintomáticos que se curan en forma espontánea. En las formas sintomáticas hay fiebre, hepatoesplenogamia, astenia, anorexia, palidez y pérdida de peso. El bazo es blando e indoloro. La hepatomegalia tiene borde agudo, es lisa y blanda. Pocas veces hay ictericia. Los ganglios linfáticos en general no se agrandan.

Con la evolución, la piel se torna grisácea, lo que dio origen a la denominación *kala-azar*, que significa *fiebre negra*. Puede haber distintas manifestaciones hemorrágicas, como petequias, equimosis, epistaxis y hemorragias gingivales. El compromiso de la médula ósea en ocasiones causa anemia aplásica. La complicación más frecuente es la infección bacteriana (dermatitis, neumonía, otitis, septicemia, disentería). Otras complicaciones son tuberculosis, anemia y hemorragias graves. Hay que tener en cuenta la posibilidad de que la leishmaniosis visceral pueda ser la primera manifestación del SIDA o incluso un acontecimiento de las etapas terminales.

El diagnóstico de Leishmaniosis visceral se sospechará en los sujetos que viven en el área endémica o en los viajeros que semanas o meses después de estar en ella presenten fiebre prolongada, astenia, anorexia, pérdida de peso, hepatomegalia y esplenomegalia marcada.

Los hallazgos de laboratorio característicos incluyen anemia, leucopenia e hipergammaglobulina. También pueden observarse inmunocomplejos circulantes, factor reumatoideo y alteraciones del hepatograma.

El diagnóstico de certeza requiere la demostración de la Leishmania en los tejidos o en los cultivos en el medio de Novy, Mc Neal y Nicolle, o medio NNN. La aspiración de la médula ósea es un método práctico, seguro y con el que es posible demostrar los amastigotes en los frotis teñidos con Giemsa en alrededor del 80% de los enfermos. La punción-aspiración esplénica, efectuada con aguja fina, es un método de diagnóstico más sensible (hasta el 98% de positividad), pero puede provocar hemorragias potencialmente fatales. La biopsia de hígado pocas veces resulta ser positiva.

El hemocultivo o el cultivo de la capa leucocitaria pueden dar resultado positivo. En los frotis de la capa leucocitaria coloreada con Giemsa también pueden evidenciarse amastigotes dentro de los mononucleares. En los enfermos de SIDA los amastigotes suelen encontrarse en biopsias de diversos órganos, como también en los líquidos de lavado broncoalveolar o de derrame pleural. La cutirreacción con leishmanina (reacción de Montenegro) suele ser negativa en la leishmaniosis visceral. Las reacciones serológicas más utilizadas son la de ELISA y la inmunofluorescencia indirecta, relativamente sensibles y específicas. Suelen ser negativas en los enfermos de SIDA y dan falsos positivos en los pacientes con paludismo, enfermedad de Chagas, lepra, esquistosomosis y leishmaniosis tegumentaria.

El diagnóstico diferencial deberá realizarse con otras enfermedades infecciosas del área endémica y aun con enfermedades no infecciosas. Dentro de las primeras se considerarán paludismo, enfermedad de Chagas aguda, esquistosomosis, fiebre tifoidea, tuberculosis miliar, brucelosis, histoplasmosis y otras. Dentro de las no infecciosas, leucemia, linfomas y otras enfermedades malignas.

Leishmaniosis Tegumentaria Americana

La leishmaniosis tegumentaria americana presenta tres formas anatomoclínicas principales: 1) *Leishmaniosis cutánea,* 2) *Leishmaniosis cutánea difusa,* y 3) *Leishmaniosis cutáneomucosa.*

Leishmaniosis Cutánea

Esta enfermedad es transmitida por insectos vectores hematófagos del género *Lutzomyia* y producida por diversas especies del género *Leishmania*: *L.* (V*) brasiliensis*, *L.* (V) *guyanensis*, *L. amazonensis* y otras. La picadura del vector inocula los promastigotes, que en los macrófagos de la piel se transforman en amastigotes. Luego de un período de incubación de uno a tres meses, en el lugar de la picadura, por lo general los miembros, aparece una mácula que después evoluciona a pápula y nódulo térmico que con frecuencia se acompaña con linfadenopatía satélite. Esta lesión nodular inicial puede evolucionar a: 1) autorresolución, 2) ulceración y 3) lesiones vegetantes o verrugosas. La forma ulcerosa es la más común. Puede haber una sola úlcera o bien dos o tres; son redondeadas, con bordes sobreelevados debido al intenso infiltrado inflamatorio y proliferación epitelial, y con un fondo de tejido granuloso cubierto por exudado. Esta úlcera puede curarse con tratamiento, lo que origina una cicatriz despigmentada, lisa, fina y brillante; con menos frecuencia progresa hacia formas fagedémicas y terebrantes, o bien adopta formas vegetantes o verrugosas.

El diagnóstico y el diagnóstico diferencial se basan en los mismos criterios que en la Leishmaniosis del Viejo Mundo o *Botón de Oriente.*

Leishmaniosis cutánea difusa

En Brasil es causada por *L. (L) amazonensis* y en Venezuela por *L. (L) pifanoi.* En México se la denomina *úlcera chicleros,* porque afecta a los que trabajan en los bosques en la extracción del látex (chicle) para la fabricación del caucho y es producida por *L. (L) mexicana*, también hallada en Guatemala y Honduras. En Perú es conocida como *uta* y provocada por *L. (V) brasiliensis*. Los vectores son los insectos hematófagos del genero *Lutzomyia.*

Se caracteriza por lesiones difusas papulares o nodulares, no ulceradas, algunas verrugosas, que comprometen grandes zonas de la piel, en particular las áreas expuestas. Tiene predilección por los pabellones auriculares. La multiplicidad de lesiones se debe a la migración por vía linfohemática de los macrófagos parasitados. Incluso pueden comprometer la nasofaringe y los ganglios linfáticos.

Esta leishmaniosis está asociada con la deficiencia inmunitaria del paciente en relación con los anfígenos parasitarios, lo que lo lleva a un estado de anergia frente a la infección. La reacción de Montenegro es negativa. La biopsia de las lesiones muestra cúmulos de macrófagos con abundante cantidad de leishmania en su citoplasma.

Tiene un curso crónico y progresivo con escasa repuesta al tratamiento.

Leishmaniosis cutáneomucosa

Conocida como *espundia*, es producida por *L. (V) brasiliensis* y más raramente por otras leishmanias. Es la forma clásica de la Leishmaniosis cutáneomucosa hallada en América Central y gran parte de la zona norte de América del Sur.

Luego de un periodo de incubación que varia entre 1 y 3 meses después de la picadura infectante –producida por el insecto hematófago *Lutzomyia*– se producen las primeras manifestaciones locales. Su patogenia y las características anatomopatológicas son las de la leishmaniosis cutánea ya descrita. En la mayoría de los casos esta lesión inicial es única, aunque a veces coexisten varias lesiones debidas a multiples picaduras simultáneas. En el lugar de la inoculación infectante, luego del periodo de incubación ya señalado, aparece una zona eritematosa de varios milímetros de diámetro que evoluciona con lentitud a pápula y al final se ulcera. Con frecuencia el cuadro local es acompañado por linfagitis y adenopatía regional.

A veces, por diseminación linfohemática, aparecen otras lesiones cutáneas. Éstas pueden curarse en forma espontánea al cabo de varios meses, tras lo que queda una cicatriz como la descrita en la leishmaniosis cutánea. El trazo más importante y trascendente de esta enfermedad es la localización mucosa centrofacial, que aparece luego de periodos variables y se debe a diseminación hemática. En el 70% de los casos tiene lugar dentro de los primeros 5 años que siguen a la aparición de la lesión cutánea y en el 30% restante, después de los 5 años.

La lesión se inicia en general en la parte cartilaginosa del tabique nasal, con eritema y edema de la mucosa seguidos por su perforación. Los signos más precoces son la epistaxis y la obstrucción nasal. El tabique es destruido y la punta de la nariz se retrae, lo que configura un aspecto característico denominado *nariz de tapir*. El proceso úlcerovegetante puede extenderse y perforar la piel de la nariz o el paladar blando. Es característico el compromiso del labio superior. En ciertas oportunidades se afectan la mucosa bucal, la lengua, la faringe, la laringe y la tráquea. A veces las lesiones son tan destructivas y mutilantes que el paciente no puede comer. En esta etapa la neumonía es una complicación común que puede llevar a la muerte.

El diagnóstico de leishmaniosis se basa en la epidemiología, la clínica y la identificación de los amastigotes. Para esta última se requiere biopsia, frotis de la punción aspirativa, raspado de los bordes de la úlcera o improntas de las muestras obtenidas para biopsia teñidas con coloración de Giemsa. También puede recurrirse al cultivo de parte del material obtenido para la biopsia en el medio NNN, a las reacciones serológicas y a la intradermorreacción con leishmanina (reacción de Montenegro), que en esta forma clínica es positiva. La identificación de los amastigotes en las biopsias de lesiones de larga evolución es dificultosa.

En las adenopatías que acompañan a las úlceras cutáneas de la etapa aguda la punción aspirativa puede mostrar las leishmanias.

Las respuestas de anticuerpos es variable; pueden detectarse en títulos bajos o ser indetectables. La prueba de ELISA es positiva en los primeros años que siguen a la lesión primaria. La cicatriz de esta última es un elemento clínico de gran importancia para el diagnóstico.

El diagnóstico diferencial de la lesión primaria abarca esporotricosis, tuberculosis cutánea, sífilis, lepra, micobacteriosis atípica y neoplasias; en cuanto al de la lesión secundaria, cutáneomucosa, incluye paracoccidioidomicosis, histoplasmosis, sífilis, lepra, tuberculosis, rinosporidiosis, rinoescleroma, rinofima, granulomatosis de Wegener, linfomas, carcinoma laríngeo, epiteliomas y granuloma de línea media.

Tratamiento

Los medicamentos utilizados en el tratamiento de la leishmaniosis son los mismos para todas sus formas clínicas.

Los fármacos de primera elección son los compuestos de antimonio pentavalente: el estibogluconato de sodio (Pentostam) y el antimoniato de meglumina (Glucantime).

Este ultimo es el más utilizado en América Latina. Se presenta en ampollas de 5 ml con 1,5 g de antimoniato de meglumina, equivalentes a 425 mg de antimonio (Sb). La dosis es de 20 mg Sb/kg/día, por vía IM profunda, durante 15 a 30 días. Es conveniente comenzar el tratamiento con una dosis reducida, que se incrementará en forma progresiva hasta alcanzar la dosis completa al tercer día. A veces es necesario un nuevo ciclo de tratamiento luego de 4 a 6 semanas. En las formas cutáneas la respuesta suele ser satisfactoria, aunque no siempre ocurre lo mismo en las formas mucosas. Aun no hay criterios rigurosos para demostrar la curación; son frecuentes las recaídas luego de una aparente buena respuesta al tratamiento.

Los efectos adversos del tratamiento con antimonio son fiebre, tos, artralgias, mialgias, náuseas, vómitos, pancreatitis, neumonía, alteraciones de las funciones cardiaca, renal o hepática, y dolor en el sitio de la inyección.

Para los que no responden al tratamiento con antimonio o sufren recaídas, una alternativa es la anfotericina B. Se administra en dosis de 0,5 mg/kg/día ó 1 mg/kg/día por medio, según la tolerancia del paciente, diluidos en 500 ml de solución glucosa al 5% a pasar por vía IV en 6 horas. La dosis total es de 1,5 a 2 g. Los efectos adversos de la anfotericina limitan su uso (nefrotoxicidad, cardiotoxicidad, fiebre, flebitis). Otra posibilidad es administrar isetionato de pentamidina 1 ó 2 veces por semana, hasta la curación de las lesiones, en dosis de 2 a 4 mg/kg de pentamidina base (máximo 180 mg/días) por vía IV diluidos en 100 ml de solución glucosada al 5% a pasar en una hora. Este fármaco produce con frecuencia los siguientes efectos adversos: cefalea, náuseas, vómitos, dolor abdominal, hipotensión arterial, hipoglucemia y otros.

Bibliografía

1. Mazza, S. "Existencia de leishmaniasis cutánea en el perro en la República Argentina". I Reunión de la Sociedad de Patología Regional del Norte, Jujuy, 89, 1926.
2. Escalante, D. "Anatomía patológica de la leishmaniasis americana". *Rev Fac Med UNT.* 1966/67;(I-III):135-149.
3. Gorodner, J. "La leishmaniasis en la región del nordeste argentino". Seminario sobre leishmaniasis. Orán (Salta). Mayo 1986.Comunicación personal.
4. Pérez Guillermo M., Hernández Gil A., Bonmati C. "Diagnosis of cutaneous leishmaniasis by fine needle aspiration cytology. Report of a case". *Acta Cytol.* 1988;32:485-488.
5. Miranda O., Balbachán S., Merino D., Galván M., Moro S., Gorodner O., Salazar J., Merino S. "Brote de leishmaniosis en Cancha Larga. Chaco. Argentina". *Rev Cubana de Med Trop* 1999;51(2):69-71.
6. El Asan, Ziljstra E. E. "Leishmaniasis in Sudan". *Transactions of the Royal Soc of Trop Med and Hyg.* 2001;95(1):1-76.
7. Frank, F.M., Fernandez M.M., Taranto N.J., Cajal S.P., Margni R.A., Castro E., Thomaz-Soccol V., Malchiodi E.L. "Characterization of human infection by Leishmania spp. in the Northwest of Argentina: immune response, double infection with *Trypanosoma cruzi* and species of Leishmania involved". *Parasitology.* 2003 Jan ;126 (Pt 1):31-9.
8. Villalonga J., S. Jogna Prat. "Leishmaniasis cutáneomucosa o tegumentaria sudamericana" En: Gorodner J.O. y col. *Enfermedades Infecciosas.* 2ª ed. Ed Corpus, Rosario, 2004;95-101.

Paludismo 10

Silvia Antoni de Jogna Prat
Silvio Máximo Valperga

Etiología

El *paludismo* o *malaria* es una enfermedad infecciosa parasitaria causada por protozoarios del género *Plasmodium*. Cuatro son las especies que más comúnmente infectan al ser humano: *P. falciparum*, *P. vivax*, *P. malarie* y *P. ovale*.

Para que estos parásitos puedan concretar ciclo de vida, requieren la participación de mosquitos hembras del género *Anopheles*, que son hematófagas (los machos son vegetarianos).

Fisiopatogenia

1. Ciclo en el hombre

Se lleva a cabo a través de las siguientes fases:

1. Infección. Se produce por la picadura de un mosquito infectado. El inóculo infeccioso está constituido por decenas a centenas de *esporozoítos* suspendidos en la saliva que el insecto inyecta directamente en un capilar del hospedador al iniciar cada acto alimenticio. Transportados por la circulación sanguínea penetran en los *hepatocitos*.

2. Ciclo en los hepatocitos. Conocido como *ciclo preeritrocítico*. Los esporozoítos ingresados en los hepatocitos inician un proceso de crecimiento, que una vez completado, da lugar a una reproducción asexuada generando *merozoítos exoeritrocíticos* o *merozoítos tisulares*. Los merozoítos tisulares liberados invaden la sangre circulante para efectuar la siguiente fase del ciclo evolutivo. Mientras se lleva a cabo este ciclo en los hepatocitos, no se detecta ninguna manifestación inflamatoria en el hígado ni otras alteraciones histológicas especiales.

En dos especies, *P. vivax* y *P. ovale*, una parte de los esporozoítos que ingresaron al hospedador con el inóculo infeccioso está genéticamente programada para evolucionar hacia el estadio de *hipnozoítos* (en estado de vida latente), que permanecen en esta condición por espacios variados de tiempo, para recién entonces iniciar y concretar su ciclo preeritrocítico y posterior invasión de la sangre.

3. Ciclo en los eritrocitos. Tiene dos componentes: uno es el que lo lleva a aumentar exponencialmente el número de parásitos en la sangre merced a reproducciones asexuadas (*esquizogonia eritrocítica*), y el otro es el que le permite producir formas evolutivas destinadas a infectar mosquitos cuando éstos se alimentan de un hospedador infectado (*inicio de la esporogonia*).

a) Esquizogonia eritrocítica. Los merozoítos tisulares que se han volcado a la sangre se internalizan en eritrocitos y adquieren forma esférica. En este estadio reciben el nombre de *trofozoíto anular* debido a la imagen que brindan cuando se los observa microscópicamente en frotis sanguíneos teñidos con los métodos comúnmente usados en hematología. Se comenzará el proceso de reproducción por *esquizogonia*, quedando así conformados organismos independientes, los *merozoítos*, que provocan el estallido del eritrocito liberando al plasma los nuevos parásitos.

Los merozoítos liberados invaden nuevos eritrocitos para repetir la esquizogonia.

Sin embargo, con el correr de los días y después de varias y sucesivas esquizogonias, acontece un fenómeno: todos los parásitos que se encuentran en sangre están evolucionando en la misma etapa evolutiva, fenómeno denominado *sincronización de la esquizogonia eritrocítica.* Este acontecimiento da por resultado que todos ellos llegan simultáneamente a provocar el estallido de sus respectivos eritrocitos, con la consiguiente liberación masiva de nuevos parásitos y deshechos al plasma sanguíneo, lo que coincide con el momento en que se inicia y desarrolla un *paroxismo febril* en el hospedador.

b) Inicio de la esporogonia. Es el segundo componente del ciclo en los eritrocitos. La reproducción sexuada de los parásitos ocurre en los eritrocitos del hospedador humano, donde llevan a cabo solo parcialmente la primera fase del mismo llamada *gametogonia* (generación de gametos), mientras que el resto de este proceso tendrá lugar en el mosquito.

Después de sucesivas esquizogonias eritrocíticas, aparecen merozoítos que, tras invadir eritrocitos, pueden transformarse en *gametocitos.*

Estos estadios evolutivos constituyen las formas infecciosas para los mosquitos, cuando éstos pican a sujetos infectados. Con el tiempo, son cada vez más los merozoítos genéticamente programados para transformarse en gametocitos.

c) Citoadherencia y formación de rosetas (rosseting). Siempre relacionado con el ciclo en los eritrocitos, se señalan dos propiedades del *P. falciparum*: La *citoadherencia* determina que los eritrocitos invadidos queden secuestrados o pegados en la superficie de capilares y pequeñas vénulas del hospedador, mayoritariamente en cerebro, pulmones, riñones, intestino e hígado, sin que ello impida que los parásitos continúen su evolución. Consecuentemente, desaparecen de sangre circulante periférica. Cuando se trata de parásitos que están realizando la esquizogonia permanecen en esta condición hasta el estallido del eritrocito y los merozoítos liberados que están programados para la esquizogonia reaparecerán en sangre circulante periférica como trofozoíto anular.

En el caso que se trate de eritrocitos que porten parásitos que están transformándose en gametocitos, éstos no estallarán, se despegarán del endotelio cuando los gametocitos hayan alcanzado su completa maduración y se mantendrán en circulación mientras sean viables.

La segunda propiedad, *formación de rosetas*, provoca la aglutinación de eritrocitos no parasitados a uno que sí lo está, portando el estadio de trofozoíto anular, componiendo así rosetas o grumos de eritrocitos cuyo tamaño les impide el tránsito por capilares, obliterándolos. Al cabo de un tiempo no bien precisado, el eritrocito parasitado del grumo queda secuestrado y la roseta se desintegra, por lo que los eritrocitos no parasitados vuelven a circular.

2. Ciclo en el insecto

Infección del mosquito. Culminación de la esporogonia

Cuando hembras de *Anopheles* pican a sujetos infectados, ingresan a su tubo digestivo todas las formas evolutivas sanguíneas del parásito, pero solamente los gametocitos, liberados de los eritrocitos, tienen la capacidad de continuar su evolución. Estos acontecimientos se inician en el lumen digestivo. Por un lado, los *macrogametocitos* separan parte de su cromatina nuclear, la exocitan (reducción cromosómica) y exponen en un sector externo de su membrana celular receptores específicos para gametos del sexo opuesto. Quedan así constituidos los *macrogametos* (gametos femeninos). Por otro lado y, al mismo tiempo, los *microgametocitos* mediante un complejo proceso denominado *exflagelación*, dan origen a 6 u 8 **microgametos** (masculinos), con morfología y locomoción semejante a un largo flagelo, que se desprende de lo que fue el cuerpo del microgametocito. Antes de transcurridos 30 minutos desde la ingesta de sangre por el mosquito, un microgameto localiza un macrogameto y lo fecunda.

Por meiosis, queda constituido un *huevo* o *cigote.* El cigote tomará una forma alargada, *ooquineto*, que en contacto con la pared del estómago penetrará entre las células epiteliales sin sobrepasar la membrana basal de la pared estomacal, y allí se transformará en un estadio llamado *ooquiste*, aún inmaduro. En los días siguientes divide repetidas veces su núcleo y a partir de cada núcleo diferencia un *esporozoíto* en lo que se denomina *esporulación.* Al llegar a este punto, el ooquiste estalla y vuelca su contenido en el celoma del insecto que está lleno de hemolinfa, ingresando en las glándulas salivales para ser inyectados al picar.

Cuadros clínicos

Plasmodium falciparum (fiebre terciana perniciosa o maligna). Es causante de la malaria perniciosa o grave y complicada. No es infrecuente que cualquier caso que aparente tener una evolución benigna, incluso con baja parasitemia, pueda asociarse a complicaciones severas, con desenlace fatal de no mediar adecuada quimioterapia. Es por ello que todo caso sospechoso de malaria debe considerarse una *emergencia médica* que requiere inmediato diagnóstico específico y, de tratarse de malaria por *falciparum*, iniciar inmediatamente el tratamiento.

Habitualmente el *período de incubación* es de 8 a 10 días en los sujetos no inmunes, de 15 días en los semi-inmunes y de duración indefinida (a veces corto y otras, muy largo) en las personas que recibieron tratamientos profilácticos insuficientes o con drogas poco eficientes para la cepa actuante (caso de viajeros a zonas malarígenas).

En los no inmunes, el *período prodrómico* es de un par de días. En los semi-inmunes es de 3 a 4 días y se manifiesta por sensación de malestar indefinido, fatiga, anorexia y náuseas.

En el *período de estado o fase aguda*, en los sujetos no inmunes los primeros paroxismos son cotidianos. Luego, la periodicidad del ciclo se establece y los paroxismos se presentan cada 48 horas. La fiebre puede superar los 41ºC durante más de 12 horas. Entre las manifestaciones clínicas más destacadas que suelen acompañar a la fiebre se evidencian trastornos digestivos como náuseas, vómitos, diarreas y ocasionalmente dolor en epigastrio. También pueden presentarse fuertes mialgias, artralgias y cefaleas rebeldes a los analgésicos, dolores oculares y retro-orbitales, fotofobia, y hasta trastornos de conciencia y delirios en los adultos y convulsiones en los niños.

En los casos no inmunes con tratamiento profiláctico ineficiente, el inicio de la enfermedad suele mostrar un cuadro atípico y confuso durante los primeros días, para luego adquirir las características descritas. Por otra parte, la condición de semi-inmune sólo se adquiere después de varias infecciones. Cuando la cepa es de baja virulencia, el cuadro clínico se atenúa y los paroxismos se reiteran durante más tiempo.

La esplenomegalia se percibe a los 7 u 8 días de iniciada la fase de estado. Puede aparecer ictericia en las formas severas junto a elevación de transaminasas. La hepatomegalia es común.

Corrientemente, y sin mediar tratamiento, en la mayor parte de los casos, hacia los dos meses la evolución se dirige hacia una remisión, dejando al paciente en estado de postración y con acentuada anemia, o bien sufriendo una forma grave y complicada.

En todos los casos, el pasaje a la forma grave y complicada surge durante el primer ataque palúdico o el de una recrudescencia. Con cierta frecuencia conduce al óbito, aunque, si en esta etapa recién se proporciona la quimioterapia adecuada puede lograrse la cura. Sin embargo, con cepas actuantes de alta virulencia o con hospedadores inmunodeficientes o estado de salud deteriorado, la evolución puede ser fulminante.

Las formas graves se presentan con hipertermia continua de 41-42ºC, hipoglucemia, convulsiones, vómitos repetidos y estado de somnolencia o trastornos de conducta. La forma más grave y de peor pronóstico es la denominada *malaria cerebral*, aunque también existen otras formas clínicas. La malaria cerebral es clínicamente una encefalopatía febril acompañada de un ataque multivisceral donde, principalmente, riñones e hígado están más afectados. Evoluciona rápidamente hacia el coma con sudoración intensa, pulso rápido, a veces disociado, hipotensión y respiración estertórea. La acentuación de la hepatomegalia es signo de instalación de insuficiencia hepática y tiene mal pronóstico. La hipoxia cerebral, debida tanto a la anemia como a los trastornos de microcirculación cerebral, y la hipoglucemia complicada con acidosis láctica y desórdenes electrolíticos (insuficiencia renal) forman parte del cuadro clínico.

En ausencia de quimioterapia, la *forma no perniciosa* sufrirá varias remisiones y recrudescencias, generalmente durante un año o algo más, surgiendo la curación clínica y la desaparición del parásito, pero puede tomar rumbo hacia una forma grave y complicada.

Otra forma clínica de malaria grave es la *insuficiencia renal aguda* con reducción del volumen urinario diario a menos de 400 ml, con aumento de urea y creatinina, es más frecuente en adultos que en niños.

El *edema pulmonar agudo* es particularmente frecuente en las gestantes.

Las complicaciones severas incluyen anemia normocítica severa, colapso circulatorio, coagulación intravascular diseminada, hemoglobinuria y convulsiones repetidas.

Plamodium vivax (fiebre terciana benigna). El más prevalente. El *período de incubación* es de poco menos de dos semanas, pero puede extenderse.

Los síntomas del *período prodrómico* son interpretados como si se estuviera frente a una gripe con fuerte componente de compromiso digestivo. Se inicia con malestar indefinido, irritabilidad, sueño agitado, cefaleas intermitentes, mialgias y artralgias. Tempranamente se asocian anorexia, náuseas, malestar gástrico, vómitos y a veces diarreas. Al promediar este período aparece la fiebre que sigue un curso irregular, al principio con valores térmicos poco significativos pero que con el correr de los días va en incremento (puede alcanzar los 39ºC).

También suelen asociarse algunos signos como herpes perilabial (muy común), orina escasa y de color oscuro, y tensión arterial baja. El bazo resulta doloroso a la palpación sin que haya aumentado su tamaño, pudiendo estar el hígado un poco aumentado en los niños.

Período de estado. Durante los primeros días el paciente puede no exhibir el paroxismo febril típico, pero luego de esta periodicidad irregular, se establece el ciclo regular de 48 horas, ocurriendo cada paroxismo generalmente hacia la tarde-noche. La temperatura puede alcanzar los 40º C o un poco más. Los ataques febriles rítmicos pueden durar desde tres semanas a tres meses, raramente más, antes de que surjan las remisiones y recrudescencias. Durante este período se incrementa el grado de importancia de algunos signos y síntomas, entre ellos la sensación dolorosa corporal, el agrandamiento progresivo del bazo apareciendo la hepatomegalia. Los paroxismos se acompañan con taquicardia, cefalea y descenso de la tensión arterial. En los niños es posible la aparición de convulsiones. La leucopenia está normalmente presente.

Otra forma clínica de presentación del paludismo por *P. vivax* en su período de estado es que sus paroxismos se presentan con sus características típicas y acontecen comúnmente en sujetos semi-inmunes.

Las complicaciones severas son inusuales siendo la malaria por esta especie raramente fatal.

Al cabo de unas 25 semanas, la infección se agota y se produce la cura espontánea de la enfermedad.

Las recidivas, cuando ocurren, se producen a partir de 8 a 40 semanas pos-infección y pueden acontecer comúnmente hasta los tres años, rara vez hasta los cinco. Por lo general coinciden con un cuadro de estrés fisiológico como cirugía, viajes, parto, etc. Las características clínicas de cada recidiva son cada vez menos severas y de menor duración, cuanto más alejadas están del momento de la infección.

Plamodium malarie (fiebre cuartana). Con paroxismos febriles cada 72 horas, y con tendencia a evolucionar hacia una cronicidad prolongada (décadas), durante los que no provoca manifestaciones clínicas, salvo cuando se producen recrudescencias. Después de mucho tiempo, puede hacerse un daño renal grave.

En la forma *típica*, menos frecuente, el *período de incubación* dura cuatro semanas o más y el *período prodrómico* es habitualmente oligosintomático, a veces reducido a febrículas. Otras veces es sintomático, con manifestaciones clínicas similares a las de *P. vivax* pero menos severas.

En el *período de estado*, los paroxismos palúdicos son bien definidos, muy similares en su sintomatología a los provocados por *P. vivax* pero más severos. La fase de frío es más prolongada, (3 horas), y la fase febril alcanza las 6 a 7 horas, con temperaturas por arriba de los 40ºC. Durante cada paroxismo aparece albuminuria transitoria.

En cada paroxismo se liberan productos de alta toxicidad para el riñón, los que supuestamente generan inmunocomplejos que se depositan en los glomérulos, a los que se agregan componentes de complemento, los que alteran su permeabilidad. La ausencia de quimioterapia y la reiteración de recrudescencias pueden generar un *síndrome nefrótico irreversible.*

Diagnóstico

Diagnóstico laboratorial

Los antiguos métodos directos o parasitoscópicos que permiten la visualización de los parásitos en sangre periférica continúan siendo los procedimientos de elección, debido a que son los únicos que permiten la diferenciación específica y segura de las especies a partir del análisis de su morfología, propiedades tintoriales y alteraciones provocadas en los eritrocitos parasitados, siendo también de muy sencilla ejecución, requiriendo equipamiento de bajo costo.

Métodos parasitoscópicos. Se llevan a cabo con sangre obtenida por punción digital. Con ella deben facturarse simultáneamente *gota gruesa* y *extendido* o *frotis sanguíneo*. Estos se colorean con solución de *Giemsa* (colorante de elección) y el diagnóstico se logra mediante observación microscópica de las muestras.

Con la *gota gruesa* los parásitos quedan concentrados en una pequeña superficie de un portaobjetos o lámina. Como el proceso determina la destrucción y lisis de los eritrocitos, los parásitos quedan libres, fáciles de observar, aunque muchos de ellos se encuentran distorsionados, por lo que no siempre puede identificarse la especie. Su sensibilidad alcanza a detectar 10 parásitos x µl de sangre, o bien, 10 cada 100 campos microscópicos observados con magnificación x 1000.

Con el *extendido sanguíneo*, parásitos y eritrocitos quedan inalterados, por lo que la identificación de especie es altamente específica. Pese a que su sensibilidad es menor que la de la gota gruesa, este procedimiento es necesario para la correcta identificación cuando la gota gruesa resultó positiva.

Cuando se emplean estos procedimientos se recomienda tomar las muestras durante 2 a 3 horas después de iniciado un episodio febril o, si ya están presentes paroxismos febriles, al finalizar uno de éstos. De este modo, si se tratara de una infección por *P. falciparum*, aumenta el grado de probabilidades de detectar los parásitos, debido a que en esos momentos, en la sangre circulante se encontrarían no sólo gametocitos sino también trofozoítos anulares que aún no quedaron secuestrados.

Métodos inmunológicos. Procuran detectar antígenos del parásito en el plasma o suero sanguíneo. Se han desarrollado varios métodos, entre los que podemos citar los siguientes:

Método QBC (*Quantitative Buffy Coat Technique*). Tiene la desventaja de que no permite identificar la especie actuante, pero dada su simplicidad es muy empleado en los bancos de sangre para descartar dadores parasitados. Es una técnica basada en la concentración de parásitos mediante la centrifugación de sangre capilar en tubos capilares cuyas paredes internas están impregnadas con un anticoagulante y un fluorocromo, el Naranja de acridina. La concentración de parásitos se produce en un sector del tubo capilar por diferencia de peso específico de los mismos con respecto a los demás componentes de la sangre. El Naranja de acridina tiene la capacidad de reaccionar y colorear los ácidos ribonucleicos de los parásitos. Cuando los tubos son iluminados con luz ultravioleta utilizando un microscopio de fluorescencia, el resultado positivo se manifiesta por la fluorescencia que muestra el sector donde están concentrados los parásitos.

Métodos *ParaSing-F* e *ICT Malaria Pf.* Ambos métodos son idénticos. Han sido desarrollados para detectar exclusivamente casos de *P. falciparum*. Se basan en poner en evidencia en el lisado de una sangre a investigar una proteína antigénica que sólo producen los estadios sanguíneos de esta especie de plasmodio: la *HRP II* (*Histidin Rich Protein II*, Proteína 2 rica en histidina). Para su realización utiliza tiras de papel de nitrocelulosa que tiene impregnada en un sector un anticuerpo monoclonal contra péptidos de la mencionada proteína. La técnica es sencilla, rápida, no requiere el empleo de instrumental de valor (no es necesario el uso de microscopio) y sus reactivos son estables en un clima tropical, lo que facilita y agiliza el trabajo de campo cuando numerosas personas deben ser examinadas. La respuesta positiva de la prueba se manifiesta por la tinción que adquiere la banda de la tira donde están ubicados los anticuerpos monoclonales *anti-HRP II*. Se la estima como muy sensible y específica cuando el número de parásitos en sangre es igual o superior a los 60 x µl, pero su sensibilidad disminuye y es inferior a la de la gota gruesa cuando dicho número es igual o inferior a 10 parásitos x µl de sangre. Otra desventaja es que se siguen detectando antígenos circulantes años después de la cura de la enfermedad.

Método de la *PCR* (*Polimerase Chain Reaction*, Reacción en cadena de la polimerasa). Es un procedimiento que amplifica una determinada secuencia de DNA molde del parásito, a través de la actividad de la enzima Taq polimerasa. Han sido desarrolladas reacciones para las 4 especies parásitas del hombre. La sensibilidad y especificidad son muy superiores a la del resto de los otros métodos conocidos.

Han sido desarrollados otros procedimientos técnicos para fines diagnósticos y de investigación tales como *ParaSight-F+V*, que puede detectar simultáneamente infecciones por *P. falciparum* y *P. vivax*; *OptiMAL*, para diferenciar infecciones por P. *falciparum* de las de *P. vivax* y accesoriamente para evaluar la eficacia de una quimioterapia; *ELISA* (enzimo-inmunoensayo) y *RIA* (radio-inmunoensayo), que pueden detectar cantidades muy bajas de células parasitadas, útiles para estudios epidemiológicos como de ensayos de vacunas; *IFA* (inmuno-fluorescencia indirecta), como herramienta de diagnóstico, etc.

Epidemiología

Para que exista paludismo en una región es imprescindible que se produzca la conjunción de una serie de factores:

a) que el parásito esté presente en ella, esto es, que existan personas infectadas y porten gametocitos en sangre circulante periférica;

b) que existan mosquitos vectores aptos y receptivos del parásito; y

c) que la misma posea condiciones climáticas adecuadas de temperatura, humedad y altitud geográfica que permitan la vida de los vectores y la evolución de los parásitos en ellos.

La situación de **Argentina** en la última década del siglo XX fue la siguiente:

a) Los casos anuales denunciados (2 020) disminuyeron desde inicios del período a 339 al final, debido a la realización de tareas de saneamiento.

b) Salvo unos pocos registrados en las provincias del NEA, que resultaron ser casos importados, el resto aconteció en provincias del NOA, particularmente en los departamentos San Martín y Orán de la provincia de Salta, que sumó el 80% del total del país.

c) El agente causal de los casos autóctonos e introducidos fue *P. vivax*, mientras que *P. falciparum* se hizo presente con 1 a 2 casos por año siendo todos de paludismo importado.

d) La aparición de los nuevos infectados de cada año (casos autóctonos e introducidos) se produjo mayoritariamente en los primeros cuatro meses de cada año, lo que muestra el carácter estacional del paludismo en nuestro país.

e) Las tareas de saneamiento ya mencionadas determinaron la disminución de los casos autóctonos e introducidos por *P. vivax*, pero no de los importados, los que al final de la década pasaron a representar el 70% del total de los casos registrados en el país.

Profilaxis

Para encarar la lucha contra el paludismo en una región, previamente debe efectuarse un estudio de sus características ambientales e identificar a las especies responsables.

Las medidas a implementar pueden dividirse en dos grandes grupos: medidas generales y medidas de protección individual.

a) Medidas generales

Las primeras están dirigidas a combatir los insectos adultos y a protegerse de sus posibles picaduras. Entre ellas pueden señalarse:

- Rociado de las paredes internas y externas, y peridomicilio de las viviendas, con un insecticida de contacto y acción residual, de preferencia un piretroide (por su baja toxicidad para el hombre y los animales, por su prolongada acción residual y por ser biodegradable).
- Proteger las ventanas y puertas con redes de telas metálicas o de productos sintéticos, también rociadas o impregnadas con insecticidas piretroides, que impidan el ingreso de los insectos al interior de las habitaciones.
- Educación sanitaria de la población informando sobre el peligro que entraña la infección palúdica, la manera de adquirirla, y el modo de evitarla.
- Supresión de posibles fuentes de infección de los anofelinos. Para ello es necesario efectuar el diagnóstico de la enfermedad e iniciar el tratamiento lo más precozmente posible. De tratarse de casos de *P. falciparum*, debe procurarse su aislamiento en un servicio hospitalario debidamente acondicionado para impedir el ingreso de mosquitos. No debe olvidarse que el hombre es el único reservorio importante de parásitos en la naturaleza.

- Normas internacionales. Desde la década de 1930 (caso de traslado de *A. gambiae* desde Dakar, África, a Natal, Brasil, vía aérea) se conoce que mosquitos anofelinos infectados por parásitos pueden ser trasladados por diversos medios de transporte, especialmente por aviones, de un país a otro. Ello ha motivado a la OMS a recomendar, entre otras, las siguientes medidas internacionales: 1) desinsectizar los aviones antes de su salida o durante el vuelo; 2) desinsectizar los aviones, barcos u otros vehículos al llegar destino; 3) imponer y mantener medidas sanitarias rígidas contra los mosquitos en todos los puertos y aeropuertos dentro del radio de vuelo de los insectos. No obstante estas medidas, en los EEUU de América anualmente se registran hasta cientos de casos de paludismo en los aledaños de los aeropuertos internacionales. Lo denominan *malaria de los aeropuertos*.

Con idéntica importancia debe encararse el combate contra las larvas en sus criaderos acuáticos. El empleo de larvicidas químicos ha caído en desuso por la contaminación ambiental que causan, el alto costo de los productos y la necesidad de reiterar estos operativos con frecuencia, dado el corto período de tiempo durante el que mantienen su acción efectiva.

Otros recursos importantes son:

- Localizar los criaderos de larvas, permanentes y temporarios, de cada sector próximo a los pequeños y grandes poblados de la región para destruirlos, impedir su nueva formación o controlarlos, según sea el caso.
- Cuando se trata de colecciones de agua útiles, caso de canales de riego, fuentes de agua potable, etc., desagotarlos regularmente.
- Profundizar el lecho de pequeños arroyos y vertientes para acelerar el tránsito de sus aguas.
- Cuando se trata de colecciones de aguas superficiales como las que forman las lluvias en las depresiones del terreno, que quedan después de las crecientes de ríos y arroyos, debe buscarse la forma adecuada para drenarlos, y ejercer un control permanente sobre ellos. Si es posible, lograr su desecación, roturarlos y dedicarlos a algún cultivo agrícola. Otra forma de eliminarlos es por la forestación, implantando árboles como eucaliptus, pino marino, etc., que favorecen la desecación del terreno. Este recurso es también particularmente importante cuando se trata de zonas pantanosas o con esteros.
- Cuando se trata de colecciones de aguas difíciles de reducir, puede recurrirse al control biológico mediante la siembra de bacterias (*Bacillus thuringiensis* y *B. sphericus*) que actúan matando las larvas sin perjudicar la biodiversidad local. Dada la corta vida de estos microorganismos, se necesita su reposición con frecuencia.

b) Medidas de protección individual

Estas medidas procuran impedir el contacto del mosquito con la piel del hombre, evitando la infección. Como la mayoría de los anofelinos tienen hábitos nocturnos de alimentación, se recomienda que, desde el atardecer y hasta después del amanecer del siguiente día, si la persona permanece en el exterior de su vivienda, lo haga usando ropa que cubra la mayor parte de su cuerpo (pantalones largos, medias, mangas largas en sus brazos y hasta guantes). En las partes descubiertas de su cuerpo (cabeza, cara, cuello) usar repelentes, que deben reponerse reiteradamente, antes de que agoten su acción eficaz. En el interior de las viviendas, aerolizar insecticidas piretroides en todos los ambientes al atardecer, dormir con mosquiteros de malla fina también impregnados con un piretroide y usar aparato eléctrico que vaporice estos mismos insecticidas, de ser posible durante todo el día.

Otra forma de obtener protección personal es hacer uso de la *quimioprofilaxis*, aunque no puede ser usada en todos los casos ni brinda una garantía de seguridad absoluta. Está recomendada para ser usada por los viajeros que deben dirigirse y permanecer por lapsos de tiempos no prolongados en zonas malarígenas. Debido a la progresiva expansión de los plasmodios a adquirir resistencia a los numerosos quimioterápicos actualmente disponibles, especialmente de *P. falciparum*, es necesario conocer, en primer lugar, la sensibilidad de los plasmodios allí existentes a dichas drogas. Esto permite clasificar a la zona en una de tres categorías:

1) Zona donde los plasmodios, incluido *P. falciparum*, son sensibles a la *Cloroquina*. En esta situación está recomendada la ingesta de *Cloroquina* (Nivaquine) a razón de 100 mg diarios desde el día víspera de la partida y proseguirla durante 6 semanas después de haber abandonado la zona.

2) Zona donde existen cepas de plasmodios, inclusive de *P. falciparum*, que poseen baja a moderada resistencia a la Cloroquina. En este caso debe usarse una asociación de *Cloroquina con Proguanil* (Paludrine), lo que provoca un sinergismo en la eficacia de ambas drogas. Se recomienda la ingesta de un comprimido de 100 mg de Cloroquina por día, más 2 comprimidos de 200 mg de Proguanil por día, también desde la víspera de la partida y durante 6 semanas después de abandonar la zona.

3) Zona donde la resistencia de los plasmodios, particularmente de *P. falciparum*, es alta o son *multirresistentes*. En estos casos, el empleo de quimioprofilaxis es motivo de controversias. La única droga que actualmente se considera efectiva para estos casos es *Mefloquina* (Lariam), pero interfiere con la acción de los betabloqueantes y pueden provocar bradicardias severas. Además, algunas personas sufren accidentes neuropsiquiátricos graves, con frecuencia irreversibles. Sin embargo, una parte importante de sujetos lo tolera bien por periodos de tiempo prolongados. En caso de hacer uso de Mefloquina, debe excluirse a los niños menores de 6 años, a las gestantes y a las personas que registran antecedentes neuropsíquicos. Debe suministrárselo a razón de 250 mg por semana, desde una semana antes de la partida y hasta 4 semanas después del regreso. Está contraindicado su empleo por más de 3 meses. No está garantizada su eficacia contra todas la cepas de *P. falciparum*.

Tratamiento

Parásitos sensibles a:
- Cloroquina **300 mg diarios en una toma por tres días. En *P. falciparum*, duplicar la dosis a 600 mg**
- Primaquina **26 mg diarios por 14 días en una sola toma oral y 15 mg para vivax y ovale**

Parásitos resistentes:
- Mefloquina, 250 mg **por semana**
- Proguanil, 200 mg **4 semanas**
- Sulfato de quinina, 650 mg **3 veces por 7 días**
- Halofantrina, 8 mg/kg **máximo 500 mg por 7 días**
- Tetraciclina, 250 mg oral **4 veces por día durante 7 días**
- Azitromicina, 500 mg **por 3 a 4 series**

• No internado resistente:
- Mefloquina, **250 mg**
- Proguanil, **200 mg 4 semanas**

• No internado grave:
- Quinina, IM profunda 10 mg/kg cada 8 horas y seguir con la vía oral 3 a 7 días
- Halofantrina, 8 mg/kg **máxima 500 mg por 7 días**
- Tetraciclinas, 250 mg oral **4 veces por día durante 7 días**
- Azitromicina, 500 mg **por 3 a 4 series**

• Grave internado:

1- **Sulfato de quinidina 10 mg/kg EV durante 60 minutos**

2- **Continuar con medicación oral**

Quinina, **7 mg/kg a pasar en 30 minutos**

2-10 mg/kg a pasar en 4 horas según la tolerancia. Intervalo de 4 horas

3-10 mg/kg a pasar en 8 horas

Bibliografía

1. Ambroise-Thomas P., Carnevale P., Felix H., Mouchet J. "Le Paludismo". En: *Encycl. Med. Chir. Maladies Infectieuses*, 8089 A^{10} et A^{20}, 9, Paris, 1984.
2. Di Santi S., M. Boulos. "Protozários-Malaria". En: Cimerman B. y Cimerman S. (ed). *Parasitología humana e seus fundamentos gerais*. Atheneu, Sao Paulo, 1999; 139-158.
3. García L.S., D.A. Bruckner. *Diagnostic Medical Parasitology*. 3ª ed. American Society for Microbiology Press, Washington, 1997.
4. Greenway, D.F. *Zooparásitos y zooparasitosis humanas*. 8ª ed. Imprenta de la Universidad, Córdoba (Argentina), 1952. Grupo científico del Programa Nacional de Paludismo y de la Administración Nacional de Laboratorios e Institutos de Salud.
5. *Guía de Prevención, Procedimientos, Diagnóstico y Tratamiento del Paludismo*. Ministerio de Salud de la Nación Argentina, Buenos Aires, 2001.
6. Master Internacional en Enfermedades Tropicales. Cartillas del XIII Curso Intensivo del Año 1999, Director Cat. Prof. Dr. S. Mas-Coma, Universidad de Valencia (España), 1999.
7. Ousset J.H., R.E.M. Bertrand. *Paludismo en la República Argentina y el Programa de Erradicación*. Ministerio de Asistencia Social y Salud Pública de la Nación, Dirección de Paludismo y Fiebre Amarilla, Buenos Aires, 1964.
8.. Ripoll, C.M. *Aspectos clínico-epidemiológicos de la endemia palúdica en Argentina*. Programa Provincial de Chagas y Patología Regional, San Salvador de Jujuy, 1992.
9. Wyler, D.J. "Especies de *Plasmodium* (Paludismo)". En: Mandell G.L., Douglas R.G., Bennett J.E. *Enfermedades Infecciosas y sus agentes etiológicos*. 3ª ed. Tomo II, Parte III, Médica Panamericana, Buenos Aires, 1991;2181-2193.
10. Wyler, D.J. "Malaria: Overview and Update". *Clin. Infect. Dis*. 1993;16:449-458.

Geohelmintiosis. Perfil epidemiológico y diagnóstico

11

Gustavo Javier Fernández
Andrea Eloísa Ledesma
Jorge Osvaldo Gorodner
Daniel Eduardo Merino

Epidemiología y diagnóstico

Las parasitosis intestinales, por su elevada prevalencia y distribución universal, representan un importante problema que enfrentan las instituciones y organizaciones abocadas a la lucha por el control de estas patologías en los países en vías de desarrollo, afectando a poblaciones periurbanas, marginales, aborígenes y a todas aquellas que viven o desarrollan actividades en condiciones de permanente exposición a la presión de reinfección y la contaminación fecal del ambiente.

Dentro de estas enfermedades, aquellas que incluyen en su ciclo biológico un pasaje obligado por el suelo, se denominan Geohelmintiosis. Son cosmopolitas, propias de clima tropical y subtropical, y en la Argentina constituyen las enfermedades parasitarias de mayor prevalencia, afectando además provincias con clima templado y continental. Entre los parásitos de mayor prevalencia que afectan al hombre se encuentran *Áscaris lumbricoides, Trichuris trichiura, Ancylostoma duodenale, Necator americanus y Strongyloides stercoralis*. Se transmiten desde el suelo y mediante los estadios de huevos infectantes, que son ingeridos por el hombre, y larvas que penetran la piel sana; afectan a huéspedes susceptibles que presentan condiciones predisponentes a la infección. Con frecuencia responden con estados hiperinfecciosos, comprometiendo seriamente su salud y conformando un grupo de mayor importancia epidemiológica por su rol de contaminadores del ambiente. Otro grupo de huéspedes, más frecuente, puede dar lugar a infecciones leves o moderadas. El estado nutricional bajo y las condiciones inmunológicas disminuidas aumentan el riesgo de enfermar. La edad se relaciona con la vulnerabilidad a las Geohelmintiosis, incrementándose desde el cese de la lactancia y disminuyendo en la pubertad hasta hacerse menos frecuente en adultos.

Los Geohelmintos desarrollan un *ciclo intrínseco* en el huésped humano que se inicia a través de la ingesta o penetración por piel de formas infectantes y culmina con la liberación con las excretas al medio ambiente de estadios no infectantes, que evolucionan en suelos húmedos, calientes y sombreados a formas infectantes, cumpliendo el ciclo extrínseco. En éste, son determinantes las condiciones de humedad, temperatura y naturaleza granulométrica del suelo. Factores poblacionales y condiciones ambientales delimitan área críticas para la transmisión de las Geohelmintiosis y definen en Argentina las regiones de NEA y NOA como endémicas.

La presencia de Geohelmintos indica contaminación ambiental, malas condiciones de vida y cultura higiénica, involucrando factores sociales, económicos, de educación sanitaria, ambiental y cultural, decisivos en la transmisión y mantenimiento. Contribuyen y determinan endemicidad, factores como la contaminación fecal del suelo y consecuentemente agua de reservorios, malos hábitos de higiene personal y de alimentos de consumo crudo, mala deposición de excretas, deficiente sistema de eliminación de las excretas, desagües y recolección de residuos, ineficiente suministro de agua de consumo y la no utilización de protección al realizar actividades que involucren contacto prolongado con suelo húmedo. Factores culturales como mantenimiento del peri domicilio, fuente principal de infección, generan focos de diseminación. Situaciones prevalentes en zonas periurbanas marginales y no marginales con poblaciones aborígenes y rurales constituyen una importante franja susceptible en países con altos índices de pobreza.

Como vías de contaminación ambiental mediante la incorrecta eliminación de excretas humanas, se entiende al fecalismo. También contribuyen a ella la eliminación del residuo cloacal domiciliario en desagües a cielo abierto o canales, construcción de sistemas de recolección lindantes a redes precarias de agua potable, vertido accidental del contenido de cisternas o pozos ciegos por inundaciones, o intencional, por vaciado y posterior utilización como abonos hortícolas, desagote en basurales y baldíos, etc. Se demuestra en poblaciones de baja condición social e inmersas en un ambiente predisponente, una asociación entre geohelmintiosis y actividad laboral. Se pueden mencionar así a aquellas actividades que incluyen contacto prolongado con el suelo como ladrilleros, pescadores de costa y canales de desagües y jardineros que cuentan con una mayor casuística por ser los más expuestos. Actividades que utilizan como materia prima la tierra, como vendedores de abono, arena y tierra de jardín y artesanos de arcilla o barro, desarrolladas en este medio predisponen a infecciones por geohelmintos. Concurrir a estos lugares con fines recreativos puede generar infecciones si no conocen y aplican medidas de prevención.

La población susceptible se puede infectar mediante la ingesta de huevos larvados de *A. lumbricoides* o *T. trichiura* viables y presentes en el agua, alimentos de consumo crudo, como hortalizas y frutas, o por penetración de larvas filariformes de Uncinarias o *S. stercolaris* a través de la piel sana, mediante la práctica de actividades recreativas o laborales sin protección.

La carga parasitaria estratifica los casos de infección parasitaria, confirma su asociación con el grado de alteración del estado de salud y determina el rol epidemiológico de contaminadores del ambiente exhibiendo la relación entre el huésped, el ecosistema y el grado higiénico sanitario; brinda además la información necesaria para el seguimiento de toda conducta terapéutica. Los estados de carga parasitaria pueden ser leves, moderados o altos. Los primeros son en general asintomáticos. Las cargas mayores se comportan particularmente en hombres adultos con síntomas asociados con fatiga y desgano, y en niños, con anemia, desnutrición y cuadros de complicaciones con signos y síntomas característicos; en mujeres embarazadas aumentan la mortalidad materna, producir alteraciones de la lactancia y pueden dar lugar a recién nacidos prematuros y de bajo peso.

Clínica

Las Geohelmintiosis causan o agravan estados predisponentes como la malnutrición provocando un rètraso en el crecimiento de los individuos infectados, condicionando así su sistema inmunológico y por lo tanto su calidad de vida. Como característica particular, los síntomas y el impacto en la salud, dependen de la carga parasitaria, la edad y el estado nutricional. Se asocian a cuadros anémicos y diarreicos importantes. Estas infecciones son subestimadas por ser generalmente asintomáticas en sus estadios iniciales, pero sus efectos contribuyen a la morbilidad y mortalidad, principalmente cuando están asociados a estados predisponentes como la desnutrición, inmunosupresión y reinfección. Cuando el número de vermes circulantes o estables es alto, se pueden producir graves cuadros pulmonares por estadios larvales o de obstrucción intestinal mecánica por nematodos adultos, cuadros toxialergénicos y de ubicación errónea o extraintestinales; la diseminación puede presentarse si el huésped está inmunosuprimido.

Si bien la importancia del impacto clínico y sanitario depende de la carga parasitaria, la presencia de unos pocos ejemplares en el intestino basta para producir lesiones de la mucosa y por lo tanto alteraciones de la fisiología absortiva de nutrientes y la consecuente alteración del intercambio metabólico luminar. En ocasiones, estos procesos son insuficientes para generar sintomatología pero representan un factor de riesgo para la instalación de patologías concomitantes que pueden generar síntomas e inclusive cuadros complicados.

Signos y síntomas clínicos en las Geohelmintiosis

Los cuadros producidos por las Geohelmintiosis se manifiestan con síntomas característicos como dolor y diarrea en cuadros iniciales y leves; se suman manifestaciones respiratorias en casos avanzados. Signos en sangre periférica, como eosinofilia y anemia, o en piel, zonas de hipo pigmentación, son característicos e inductivos. De modo espontáneo pueden eliminarse formas adultas. Pueden presentarse situaciones generalmente asociadas a pérdida de peso, alteraciones del sueño e inclusive cambios de comportamiento. Sensaciones de prurito pueden asociarse a cuadros toxialergénicos.

Como características del dolor abdominal pueden mencionarse la topografía alta, la aparición repentina pos prandial y la resolución espontánea con episodios leves y transitorios relacionados a una actividad parasitaria adulta importante que en algunos casos puede acompañarse de náuseas o vómitos. La anemia en las geohelmintiosis se debe a una situación ferropriva para el huésped por ser el hierro un requerimiento parasitario vital y que se origina en una actividad hematofágica de Uncinarias y *T. trichuris. A lumbricoides* se podrían vincular con anemia aun cuando su importancia anemizante es menor. Esta relación es difícil de comprobar en sitios donde se dan conjuntamente otros factores de riesgo que producen anemia, sin embargo el mecanismo de alimentación de esos geohelmintos sugieren con fuerza que son causa primaria de anemias. La carga parasitaria se ha relacionado al nivel de anemia pero no se ha demostrado una correlación directa entre el valor de la carga de helmintos y el grado de la eosinofilia. Los eosinófilos en la primoinfección pueden pasar la barrera del 40% disminuyendo con las reinfecciones y la edad; así su ausencia no descarta infección. La presencia de cristales de Charcot-Leyden en materia fecal demuestra una actividad local importante por parte de los eosinófilos.

En casos de infección avanzada o masiva por *A. lumbricoides,* los adultos pueden eliminarse por vía anal en forma espontánea o pos tratamiento, por boca o nariz, e inclusive por vía urinaria.

La diarrea se presenta en la Trichiuriasis masiva con episodios o crisis de tipo disentería sanguinolenta, frecuente y acompañada por pujo y tenesmo, estado que deteriora el cuadro generando complicaciones. En la Estrongiloidiosis la diarrea presenta alternancia con periodos de estreñimiento; la diarrea presenta sangre y moco especialmente en los cuadros de hiperinfecciones. Las uncinarias también producen diarrea, en ocasiones con estrías de sangre que se depositan sobre las heces. En las ascaridiosis las diarreas son menos frecuentes, pero cuando se producen son de tipo alto.

Complicaciones en la enfermedad crónica por Geohelmintos

Mayor expresión de signos y síntomas de Geohelmintiosis se observan en casos crónicos, situación particular en la que pueden presentarse graves alteraciones patológicas, complicaciones que en algunas parasitosis se transforman en cuadros graves, intestinales o no, pudiendo conducir al óbito. En este marco se pueden mencionar efectos mecánicos por presencia de parásitos adultos conformando ovillos que generan obstrucción de la luz intestinal, por penetración de adultos en el apéndice vermicular, conductos biliares y peritoneo generando inflamación, por migraciones de adultos a órganos y tejidos extraintestinales describiendo localizaciones aberrantes, por adherencia de adultos a la mucosa intestinal que la alteran reversiblemente por estadios larvales que, al penetrar en el huésped, generan infecciones agregadas en el sitio de infección, que al atravesar la mucosa intestinal o parénquima alveolar en su migración evolutiva o ciclo intrínseco originan procesos inflamatorios. Existen además complicaciones a nivel metabólico con una acción expoliatriz originando anemia ferropénica, desnutrición y alteraciones cognoscitivas agravadas por consumo parasitario de micro nutrientes y complicaciones toxialergénicas manifiestas por alteraciones en la conducta, del sueño y reacciones de prurito y cambios en la pigmentación de la piel; pueden presentarse, además, complicaciones por estimulación inmunológica de los tejidos, provocando lesiones de las vellosidades y de la mucosa por reacción inmunológica hística por estímulo de los huevos depositados en el lumen intestinal. Estadios crónicos de hiperinfecciones en Estrongiloidiosis pueden provocar parasitemias importantes originando metástasis en órganos conduciendo a fallos multiorgánicos en pacientes inmunosuprimidos.

Diagnóstico y seguimiento

Para el diagnóstico de laboratorio en las Geohelmintiosis se debe incorporar a la metodología de trabajo el análisis de los antecedentes epidemiológicos, como los datos personales y socioeconómicos recolectados en entrevistas personalizadas, con el fin de determinar la relación entre el resultado de laboratorio y la situación real del caso; esto contribuye a reducir el error dado que, por ejemplo, ante resultados de laboratorio negativos con fuerte sospecha clínica y presencia de factores epidemiológicos, induce a estudiar posibles fuentes de error que pueden concluir con un nuevo estudio. Con esta metodología se puede aportar desde el laboratorio información fehaciente para una correcta toma de decisiones.

La muestra que se recomienda para el estudio de las Geohelmintiosis es el seriado de materia fecal. Para ello, de todas las deposiciones durante el periodo de 5 a 7 días, se recolectan muestras de 25-50 gramos de materia fecal en conservantes como SAF (Solución Acética Formolada) o Soluciones Formuladas al 5 ó 10%. La utilización simultánea de métodos con diferentes principios fisicoquímicos, como los de concentración por sedimentación y de concentración por flotación, permite mejorar la pesquisa y disminuye el error; así, los métodos de Telemann Modificado y Willis, respectivamente, son los de mayor aplicabilidad. La observación con coloraciones húmedas (Lugol y azul de Amido Swart) al microscopio óptico es de vital importancia para reconocer formas parasitarias, evaluar morfología y emitir un diagnóstico.

La determinación de la carga parasitaria, mediante el recuento de huevos por gramo de heces, constituye una importante e innovadora herramienta para estratificar el estado parasitario del huésped y además evaluar instauración de tratamiento y posterior respuesta. Conocer cuantitativamente al agente parasitario no solo clasifica al huésped sino que puede aportar información que replantee el tratamiento a seguir, dado que una alta carga parasitaria supone presencia de elevado número de vermes, con lo que el tratamiento deberá ser monitoreado mediante métodos de imágenes con el fin de conocer la posible obstrucción, como en el caso de *Áscaris lumbricoides*, evitando complicaciones y acciones de tipo irreversible.

Determinar la carga parasitaria por el método de Stoll es lo recomendable por su practicidad, requerimiento de materiales e insumos, además por poder aplicarse a diferentes tipos de materia fecal, clasificadas según su consistencia, como sólidas, semilíquidas y líquidas, mediante fórmulas con factores de corrección correspondientes. De acuerdo al valor, se clasifica al huésped en hiperinfectado, si presenta cargas altas (representando éstos al grupo de mayor riesgo a complicaciones), y aquellos con carga parasitaria moderada a leve, que conforman el grupo de bajo riesgo. *Strongyloides stercoralis* presenta la particularidad que en estados de inmunosupresión puede evolucionar a estados superiores mediante mecanismos de autoinfección desde estados leves o moderados.

El seguimiento en un paciente con diagnóstico de Geohelmintiosis debe ser abordado sin excepción y certificado por un control de laboratorio pos tratamiento para certificar respuesta o implementar nuevos esquemas.

En el estudio de las Geohelmintiosis es importante conocer el nivel de infestación del suelo para evaluar el impacto posible en la comunidad expuesta. El análisis de los mismos mediante métodos de laboratorio permite conocer el grado higiénico sanitario y la relación del huésped con el medio ambiente.

Control y tratamiento

En la búsqueda de alternativas para la protección de la salud y el control de las geohelmintiosis, una de las formas adecuadas es mediante la prevención sustentada en un previo conocimiento del perfil epidemiológico autóctono y seguimiento de la biología de los agentes prevalentes en un marco de pleno conocimiento de las características socioculturales de la comunidad involucrada. Es importante el aporte de los trabajos científicos locales de investigación básica en cualquier estrategia de control para revelar situación, definir metas, detectar las más eficientes medidas de profilaxis, evaluar los índices, cambio cultural e impacto ambiental.

El tratamiento es la principal herramienta para el control de las Geohelmintiosis, existiendo variantes científicamente justificadas y definidas sobre todo de acuerdo a las tasas de prevalencia, proponiéndose actividades asistenciales de tipo individual o colectivo mediante el desarrollo de programas de control como la utilización de tratamientos antiparasitarios masivos reiterados. En este último es importante establecer estrategias de refuerzo con tratamientos selectivos para individuos hiperinfectados que afectarían al mecanismo de la transmisión.

Es determinante para el control de las geohelmintiosis conjugar la tríada educación, salud y saneamiento ambiental en políticas de estado, pero solo su continuidad logrará bajar y mantener bajos los índices de Geohelmintiosis. La incorporación del tema en planes de estudio de nivel inicial, promoción mediante actividades comunitarias, capacitaciones del equipo de salud y comunicadores sociales permitiría un conocimiento acabado de medidas de prevención, pilar en la construcción de una mejor calidad de vida.

Tratamiento práctico

Ancylostoma duodenale y Necator americanus: en adultos, albendazol 400 mg, dosis única o mebendazol 100 mg dos veces al día durante tres días ó 500 mg como dosis única o pamoato de pirantel a razón de 11 mg/kg con dosis máxima de 1 gramo diario durante tres días (las mismas dosis para pediatría).

Ascaris lumbricoides: en adultos, albendazol 400 mg, dosis única o mebendazol 100 mg dos veces al día durante tres días ó 500 mg como dosis única o ivermectina a razón de 150-200 mcg/kg dosis única (las mismas dosis para pediatría).

Strongyloides stercolaris: en adultos, albendazol 400 mg, dos veces al día durante siete días o tiabendazol 50 mg/kg/día en dos dosis durante dos días (máximo 3 g por día) o ivermectina a razón de 200 mcg/kg/día durante dos días (las mismas dosis para pediatría).

Trichuris trichiura: en adultos, albendazol 400 mg diarios durante tres días o mebendazol 100 mg dos veces al día durante tres días ó 500 mg como dosis única o ivermectina a razón de 200 mcg/kg/día durante tres días (las mismas dosis para pediatría).

Bibliografía

1. Gestal Otero, J.J. "Enfermedades infecciosas emergentes". *Documentos técnicos de Salud Publica* serie B Nº 12 Xunta de Galicia; Conselleria de Sanidade e Servicios Sociales 2001;18-19.
2. Ledesma A.E., G.J. Fernández. "Enteroparasitosis: factores predisponentes en población infantil de Resistencia, Chaco". *Bol. Instituto de Medicina Regional*, UNNE. 2004;(43-46).
3. Fernández G.J., Led J.E., Azula L.A. "Estado nutricional y enteroparasitosis en una Escuela Hogar de la Ciudad de Corrientes". *Bol. Inst. de Medicina Regional*, UNNE. 2004;(47-53).
4. Navone G.T., Gamboa M.I., Oyhenart E.E., Orden A.B. "Parasitosis intestinales en poblaciones Mbyá-Guaraní de la Provincia de Misiones". *Arg. Cad. Saúde Pública*, RJ 2006;22(5):1089-1100.
5. Gamboa M.I., Basualdo J.A. y col. "Distribution of intestinal parasitoses in relation to environmental and sociocultural parameters in La Plata, Argentina". *J Helminthol* 2003; 77:15-20.
6. Gorodner, J.O. *Uncinariasis. Enfermedades Infecciosas*. Editorial Universitaria de la Universidad Nacional del Nordeste, EUDENE, Buenos Aires, 1998;173-178.
7. Guarnera, E. A. "Geohelmintiosis: Enfermedades por nematodos transmitidos por la tierra". Publicación personal. *Parasitología*, Inst. Nacional de Enfermedades Infecciosas "Dr. Carlos G. Malbrán", 2006.
8. Fernández, G.J. y col. "Enteroparásitos en hortalizas de consumo crudo". III Congreso Argentino de Parasitología, Sociedad argentina de Parasitología, Mar del Plata, 2000;387.

9. Merino L.A., Ronconi M.C., Fernández G.J. "Calidad microbiológica de la lechuga en huertas y puestos de venta". *La Alimentación Latinoamericana* Año XXVIII 2004;252:69-72.
10. Beltramino, D. y col. "Prevalencia e intensidad de la infección por Geohelmintos. Determinación del marco muestral y de la carga parasitaria". VIII Cong. Arg. de Microbiología, Buenos Aires, 1998;143.
11. Fernández G.J., Elías M.F., Sotelo N. "Intestinal Protozoos in a sanitary region of the province of Corrientes, Argentina". *BIOCELL* Vol. 28 Nº 3. 2004;338.
12. Fernández G., Osaba C., Frencia L., Salomón C., y col. "Enteroparasitosis en la Argentina. Parasitología Latinoamericana", IV Cong. Arg. de Parasitologia, Mar del Plata, 2006; 60(2)240-241.
13. Azula L.A., Zalazar R., Zbinden S., Fernández G.J. "Evaluación de enteroparsitosis en población bajo tratamiento". 34° Congreso Argentino de Pediatría, Sociedad Arg. de Pediatría, Córdoba, 2006.
14. De Silva, N *et al.* "Morbidity and Mortality due to Ascaris-induced intestinal obstruction". *Transactions of the Royal Society of Tropical Medicine and Hygiene.* 1997;91:31-36.
15. Crompton DWT, MC Nesheim. "Nutricional impact of intestinal helminthiasis during the human life cycle". *Annual Review of Nutrition* 2002;22:35-59.
16. Nokes, C *et al.* "Moderate to heavy infections of *Trichuris trichiura* affect cognitive function in Jamaican school children". *Parasitology* 1992;104:539-547.
17. Kvalsvig, JD *et al.* "The effects of parasite infections on cognitive processes in children". *Annals of Tropical Medicine and Parasitology* 1991;85:551-568.
18. Guyatt, H. "Do intestinal Nematodes affect productivity in adulthood?" *Par Today* 2006;6:153-158.
19. WHO Expert Committee on Prevention and Control of Schistosomiasis and Soil-Transmitted Helminths Report World Health Organization, Geneva. 2001;TRS 912.
20. WHO Expert Committee on the Control of Schistosomiasis. "Public Health impact of Schistosomiasis: diseases and mortality". *Bulletin of the Who* 1993;71(6):657-662.
21. 54° Asamblea Mundial de la Salud, A54/10; "Enfermedades Transmisibles: Lucha contra la Esquistosomiasis y las helmintiasis transmitidas por el suelo". 30 de marzo de 2001.
22. 54° Asamblea Mundial de la Salud, WHA 54.19 "Esquistosomiasis y helmintiasis transmitidas por el suelo". Mayo de 2001.
23. Savioli L., Stansfield S., Bundy D. "Schistosomiasis and soil-transmitted helmint infections: forging control efforts". *Transactions of the Royal Society of Tropical Med and Hygiene* 2002;96, 577-579.
24. Nokes, C *et al.* "Does helminth infection affect mental processing and educational achievement?" *Parasitology Today* 1994;10:14-18.
25. World Health Organization. "Basic laboratory methods in medical parasitology". Geneva: World Health Organization; 1991.
26. The Medical Letter on Drugs and Therapeutics New York. 2004;(46)Issue 1189.

ESQUISTOSOMIASIS 12

Álvaro Hilinski

Traducción: José Mario Alonso

Definición

La esquistosomiasis o bilharziasis es una enfermedad causada por un trematode del género Schistosoma, que en su ciclo evolutivo presenta dos fases alternadas: una asexuada, que se desarrolla en el hospedador intermediario (el caracol), y una sexuada, en el hospedador definitivo (hombre, roedores, primates, marsupiales, ratones y hamsters).

Historia

La esquistosomiasis fue introducida en América con los esclavos del África negra. La teoría de su origen autóctono no pudo ser confirmada.

Epidemiología

La esquistosomiasis es común en África y en Oriente Medio, siendo altamente prevalente en el valle del Nilo y a lo largo de la costa mediterránea africana.

Es una infección mayoritariamente crónica, que afecta a más de 200 millones de personas en el mundo, mientras que otros millones de personas viven sometidas al riesgo de infección en áreas endémicas, por lo que es uno de los mayores problemas de la salud pública mundial.

En las Américas se encuentra solamente *Schistosoma mansoni*, por lo que en este capítulo nos referiremos exclusivamente a este agente.

Etiología

Existen tres especies de *Schistosoma* que parasitan al hombre: *S. haematobium*, *S. japonicum* y *S. mansoni*. Otras parasitan a los animales y excepcionalmente al hombre como ser *S. intercalatum*, *S. mekongii*, *S. Boris* o *S. matthei*.

El huevo de *S. mansoni* es bien característico, mide 110 x 50 micras de diámetro, es de forma ovoidea y posee un pequeño espolón lateral que lo hace inconfundible. Pasa por cuatro estadios hasta su maduración final, el primero de un día, el segundo de 2 días, el tercero de 2 días y el cuarto de un día. Una vez maduro, permanece viable en la luz intestinal durante 12 días y luego muere.

Ciclo evolutivo de S. mansoni

Fase asexuada

Los huevos de *Schistosoma* que se encuentran en el medio acuático de las áreas endémicas liberan los **miracidios**, que nadando alcanzan y penetran al molusco, en el que evolucionan para transformarse en **cercarias** infectantes, que al ser liberadas pueden alcanzar la piel del hospedero definitivo, cuando éste ingresa en aguas infectadas.

Dentro del huevo los miracidios pueden sobrevivir varios días y si se dan condiciones ambientales propicias logran romper su cáscara envolvente y nadar por horas hasta alcanzar un molusco susceptible del género *Biomphalaria* para su penetración.

Tres son las especies de caracoles que sirven como hospedero intermediario: *B. glabrata*, *B. tenagophila* y *B. stramínea*. *B. peregrina* y *B. amazónica* sólo pudieron ser infectadas en condiciones experimentales de laboratorio.

Los caracoles de estas especies viven en aguas dulces o levemente salobres, ausentes de contaminación, quietas, poco profundas, sin correderas u olas y con buena iluminación solar.

Los caracoles alcanzan su madurez sexual alrededor de los 40 días de vida, viven aproximadamente un año, siendo muy fértiles y resistentes por varios meses a la desecación en épocas de sequía.

El género *Biomphalaria* está muy bien adaptado al parasitismo por *Schistosoma*, facilitando así la diseminación de la enfermedad humana.

Alrededor de 2 días después de la penetración del miracidio al caracol, se transforma en esporocisto o esporoquiste primario que se multiplica y produce esporoquistes hijos. Estos migran hacia la glándula digestiva del molusco alrededor de 18-20 días después, donde permanecen unos 20-30 días para comenzar a eliminarse como cercarias hacia el medio acuático. Todas las cercarias provenientes de un mismo miracidio tienen el mismo sexo y sobreviven en el agua 2 ó 3 días solamente. Las cercarias de esta especie son características, con cuerpo alargado y una cola bifurcada que le permite nadar activamente a la espera del hospedador definitivo.

Fase sexuada

La penetración de la piel del hombre o de los animales se efectúa en forma activa y si no son capturadas en los ganglios linfáticos periféricos, llegan por vía venosa al corazón, pasan a pulmón, alcanzando por fin el hígado a través de la circulación general. En el sistema venoso porta intrahepático crecen y se diferencian sexualmente. El macho es más robusto, mide de 6,4 a 9,4 mm y tiene un canal abdominal denominado ginecóforo que abriga en su interior a la hembra, llevándola así hasta las venas mesentéricas que es el hábitat definitivo.

Las hembras son más finas y más alargadas, llegando a medir entre 7 y 14 mm. Se instalan en las vénulas de la mucosa intestinal e inician la postura de unos 300 huevos diarios, que pueden ir hacia la luz intestinal y hacia el hígado por vía sanguínea. Tanto machos como hembras poseen en su extremidad anterior una ventosa oral y una ventral por la que se fijan a los vasos. Excepcionalmente los vermes adultos pueden localizarse en otros órganos, llevados por el torrente sanguíneo y provocar alteraciones locales. No se sabe exactamente el tiempo de vida de estos parásitos, aunque sí se conoce que es muy prolongado, estimándose entre 3 y 10 años, con relatos de hasta 30 años.

Patogenia

Son muchos los factores que contribuyen a la generación de lesiones en el organismo humano parasitado. Los huevos depositados en diversos tejidos actúan como cuerpo extraño, causando reacciones inflamatorias locales y obstrucciones de vasos sanguíneos y linfáticos, principal factor patogénico de la esquistosomiasis mansónica.

Los huevos inmaduros vivos son basófilos y aparentemente no provocan reacción tisular, siendo degradados por los macrófagos. Los huevos maduros vivos son eosinófilos y pueden producir granuloma esquistosómico o nódulo fibroso, que es una reacción inmunológica retardada de alrededor de un milímetro de diámetro, que puede desaparecer.

Los parásitos adultos muertos pueden producir lesiones severas en el lugar donde se encuentren, pero evolucionan hacia la regresión. Los adultos vivos provocan muy pequeña o ninguna reacción en las paredes de los vasos sanguíneos. Con el tratamiento antiparasitario específico, la muerte súbita de numerosos parásitos puede provocar un empeoramiento pasajero del cuadro clínico.

Los vermes adultos también perjudican al hospedador definitivo por captación de nutrientes esenciales, por la liberación de exoantígenos y por acción expoliatriz con pérdida de hematíes por microsangrados.

Los antígenos del parásito adulto inducen respuesta inmunológica humoral y celular, mientras que los antígenos de huevos provocan una respuesta inmunopatológica.

Las razones por las que algunos pacientes presentan formas graves de la enfermedad no han podido ser bien establecidas, aceptándose generalmente como causa una carga grande de parásitos y de huevos en forma simultánea y la existencia de una base genética favorecedora. La mayoría de los individuos infectados alojan una pequeña cantidad de vermes y solo unas pocas personas adquieren una infección masiva.

Patología

En la esquistosomiasis aguda puede observarse aumento del hígado y del bazo. En recto y sigmoides aparece edema severo, eritema, petequias, hemorragias y pequeñas ulceraciones causadas por vasculitis granulomatosa obliterante. Los granulomas se pueden hallar en variados órganos, principalmente hígado e intestino. En sangre periférica así como en tejidos se observa eosinofilia significativa.

La forma aguda grave es más frecuente en la infección por *S. japonicum* y raramente hallada en la infección por *S. mansoni*.

En la infección crónica, se encuentran huevos, granulomas e infiltrados celulares en intestino, hígado, pulmón y otros órganos. Las fibrosis y las alteraciones vasculares pueden ser discretas o focales, pero con frecuencia las lesiones se intensifican con el tiempo y alteran la estructura de los órganos. En el hígado hay fibrosis (Fibrosis de Symmers) que lleva a la hipertensión portal y a la formación de várices esofágicas, aumento del volumen del bazo y comunicación entre circulación portal y sistémica (*shunts*), permitiendo la llegada de huevos a los pulmones.

En el intestino han sido descritas lesiones poliposas, aunque no son frecuentes, ulceraciones extensas, lesiones estenosantes y también una forma de presentación grave con un intenso componente fibroso que puede ocluir la luz intestinal, simulando un proceso neoplásico.

Clínica

La presentación clínica es variable, dependiendo del tiempo de infectación, existencia de reinfecciones, patologías asociadas, localización de los granulomas, número de vermes adultos alojados, edad del paciente, condiciones genéticas, etc.

La diarrea es la manifestación más común (50% de los casos) de la forma intestinal, siendo periódica, con intervalos de semanas y duración de pocos días. Pueden aparecer también sanguinolentas, raramente enterorragia, dolores en el hipocondrio y en fosa ilíaca izquierda, dificultad para la digestión de ciertos alimentos, náuseas y raramente vómitos o flatulencia. Los pacientes refieren también nerviosismo, cefaleas, falta de aire, pérdida de peso, astenia, somnolencia pos prandial, mialgias, etc. Muchos casos son asintomáticos, pero aquellos que evolucionan hacia la hipertensión portal presentan hepatoesplenomegalia, ascitis y várices esofágicas, con intensidad variable.

La localización cerebral de granulomas puede causar convulsiones, disritmias y hemiplejías, semejantes a tumores.

Se describen tres formas clínicas, con alteraciones diversas:

Fase inicial o de invasión: con reactividad orgánica de naturaleza alérgica a la penetración de las cercarias y a los productos de destrucción de los esquistosómulos (dermatitis cercariana).

Fase aguda o toxémica: es rara y surge luego de iniciada la ovoposición y diseminación de los huevos por los tejidos. El organismo se ve inundado con grandes cantidades de antígenos y con poca cantidad de anticuerpos circulantes, lo que provoca una situación semejante a la enfermedad del suero, por la formación de inmunocomplejos. Luego de un período de incubación, de duración variable, aparece fiebre elevada e intermitente, con o sin escalofríos, acompañada de sudoración intensa, malestar general, anorexia, pérdida de peso, cefaleas, rigidez de nuca, tos seca, disnea, vómitos, diarrea y dermatitis urticariforme.

La fiebre puede prolongarse por semanas o meses, con dolores epigástricos y abdominales difusos, y con episodios de diarreas graves capaces de provocar deshidratación, principalmente en niños.

Al examen físico se encuentra sensibilidad epigástrica, linfoadenopatía axilar y cervical posterior.

El colon y el hígado se encuentran accesibles y dolorosos a la palpación y el bazo puede estar aumentado de volumen. En la auscultación pulmonar se encuentran estertores, crepitación y matidez. La radiología muestra aumento e intensificación de la sombra hiliar, micronodulaciones difusas y homogéneas, ampliación de la densidad de estriación normal y alteración en las sombras vasculares, en particular de las bases.

El hemograma revela una eosinofilia de alrededor del 40%.

Esta fase aguda es más frecuente en la infección por *S. japonicum* (Fiebre de Katayama). No es necesario que el paciente presente la forma aguda para evolucionar luego a la forma crónica.

Fase crónica: puede seguir a la fase aguda no tratada o aparecer luego de 3 a 5 años de evolución asintomática, con cuadros clínicos progresivos. Se clasifica según la predominancia del órgano afectado y del síndrome clínico observado, en:

1. Forma intestinal o hepato-intestinal

La mayoría de los casos de esquistosomiasis mansónica corresponden a esta forma, pudiendo ser asintomáticos o con pocos y leves síntomas durante años, pero siempre con evolución lenta y progresiva.

2. Forma con hipertensión portal

Ocurre cuando el hígado presenta lesiones avanzadas. Además de las consecuencias ya descritas, como la fibrosis de Symmers, várices esofágicas y ascitis, también se encuentra circulación colateral superficial discreta en contraste con una gran circulación colateral profunda. Se produce también disminución de la albúmina sérica, con aumento de las gamaglobulinas. Los niños que padecen esta forma clínica sufren retardo en su crecimiento, hipoplasia genital, ausencia de caracteres sexuales secundarios y deficiencia gonadotrófica.

3. Forma con hipertensión pulmonar

Su causa responde a una arteritis pulmonar provocada por huevos ubicados en los vasos de pequeño y mediano calibre de la arteria pulmonar. Esto lleva a una sobrecarga del ventrículo derecho, con hipertrofia y formación de cor-pulmonar. La cianosis es poco frecuente pero aparece cuando la insuficiencia cardiaca es severa. La disnea se manifiesta frente a los esfuerzos físicos para volverse continua más tarde.

4. Forma renal

Los huevos de *S. mansoni* ubicados en el parénquima renal no causan alteraciones clínicas significativas. Lo importante en la patología de este órgano son los inmunocomplejos circulantes que se depositan en la membrana glomerular causando lesión por activación del sistema complemento. Aparece síndrome nefrótico con proteinuria, lipiduria, hipoproteinemia, edemas, hipertensión arterial, con valores normales de urea, semejante al cuadro anatomopatológico de la glomérulonefritis proliferativa. Esta forma surge como una complicación de la forma hepato-esplénica y puede evolucionar hacia la insuficiencia renal severa con desenlace fatal.

5. Otras formas

Son producto de la afectación de otros órganos por la invasión de huevos diseminados con el torrente circulatorio. Son raras, a veces asintomáticas y pueden afectar a las glándula tiroides, estómago, páncreas, miocardio, etc. De estas formas la más importante es la neuroesquistosomiasis, en la que se ve afectado el sistema nervioso central o la médula, es de mucha gravedad y presenta dificultades para el diagnóstico.

Diagnóstico de laboratorio

Métodos directos

• Examen parasitológico de heces: es el método usado por excelencia, siendo práctico, barato y fácil. Se deben estudiar varias muestras, al menos tres, para un mejor resultado. Se emplean métodos de sedimentación como el de Kato modificado por Katz que, por ser cuantitativo, permite determinar la carga parasitaria a través del recuento de huevos, dato de gran importancia para el pronóstico y tratamiento de la enfermedad.

• Biopsia rectal: se examinan fragmentos de una de las válvulas de Houston, lo que ofrece resultados precisos sin riesgos mayores para el paciente. Se utiliza cuando los exámenes coproparasitológicos resultan negativos.

• Biopsia de órganos: pueden ser de hígado, pulmón, riñón, etc., pero no se realizan de rutina.

• Búsqueda de huevos en secreciones: el hallazgo de huevos en orina, saliva, esputo, etc., es raro y ocasional, por lo que no se recomienda su realización.

Métodos indirectos

• Intradermorreacción: esta prueba es ampliamente empleada en estudios epidemiológicos, utilizándose extractos de cercarias o de parásitos adultos con inyección intradérmica de 0,01 a 0,1 ml de antígeno. Se lee la reacción a los 15 minutos y tiene una especificidad del 90%.

• Serología: existen varias reacciones serológicas, siendo las más empleadas la fijación del complemento, la de precipitación periovular y el enzimoinmunoensayo.

Tratamiento

En el pasado se emplearon drogas como el tártaro emético, el neoantimosan (Stibofen, Fuadina, Repodral), TWSB6 (Astiban), el triostam, la antiomalina, los derivados tioxantémicos (Miracil D), nitrotiazol (Ambilhard) y el etrenol (Hycanthone), pero debido a sus toxicidades hoy están en desuso.

En la actualidad el tratamiento quimioterápico se realiza solamente con oxamniquina o praziquantel.

• Oxamniquina: derivado de la tetrahidroquinolina, es un sólido cristalino soluble en agua, con actividad por vía oral o intramuscular, aunque esta última no se utiliza por los efectos colaterales locales. Se administra en cápsulas de 250 mg o en forma de jarabes conteniendo 50 mg de droga por ml. La dosis recomendadas para adultos es 12,5 mg/kg peso corporal, en dosis única a mitad de una comida. En niños de 5-15 años de edad, se recomienda 20 mg/kg peso corporal, también en dosis única pero dividida en dos tomas en medio de las comidas. Los efectos colaterales que se observan son somnolencia, alteraciones intestinales, dolor abdominal, náuseas, vómitos y cefaleas. No se recomienda su empleo en epilépticos por la aparición de convulsiones.

La eficacia terapéutica de la oxamniquina varía del 20 al 100% de los casos, con una media del 85 al 90%. No se han descrito casos fatales por su empleo y es también efectiva en las asociaciones salmonellosis + esquistosomiasis a las dosis usuales.

• Praziquantel: es un derivado pirazino-quinoleínico, con acción polivalente contra *S. haematobium*, *S. mansoni*, *S. Japonicum* y contra otros trematodes o cestodes. Se administra en comprimidos por vía oral, indicándose entre 40 a 70 mg/kg peso, en dosis única. La dosis ideal es 70 mg/kg peso. La eficacia varía entre el 40 y 80% de curación, observándose resultados desfavorables solo en los casos pediátricos. En niños menores de 15 años se recomienda 50 mg/kg peso y 40 mg/kg peso en los mayores de esa edad. Tiene buena tolerancia, es más caro que la oxamniquina y da buenos resultados en los casos de resistencia a esta última.

Tratamiento quirúrgico

Es indicado solo en los casos de hipertensión portal severa, realizándose esplenectomía, anastomosis esplenorrenal, anastomosis porto-cava y otras sobre várices de esófago o duodeno, según el caso.

Profilaxis

No existe vacuna contra esta patología, por lo que la prevención está basada en:

- educación sanitaria
- saneamiento ambiental
- vigilancia sanitaria y control de caracoles
- identificación y tratamiento de los infectados

Bibliografía

1. Amato Netto V., Basile M.A., Carvalho S.A., Rodrigues J., Shiroma M. Hutzler R. "Tratamiento de salmonelosis de curso prolongado por meio de oxamniquine". *Rev. Inst. Med. Trop. Sao Paulo* 1979;21(3)137-140.
2. Andradre Z.A., A. Prata. "Inmunopatología da esquistossomose mansónica". En: Lacaz C. da S., Mendes E., Amato Netto V. *Inmunopatología Tropical*. Livraria Atheneus, 1969;123-134.
3. Andrade, Z.A. "Inmunopatología". En: Cunha Aloisio, S.C. *Esquistossomose mansónica*. Ed. Sarvier, Sao Paulo, 1970;61-75.
4. Argento, C.A.F. "Porque e o que fazer no tratamento da esquistossomose". *ARS Curandi* 1984;7:116-122.
5. Barros, J. "Exames complementares". Radiología. En: Sales, C.A. *Esquistossomose mansónica*. Ed. Sarvier, Sao Paulo 1970;248-267.
6. Beaver P.C., Clifton R.H., Cupp E.W. *Clinical Parasitology* 9th ed. Lea Febiger, 1984;425-737.
7. Bina J.C., A. Prata. "Tratamento da esquistossomose com oxamniquine (xarope) en crianzas". *Rev. Soc. Bras. Med. Trop.* 1975;9:175-178.
8. Bina J.C., A. Prata. "Regressao da hepatoesplenomegalia pelo tratamento específico da esquistossomose". *Rev. Soc. Bras. Med. Trop.* 1983;16:213-218.
9. Branchini M.L., Pedro R.J., Dias L.C., Deberaldini E.R. "Double bind clinical trial comparing praziquantel with oxamniquine in the treatment of patients with Schistosomiasis mansoni". *Rev. Inst. Med. Trop. Sao Paulo* 1982;24:315-321.
10. Carvalho S.A., Shikanai Y., Basile M.A., Amato Netto, V., Shiroma M., Lucas F.J., Dellatorre M. "Neurotoxicidade da oxamniquine no tratamento da infeccao humana pelo Schistosoma mansoni". *Rev. Inst. Med. Trop. Sao Paulo* 1985;27:132-142.
11. Coutinho, A. "Medidas de contrôle na esquistossomose mansônica do Brasil". *Rev. Ass. Med. Sao Paulo* 1981;27:214-218.
12. Emanuel A., A. Prata. "Praziquantel no tratamento da esquistossomose mansônica en crianzas". *Rev. Inst. Med. Trop. Sao Paulo* 1983;25:178-181.
13. Katz, N. "Experiência con quimioterapia em grande escala no controle da esquistossomose no Brasil". *Rev. Inst. Med. Trop. Sao Paulo* 1980;22:40-51.
14. Kawazone U., A. Pinto. "Importância epidemiológica de alguns animais silvestres na esquistosomose mansônica". *Rev. Saúde Publ.* 1983;17:345-366.
15. Meira, J. A. "Esquistossomose mansônica". En: Meira, D.A. *Clínica de Doencas Tropicais e Infecciosas*. Interlivros, Sao Paulo 1991;401-450.
16. Neves, J. "Quadro clínico". En: Cunha, A.S. *Esquistossomose mansônica*. Ed. Univ. Sao Paulo 1970;131-191.
17. Pessoa S.B., A. Viana Martins. *Parasitología médica*. 11ª ed. Ed. Guanabara Koogan, 1982.
18. Prata, A. "Esquistossomose mansônica". En: Veronesi, R. *Doencas infecciosas e parasitárias*. 6ª ed. Ed Guanabara Koogan, 1976; 689-888.

LEPTOSPIROSIS 13

Alfredo C. Seijo

Introducción

Es una de las zoonosis de mayor prevalencia, reconocida en todo el mundo tanto en patología animal como causante de enfermedad humana. El espectro clínico varía desde infecciones sin enfermedad asociada, formas febriles indiferenciadas a cuadros clínicos bien manifiestos, donde se puede observar ictericia, nefropatía, neumonía, hemorragia pulmonar, hemorragias cutáneomucosas y viscerales, meningitis, miocarditis y uveítis, en distinta gravedad y combinación.

Etiología

Bacteria de morfología espiroquetal, en la que se reconocen clásicamente dos especies: *biflexa,* no patógena y de vida libre acuática e *interrogans*, patógena cuyo ciclo biológico se realiza en hospedadores mamíferos y transitoriamente en el medio ambiente. Se clasifican en serogrupos (complejos con afinidad inmunológica) y en serovares (subdivisión dentro de un mismo serogrupo). La supervivencia en el medio ambiente está limitada por la humedad (la desecación la destruye) y por el pH (óptimo: 6,8-7,4). Otros requerimientos importantes son: ausencia de radiación ultravioleta y de contaminantes químicos y biológicos y un ambiente aeróbico. Existe cierta afinidad entre determinados serovares y hospedadores, como *icterohaemorrhagiae* con ratas y *canicola* con perros, pero hay múltiples excepciones. La asociación serovar y formas clínicas o gravedad es particular a cada cepa y su hospedador. En los últimos años se ha propuesto una nueva clasificación de mayor afinidad genética. Clasifica una especie no patógena *L. biflexa* y seis especies patógenas, *L. borgpetersenii*, *L. interrogans*, *L. kirschneri*, *L. noguchii*, *L. santarosai* y *L. weilii.*

Epidemiología

Es necesario considerar dos ecosistemas distintos: rural, en el que la enfermedad se asocia a la producción agroganadera o bien a actividades recreativas que impliquen el contacto con medios acuáticos. En cierto modo, la adquisición en medios selváticos sigue este mismo modelo, donde los reservorios del microorganismo son en general roedores silvestres. Un ejemplo serían los casos producidos en obreros durante el desmonte de selva o aquellos ocasionados en el denominado turismo de aventura. En Argentina, los estudios en rodeos de bovinos, porcinos, ovinos y equinos muestran distintos grados de infección (en general medidos por la tasa de anticuerpos) con dependencia de la región estudiada. Estas tasas son variables y en algunos nichos ecológicos pueden ser tan altas como del 90%. En estos animales de cría la leptospirosis se asocia a patología de la gestación. En cuanto a los animales silvestres, en Argentina se han aislado leptospiras de cuis, nutria, comadreja, armadillos, liebre y roedores sigmodontinos.

El otro ecosistema, que es el más importante en cuanto a la incidencia y repercusión social, es el urbano. En las ciudades, los reservorios más importantes son las ratas: *Rattus norvegicus* y *Rattus rattus*. A medida que se avanza hacia zonas intermedias de urbanización o netamente rurales, aparecen otras especies de roedores reservorios como *Mus musculus*, *Calomys sp*, roedores sigmodontinos, cuises (*Cavia pamparum*), que además de leptospirosis pueden ser transmisores de otros patógenos como *Yersinia pestis*, *Rickettsia typhi*, Arenavirus y Hantavirus, *Trichinella spiralis* y otros parásitos. Es interesante destacar que leptospiras y roedores han coevolucionado, de manera tal que el microorganismo no produce enfermedad en ellos, pero tampoco es afectado por la respuesta inmune del hospedador. De tal forma, los roedores se convierten en eficaces eliminadores de leptospiras al medio ambiente. La transmisión al hombre y a otros animales se opera por contaminación de agua, suelo, alimentos, y materiales con condiciones fisicoquímicas apropiadas (humedad, pH, etc.). En el caso de la leptospirosis humana, la tasa de infección en roedores convivientes no es *per se* un factor de riesgo. Además de los factores medioambientales señalados, deben existir actitudes y actividades del hombre y un entorno socioeconómico que propicien la infección.

En un análisis sobre formas de adquisición de la leptospirosis humana en Argentina (Tabla 1), realizada sobre 242 casos, 14 (5,8%) se vincularon a contaminación directa con excretas de roedores. Si se observa que otro 44,4% de los enfermos había adquirido la enfermedad por inundaciones o actividades recreativas relacionadas con agua, donde los roedores juegan un papel importante en la contaminación del medio y que la mayoría de las actividades señaladas de riesgo guardaban esa relación (maniobras militares, recolección de basura etc.), se infiere el rol fundamental de los mismos, especialmente *R. norvegicus y R. rattus*, en el mantenimiento y la transmisión de esta zoonosis.

El papel del perro en la epidemiología de la enfermedad humana no ha sido valorizado en su real dimensión, quizá por la importancia que han tenido históricamente los estudios en roedores. Sin embargo ya en 1916 Weil asoció la enfermedad con el perro. El serovar relacionado habitualmente es *canicola*, sin embargo se conoce desde hace varios años que *icterohaemorrhagiae* es también importante en la infección canina, y que conforme al área, otros serovares pueden infectarlo. A diferencia de los roedores, los perros son afectados clínicamente por las leptospiras. Se acepta que *icterohaemorrhagiae* produce en ellos cuadros graves con ictericia y nefritis, siendo la ictericia rara en la infección por *canicola*; en cambio, ésta se asocia a cuadros de nefritis con gastroenteritis hemorrágica, estomatitis ulcerativa y afección neurológica.

En Argentina las tasas de infección son por lo general altas. Desde los primeros trabajos de Savino y Rennella en 1944 (Instituto Malbrán); Cacchione y col. 1962, 1975 (INTA), hasta la actualidad, la infección (medida por las tasas de seroprevalencia) oscila entre un 10 y 60%. Un estudio realizado en 1992, en 223 perros de una población de 1 940 animales, en un barrio del conurbano bonaerense (9 500 habitantes) reveló alta tasa de infección (seroprevalencia del 57%), siendo las variables de riesgo más significativas para la infección en los animales la presencia de zanjas con agua estancada frente a las viviendas y los hábitos de callejeo, más que la presencia de roedores. Conforman la epidemiología urbana otros animales, cuyo rol no debe minimizarse, y que se relacionan con el modelo de urbanización de nuestras ciudades y las recurrentes crisis sociales. Entre estos citamos a los caballos y la cría de cerdos, especialmente en el segundo cinturón del conurbano de las grandes ciudades.

La real incidencia y prevalencia de la enfermedad no son conocidas por varios factores, entre los que destacamos: subnotificación de casos debido a la presentación clínica como fiebre indiferenciada o bien a formas clínicas típicas pero confundidas con otros diagnósticos como hepatitis, meningitis asépticas (virales), neumonías atípicas, cuadros sépticos, etc. A mayor urbanización y calidad de vida menos probabilidad de brotes, por lo que los casos aislados tendrán relación con deportes acuáticos, turismo, jardinería, limpieza de canaletas y desagües, contacto directo y ocasional con orina de roedores y/o perros. Las leptospirosis como enfermedad profesional en áreas urbanas es de riesgo en veterinarios, recolectores de basura, poceros y obreros que hacen zanjas para la red de servicios, limpieza de alcantarillas, peones de clubes hípicos, cirujeo, etc. El personal militar es una población expuesta por las maniobras militares en suelos húmedos, inmersión en cursos de agua, etc. Las regiones que más informan leptospirosis son el área metropolitana de Buenos Aires y las provincias de Buenos Aires, Santa Fe y Entre Ríos.

En el primer cuatrimestre de 2007, en Argentina, se han producido dos brotes epidémicos y un aumento en la notificación de casos, con una clara relación con la persistencia y abundancia del régimen de lluvias que se registró en casi todo el país. Los brotes epidémicos se registraron en las provincias de Santa Fe y Entre Ríos, en ambos casos debido a inundaciones. Santa Fe, con registros históricos de la enfermedad, tuvo varios episodios epidémicos: Reconquista y Rosario en 1998, y en abril-mayo de 2003 debido a la inundación de la ciudad de Santa Fe se confirmaron 419 casos sobre un total de 1 287 sospechosos, superando los de leptospirosis los casos de enfermedades respiratorias, gastroenteritis y hepatitis A. La tasa de incidencia en 2005 fue de 3,1/cien mil habitantes (93 casos). En 2007 esta provincia volvió a padecer una inundación que afectó a varios departamentos. Se produjeron 257 casos sospechosos y fueron confirmados 87, pero a diferencia del 2003 hubo casos fatales. En el año 2000 la ciudad de Victoria, Entre Ríos, tuvo un brote limitado, pero de gran impacto social, en pescadores comerciales. Se cree, que el brote se relacionó con un importante crecimiento de la población del roedor silvestre: *Holochilus brasiliensis*, facilitado por condiciones climáticas e hidrológicas favorables. A partir de 2004 la provincia de Entre Ríos registró un incremento de casos con una tasa de incidencia de 2/cien mil habitantes. El brote de Entre Ríos de 2007 tuvo como epicentro a la ciudad de Gualeguaychú, y ha producido 53 casos sospechosos con 33 confirmados, algunos de extrema gravedad y registro de mortalidad.

Para ese período en la Región Metropolitana de Buenos Aires, el servicio de Zoonosis del Hospital "F. J. Muñiz" confirmó 19 casos de leptospirosis correspondientes a distintos partidos del conurbano bonaerense y dos casos a la ciudad de Buenos Aires. Por referencias de profesionales de unidades de terapia intensiva es probable que se hayan producido muertes por hemorragia pulmonar debida a leptospirosis no diagnosticadas. El mismo servicio denunció un incremento en las consultas por mordeduras de ratas provenientes tanto de zonas marginales como de buena urbanización. Misiones notificó 12 casos en 2006 (tasa de 1,2/cien mil habitantes), provincia con registros históricos aislados.

En la región de Orán, Salta, la leptospirosis se asoció a partir de la década de 1990 a formas graves de distrés respiratorio, coexistiendo con hantavirus.

Las leptospiras pueden encontrarse en los más diversos ambientes. No es una enfermedad tropical, países con climas más rigurosos tienen una amplia experiencia tanto humana como veterinaria: región del Mar Báltico, Escocia, Rusia etc. Trabajos realizados en distintas fuentes ambientales han permitido recuperar leptospiras en regiones tan disímiles como La Puna Argentina, o los lagos de Palermo en Buenos Aires. Puede afirmarse que la leptospirosis es una zoonosis distribuida en todas las provincias argentinas, como lo atestiguan los trabajos veterinarios en distintos rodeos, la casuística humana, los aislamientos ambientales y en reservorios silvestres.

La letalidad no es homogénea, dependiendo de la región, lo que indicaría una relación con las cepas locales. En el área metropolitana de Buenos Aires la letalidad tradicional no llegaba al 1%. Los últimos casos con hemorragia pulmonar fueron letales, y además demostraron un comportamiento patogénico y clínico no habitual en la región.

Brasil es el país latinoamericano que, junto con países del sudeste asiático y China, tiene mayor notificación de casos humanos. Las inundaciones de San Pablo o Río de Janeiro han producido brotes de miles de casos con tasas de letalidad elevadas (12 al 20%). Cuba es otro país que ha registrado varios brotes, algunos superiores a los 400 casos, donde existiría relación con la cosecha de la caña de azúcar y en los últimos años por consecuencia de las inundaciones debidas a huracanes que asolaron el Caribe. Este país ha implementando con éxito la vacunación humana. Nicaragua en 1995 tuvo un brote de 2 419 casos, con presentación clínica de neumonía hemorrágica.

Patogenia y fisiopatología

El modelo de patogenia es el de enfermedad bifásica. La primera fase se caracteriza por el pasaje del microorganismo a sangre (bacteriemia) que produce una respuesta inflamatoria caracterizada por la liberación de sustancias vasoactivas (factor de necrosis tumoral, interferón gamma, interleuquinas y otros). Los endotelios capilares y células de los músculos lisos presentan signos inflamatorios. El correlato clínico es el *síndrome gripal*. La progresión a la segunda fase está caracterizada por la respuesta inmune mediada por anticuerpos de clase IgM e IgG, eliminación de las leptospiras de la sangre y líquidos corporales y localización en los túbulos contorneados proximales donde se mantienen por tiempo variable según la especie, eliminándose por la orina. Los complejos inmunes causan meningitis y uveítis. El lipopolisacárido bacteriano se comporta como una endotoxina, con inhibición de la enzima ATPasa en varios parénquimas. En algunos endotelios se produce adherencia plaquetaria, con hipoxia tisular. Aparecen los signos clínicos de agresión a los distintos órganos. La insuficiencia renal y los trastornos hepatocelulares incrementan a su vez los trastornos metabólicos. La sobrecarga de bilirrubina y/o mioglobina alteran la función de las células tubulares. En la hemorragia alveolar se produce una disrupción de las uniones de las células endoteliales por posible efecto de sustancias vasoactivas inducidas por una toxina glicoproteica. El resultado final es la falla multiorgánica.

Manifestaciones clínicas

Tanto el hombre como los animales se infectan por pasaje del microorganismo desde las fuentes ambientales o por contacto directo con orina de animales excretores de leptospiras, a través de la piel, mucosa nasal, conjuntivas y eventualmente boca hasta tracto esofágico superior. El período de incubación medio es 10 días con extremos entre dos y 30 días. La enfermedad tiene un comienzo agudo caracterizado por hipertermia, mialgias –en general de pantorrillas y raquis–, cefalea, dolor abdominal, náuseas y vómitos, quebrantamiento general, anorexia y astenia. Algunos pacientes refieren odinofagia, sin que el examen de fauces revele una faringitis, y otros presentan diarrea. Ambas situaciones pueden producir un diagnóstico ambiguo de *virosis*. Esta fase de inicio también denominada gripal, carece de los síntomas de afección de la vía aérea superior, tan característicos de la influenza y otras virosis respiratorias. Es frecuente la hiperemia conjuntival, expresión de la vasculitis a nivel capilar. Otros síntomas y signos menos constantes incluyen fotofobia, artralgias, rash congestivo muy fugaz y disminución del sensorio.

Esta fase puede durar 48 a 72 horas o prolongarse por una semana. La intensidad de los síntomas es variable; algunos pacientes tienen sólo fiebre y mialgias, en otros los síntomas son más notables. En general el dolor abdominal, las náuseas y los vómitos persistentes son seguidos por una forma clínica evolutiva más grave.

En la mayoría de los casos, la leptospirosis no progresa a la segunda fase, por lo que los pacientes quedan sin diagnosticar. En otros, luego de una aparente mejoría con disminución de la temperatura, o bien continuando la sintomatología de inicio, se producen distintos tipos de alteraciones: ictericia, insuficiencia renal, meningitis, uveítis, neumonía, hemorragias, miocarditis, cuya combinación y gravedad son variables.

En base a los últimos brotes observados en Argentina, es necesario considerar un cambio en la presentación clínica de la enfermedad. La mayoría de los casos estudiados en 2007 tuvieron una evolución grave o con sintomatología intensa. La letalidad de la enfermedad superó lo esperado según registros anteriores. La consulta en la fase prodrómica se debió a cuadros de gastroenteritis caracterizados por deposiciones líquidas en el contexto clásico de hipertermia brusca, mialgias, cefalea y dolor abdominal. La frecuencia e intensidad de la gastroenteritis puede considerarse una variación en la presentación clínica de la enfermedad. Por otra parte, la mayoría de los enfermos progresaron de la fase prodrómica a infiltrados pulmonares bilaterales basales, en algunos casos seguidos de hemorragia pulmonar masiva, que fue la causa de muerte. En este sentido y a diferencia de las observaciones clásicas de la enfermedad (síndrome de Weil), la ictericia no ha sido frecuente. En Gualeguaychú (Entre Ríos) la casi totalidad de los casos internados presentaron infiltrados pulmonares sin ictericia. Tampoco se observaron pacientes con insuficiencia renal grave o hemorragias extrapulmonares.

La **ictericia** se produce por un defecto en la excreción de la bilirrubina conjugada, con mínima necrosis hepatocelular. En la histopatología se observa un infiltrado mononuclear del espacio porta, trombos en los canalículos biliares con trabéculas hepáticas normales y vacuolización grasa. Estos hallazgos explican que, aun en pacientes con altos niveles de bilirrubina conjugada, las transaminasas y las fosfatasas alcalinas tengan valores normales o escasamente aumentados. La agresión hepática en la leptospirosis, corresponde al denominado *hígado de sepsis*, es decir, a una colostasis intrahepática. Hemos observado ictericias con niveles de bilirrubina total de 50 mg%, pero aún en estos casos, no se produjeron hemorragias por caída de los factores hepatodependientes.

La **insuficiencia renal** puede adoptar diferentes modalidades: desde aumentos mínimos y transitorios de la urea con sedimentos escasamente alterados a nefropatía severa por necrosis tubular aguda. Las lesiones más importantes predominan en el intersticio y en los túbulos proximales. Las lesiones glomerulares son inconstantes y no alteran sustancialmente la función renal.

Es muy importante la evaluación clínica y anticiparse a la instalación de una falla renal, ya que la indicación de diálisis precoz puede cambiar la evolución al óbito. Existe una asociación entre trombocitopenia y falla renal grave. La ictericia y las hemorragias son constantes en los casos con necrosis tubular. Existe hipopotasemia por pérdida tubular, elemento a tener en cuenta al evaluar la función renal. Puede afirmarse que, con excepción de la hemorragia alveolar o de la miocarditis severa, que se comentan más adelante, el grado de insuficiencia renal condiciona las otras alteraciones y puede ser causa de muerte.

El líquido cefalorraquídeo (LCR) claro es la presentación más frecuente de la **meningitis**, con cifras normales de glucosa y cloruros. Las proteínas y células están aumentadas en forma proporcional y discreta (ejemplo: 0,80 g/L de proteínas con 200 células). Algunos pacientes pueden tener un LCR turbio pero no purulento, por mayor cantidad de células, y también pueden observarse hipoglucorraquias transitorias cuando predominan los neutrófilos. Las celularidad del LCR en leptospirosis es por neutrófilos en los primeros días y luego por linfocitos. Desde el punto de vista clínico son meningitis puras, ya que el componente encefálico es la excepción. Puede presentarse como única manifestación, asociada a ictericia o dentro del contexto clínico de la leptospirosis grave. La **uveítis**, poco frecuente en nuestro país, aparece como complicación de la convalecencia; puede afectar a uno o a los dos ojos, así como a la cámara anterior, posterior o a ambas. Es no granulomatosa y se debe investigar ante la persistencia de la hiperemia conjuntival, de visión borrosa o de dolor retroocular.

Las **hemorragias** varían desde escasas petequias a púrpura o sangrados de mucosas: gingivorragia, epistaxis, hemoptisis, hemorragia digestiva, metrorragia. El mecanismo es por vasculitis y/o trombocitopenia. Las hemorragias leves (petequias, epistaxis) pueden cursar sin trombocitopenia. Si el sangrado del tracto respiratorio o digestivo superior es abundante, la obstrucción aérea por aspiración es una complicación a veces mortal. La hemorragia alveolar es un caso particular que se comenta más adelante. La asociación hemorragias, ictericia y nefropatía es constante.

Pueden describirse tres modalidades de **neumonía**: en la primera forma se observan infiltrados alvéolo-intersticiales, en general bilaterales, autolimitados, que pueden producir tos seca o mucosa con esputo hemoptoico escaso, disnea infrecuente, y que pueden asociarse a ictericia, meningitis o nefropatía, todo de carácter leve a moderado, configurando una neumonía atípica. La segunda se asocia a formas clínicas graves, donde la neumonía unilateral o con infiltrados bilaterales, presenta hemoptisis franca y cuya evolución es paralela a la magnitud de la insuficiencia renal, de la agresión hepática o de las hemorragias. El tercer caso es una modalidad clínica que se ha reconocido recientemente, con alta letalidad. Se produce una hemorragia alveolar bilateral, que conduce rápidamente al distrés respiratorio (Figura 1) luego de una fase febril inespecífica. A diferencia de las otras formas de neumonía y en general de las leptospirosis graves, no se asocia a ictericia, nefropatía, meningitis o hemorragias en otros tejidos y tampoco a trombocitopenia.

La **miocarditis** puede ser causa de muerte y aparece en las formas icterohemorrágicas. Se producen infiltrados hemorrágicos intramiocárdicos, pero también son importantes en su patogénesis los trastornos metabólicos derivados de la nefropatía, la hepatopatía y la hipoxia. No está determinado su rol en los casos de hemorragia alveolar.

Los datos de laboratorio más constantes son: leucocitosis con neutrofilia y/o desviación a la izquierda con eritrosedimentación elevada. La trombocitopenia no es constante, y su magnitud es paralela a la severidad de la enfermedad. Puede observarse una anemia persistente con ferremia, reticulocitos, transferrina (y saturación) normales, Los análisis de función hepática, renal, gasometría y LCR estarán alterados según la forma clínica.

Evolución y pronóstico

En un importante número de pacientes la enfermedad es autolimitada, y aun en aquellos con ictericia y grados leves a moderados de insuficiencia renal, neumonía, meningitis o hemorragias cutáneas, epistaxis o esputos hemoptoicos debe esperarse una evolución sastifactoria. Son elementos de gravedad: intensa sintomatología abdominal en el período de inicio con náuseas y vómitos persistentes y/o estado confusional; trombocitopenias con recuentos menores a 60-70 000/ml; oligoanuria y datos de laboratorio que indiquen compromiso renal severo. La hemorragia alveolar seguida de distrés es siempre grave.

Diagnóstico

Considerar en primer lugar los antecedentes de exposición a fuentes probables de infección. En el diagnóstico clínico se tendrá en cuenta la forma de comienzo seguida por la aparición de síntomas, signos clínicos y datos bioquímicos de agresión a los parénquimas hepático, renal, meníngeo, pulmonar y la presencia de hemorragias, con las características señaladas. Los diagnósticos diferenciales incluyen: influenza, virus respiratorios, dengue y fiebre amarilla, otros arbovirus, arenavirus, hantavirus, citomegalovirus (CMV), paludismo y triquinosis en la fase de inicio. Hepatitis virales y bacterianas (como en fiebre Q, fiebre tifoidea, brucelosis), neumonías atípicas y neumonías graves de la comunidad, meningitis, fiebres hemorrágicas por arenavirus, flavivirus, hantavirus, Ebola etc; CMV y mononucleosis, meningococcemia, rickettsiosis, paludismo grave por *P. falciparum*, triquinosis y enfermedades del colágeno, en la segunda fase.

El diagnóstico de laboratorio en clínica humana, en la mayoría de los países, se basa hasta el momento en la demostración de anticuerpos antileptospira, con diversas técnicas como la aglutinación microscópica (MAT) que es de referencia, aglutinación macroscópica con antígenos extraídos por calor (TR), o enzimoinmunoensayo (ELISA). La técnica MAT detecta anticuerpos de clase IgM e IgG y discrimina los serovares, mientras que TR (capta IGM) o ELISA (IgM o IgG) detectan anticuerpos antileptospira sin discriminar serovariedad. Los cultivos más apropiados son: hemocultivo dentro de la primera semana de enfermedad y luego urocultivo. Los medios apropiados pocas veces están disponibles en hospitales generales; además, el crecimiento de leptospiras es más lento que el de otras bacterias, por lo que no se utilizan, lamentablemente, de rutina. Sin embargo puede enviarse sangre heparinizada a temperatura ambiente y orina con pH corregido a 7 y refrigerada, a los centros especializados, para intentar el cultivo.

Está disponible una reacción en cadena de la polimerasa (PCR) para el diagnóstico en distintos materiales clínicos incluidos los provenientes de autopsias.

Tratamiento

Las medidas habituales de sostén –hidratación y administrar antipiréticos como paracetamol o ibuprofeno– logran mejorar el cuadro clínico, en la gran mayoría de los casos. Nunca se dejará de insistir en la importancia de una correcta evaluación clínica para no demorar la indicación de diálisis, o el soporte ventilatorio.

La utilidad de administrar antibióticos cuando el paciente cursa la segunda fase es discutida (ver patogenia de la enfermedad). En los primeros días de la fase de inicio su indicación es más racional. Si el diagnóstico de leptospirosis es firme no se administrará más de un antibiótico, y nunca más allá de 10 días. La vía de administración y dosis se adecuarán al estado clínico. Las opciones incluyen: penicilina G sódica a razón de diez millones/día en infusión endovenosa, ampicilina (o amoxicilina) 2 a 4 g/día según sea parenteral u oral, doxiciclina 200 mg/día, macrólidos (ajustar dosis según tipo y vía). Son efectivos pero no se recomiendan por varias razones: cefalosporinas (reservar para otros patógenos) y aminoglucósidos (igual razón más nefrotoxicidad). No existe experiencia clínica con quinolonas.

Prevención

Las medidas generales deberán adecuarse a las posibles fuentes de infección. Las formas de adquisición profesionales pueden evitarse en la mayoría de los casos, con el uso de guantes y calzado impermeables. En situaciones de inundaciones, actividades recreativas o hechos accidentales se ha demostrado la efectividad de la doxiciclina en monodosis semanal.

En grandes y pequeños animales está ampliamente demostrada la efectividad de la vacuna. En diversos países, épocas y circunstancias se utilizó y utiliza la vacuna en humanos con muy buenos resultados. Tanto la vacuna humana como la animal deben contemplar en su composición los serogrupos de leptospiras que circulan en la región. En Argentina, en 2007, fue aprobada por la autoridad regulatoria nacional la vacuna de origen cubano. Las primeras indicaciones contemplan a personal involucrado en las profesiones de riesgo analizadas en la sección epidemiología de este capítulo y a los grupos poblacionales que viven en urbanizaciones de riesgo en aquellas provincias con mayor notificación de casos. El esquema contempla dos dosis el primer año y revacunaciones periódicas en plazos de 2 a 4 años, pero es necesario completar estudios longitudinales para evaluar la eficacia a largo plazo.

Riesgo	*Hombres*	*Mujeres*	*Número (%)*	
Inundaciones	30	9	39	(16,1)
Recreacional	67	9	76	(31,4)
- Deportes acuáticos	7	-	7	(2,9)
- En aguas contaminadas	60	9	69	(28,5)
Ocupacional	79	8	87	(36)
- Fuerzas Armadas	19	-	19	(7,8)
- Matarifes	14	-	14	(5,8)
- Trabajadores rurales	22	4	26	(10,7)
- Jardineros	1	-	1	(0,4)
- Recolectores de basura	10	-	10	(2,5)
- Poceros, etc.	10	3	13	(5,4)
- Albañiles	3	-	3	(1,2)
- Veterinarios	4	1	5	(2,06)
Contacto Accidental	23	4	27	(11,1)
- Roedores	14	-	14	(5,8)
- Perros	5	3	8	(3,3)
- Barro, agua, etc.	4	1	5	(2)
Desconocido	9	4	13	(5,4)
Total	208	34	242	(100)

Tabla 1: *Formas de adquisición de la leptospirosis. Servicio de Zoonosis. Hospital "F. J. Muñiz", Buenos Aires. Fuente: Abstract Book of the 9th International Congress on Infectious Diseases, Buenos Aires, Argentina, April 2000;235.*

Bibliográfia

1. Alves V.A.F., Siqueira S.A., Pestana C.B. "Patologia da leptospirose. Análise crítica dos aspectos morfológicos e inmuno-histoquímicos relevantes para a compreensão da patogenia". *Rev Inst Adolfo Lutz*. 1989;49:75-80.
2. Arean V.M. "The pathologic anatomy and pathogenesis of fatal human leptospirosis (Weil's disease)". *Am J Pathol*. 1962;40:393-423.
3. Centro Panamericano de Zoonosis (OPS/OMS). *Manual de métodos para el diagnóstico de la leptospirosis*. Nota técnica Nº 30. Buenos Aires, 1985.
4. Comisión Científica sobre Leptospirosis de la República Argentina. (CCLA). *Manual de leptospirosis*. CCLA editor. Buenos Aires, 1994.
5. Comisión Científica sobre Leptospirosis de la República Argentina. *Informe sobre Leptospirosis en la República Argentina y Vacuna y Vacunaciones en Leptospirosis*. Editado por: 2º Congreso Argentino de Zoonosis y 1º Congreso Argentino y Latinoamericano de Enfermedades Emergentes. Buenos Aires, 1998;20-7.
6. Cortés J., Caccace M.L., Seijo A., Parissi M.N., Ayala L.T. "Distrés respiratorio del adulto, en Orán, Salta". 1º Congreso Interamericano de Infectología, Córdoba, Argentina, mayo 1994.
7. Faine, S. *Leptospira and Leptospirosis*. CRC edit., Boca Raton, Florida, 1994.
8. Im J.G., Yeon K.M., Han M.Ch. *et al*. "Leptospirosis of the lung: radiographic findings in 58 patients". *AJR*. 1989;152:955-9.
9. Nery L.E., de Paula A.B., Nakatani J., Dos Santos M.L., Ratto O.R. "Clinical, radiological and funtional pulmonary manifestations in patients with leptospirosis". *Rev Inst Med Trop Sao Paulo*. 1977;19:366-73.
10. Parma A., Seijo A., Lucchesi P., Dodato B., Sanz M. "Differentation of pathogenic and non-pathogenic leptospires by means of the polymerase chain reaction". *Rev Inst Med trop S Paulo*. 1997;39:203-7.
11. Ragnaud J.M., Dupon M., Echinard E., Teboulle D., Wone C. "Pulmonary manifestations in severy ictero-hemorrhagic leptospirosis". *An Med Interne (Paris)*. 1987;138:282-6.
12. Raoult D., Jeandel P., Mailloux M., Rougier I. "Thrombocitopenia and renal failure in leptospirosis". *Am J Trop Med Hyg*. 1983;32:1464.
13. Rubel D., Seijo A., Cernigoi B., Viale A., Wisnivesky Colli C. "*Leptospira interrogans* in a canine population of Greater Buenos Aires: variables associated with seropositivity". *Rev. Panam. Salud Pública*. 1997;2(2):102-5.
14. Seijo A., Bonifacio B., Cernigoi B. *et al*. "Brote de Leptospirosis en las Fuerzas Armadas Argentinas". *Infec. Microb. Clin*. 1993;5:2-6.
15. Seijo A., B. Cernigoi. "Neumonía por leptospirosis". *La Prensa Médica Argentina*. 1994;81:834-39.
16. Seijo A., Curcio B., Cernigoi B., Deodato B. "Radiological findings in leptospiral pneumonia". Abstract Book of the 9th International Congress on Infectious Diseases. Buenos Aires, Argentina. April 2000;221.
17. Seijo A., Deodato B., Cernigoi C., Curcio D. "Source of Infection for Leptospirosis in Argentina". Abstract Book of the 9th International Congress on Infectious Diseases, Buenos Aires, Argentina, April 2000;235.
18. Seijo A., Fainboim H., Díaz Lestrem M. "La Agresión Hepática en la Leptospirosis". *Hepatología*. 1991;I(1):21-30.
19. Seijo A., J. Mazzonelli. "Evaluación del antígeno termorresistente en el diagnóstico de la leptospirosis humana". *Acta Bioq Clín Latinoam* 1993;27:487-91.
20. Seijo A., O. Palmieri. "Leptospirosis". En: Palmieri, O. *Enfermedades Infecciosas*. 1ª ed. McGraw-Hill/Interamericana, Chile, 2001;239-47.
21. Seijo, A. "Leptospirosis y Salud Pública". *Boletín de Temas de Salud* de la Asociación de Médicos Municipales de la Ciudad de Buenos Aires 2001;67:1-8.
22. Seijo A., Coto H., San Juan J. y col. "Distrés Respiratorio debido a hemorragia pulmonar por leptospirosis. Una modalidad clínica no habitual en Buenos Aires". *Medicina (Bs. As.)*. 2002.
23. Seijo A., Coto H., San Juan J. y col. "Letal Leptospiral Pulmonary Hemorrhage". *Emerging Infectious Diseases*. 2002;V8(9):1004-5.
24. Sitprija V., H. Evans. "The kidney in human leptospirosis". *Am J Med*. 1970;99:780.
25. Stavoyer J.M., Marquelet D., Baufle G.H., Becque O., Michel-Briand Y., Pageaut G. "Leptospirose grave avec localisation cardiaque". *La Nouvelle Presse Médical*. 1980;9:2579.

26. Terpstra W., Lighthark G., Schonne G. "Serodiagnosis of human leptospirosis by enzime-linked-immunosorbent-assay: ELISA". *Zbt Bakt Hig Abt I.* 1980;247:400-5.
27. Trevejo R.T., Rigau-Pérez J.G., Ashford D.A., *et al.* "Epidemic leptospirosis associated with pulmonary hemorrhage-Nicaragua, 1995". *J Infect Dis.* 1998;178:1457-63.
28. Vinh T., Adler B., Faine S. "Glycolipoprotein cytotoxin from *Leptospira interrogans* serovar *copenhageni*". *J Gen Microbiol.* 1986;132:111-123.
29. Wesley Farr, R. "Leptospirosis". *CID.* 1995;21:1-6.
30. Younes-Ibrahim M., O. da Rosa Santos. "Fisiopatologia da leptospirose – Hipótese para a insuficiência renal aguda peculiar". *Nac Med An Acad.* 1995;155:26-35.
31. Zaltzman M., Kallenbach J.M., Goss G.D., Lewis M., Zwi S., Gear J.H. "Adult respiratory distress syndrome in leptospira canicola infection". *Br Med J (Clin Res).* 1981;283:519-20.

LEGIONELOSIS 14

Joan Caylá i Buqueras
Paco Sanz
Darío Ochoa
José Blanquer

Se denomina legionelosis al conjunto de dos síndromes clínicos producidos por bacterias del género *Legionella*: a) el síndrome encontrado con mayor frecuencia: la enfermedad del legionario, proceso neumónico causado sobre todo por *Legionella pneumophila*, y b) fiebre de Pontiac, cuadro febril, no neumónico, agudo y autolimitado, que se ha relacionado con especies de *Legionella*.

Historia

En mayo de 1976 se declaró una epidemia de neumonía entre los asistentes a una convención de la Legión Americana del estado de Pennsylvania, que se celebró en un hotel de Philadelphia, denominada *enfermedad del legionario*; afectó a 221 personas de las que fallecieron 34. Una intensa investigación epidemiológica permitió determinar el foco primario de la epidemia en el hotel donde se celebraba la reunión, así como su transmisión aérea. No se pudo establecer su agente etiológico hasta seis meses más tarde, tras recuperar Mc Dade y Shepard, en muestras pulmonares de pacientes muertos por la epidemia, un bacilo gramnegativo que no crecía en los medios de cultivo tradicionales, al que denominaron *Legionella pneumophila*, por consideraciones históricas y haberse aislado en tejido pulmonar. Posteriormente se comprobó mediante el uso de técnicas basadas en la detección de anticuerpos, que varias epidemias de neumonía de etiología desconocida, ocurridas entre 1950 y 1970 en EEUU se debían a la enfermedad del legionario. Asimismo, en Pontiac (EEUU) había ocurrido en 1958 una epidemia de un proceso febril no neumónico, de etiología desconocida, la llamada fiebre de Pontiac, que también se comprobó en 1976 que se debía a *Legionella*.

Tras la descripción inicial por Fraser del cuadro de enfermedad del legionario en Philadelphia se han comunicado brotes epidémicos de legionelosis, tanto comunitarios como hospitalarios, así como casos esporádicos de mayor dificultad diagnóstica, sobre todo comunitarios, cuyo reconocimiento se ha incrementado en los últimos años por el uso de la detección de antígeno urinario de *Legionella*.

Etiología

El descubrimiento de *Legionella pneumophila* usando técnicas habituales en el aislamiento de rickettsias: inoculación intraperitoneal al cobaya y posterior crecimiento en embrión de pollo, inició el aislamiento progresivo de microorganismos similares, englobados en la familia *Legionellaceae*, en la que se han descrito al menos 45 especies y 63 serogrupos. *L. pneumophila* fue la primera en descubrirse y causa más del 80% de las infecciones humanas, sobre todo los serogrupos 1, 4 y 6, seguida de *L. micdadei*, *L. bozemanii*, *L.dumoffi* y *L. longbeachae*. El resto de serogrupos y especies afectan con más frecuencia a pacientes inmunocomprometidos. Se han comunicado 18 especies responsables de neumonía en el hombre.

L. pneumophila es un bacilo gramnegativo, aerobio, con una pared celular que contiene ácidos grasos ramificados diferentes a otros gramnegativos, y que no crece en los medios de cultivo habituales, requiriendo otros específicos y selectivos como agar-BCYE-α, suplementado con cisteína y hierro para conseguir su crecimiento, habitualmente en 3-5 días. Se encuentran de modo ocasional cepas de lento crecimiento, que requieren cultivarse durante 10 días.

Epidemiología: reservorio, modo de transmisión, incidencia y factores de riesgo

L. pneumophila está ampliamente distribuida en los medios acuáticos. Se puede encontrar en duchas, torres de enfriamiento (también conocidas como de refrigeración), condensadores evaporativos, bañeras de hidromasaje (*jacuzzis*), humidificadores, aparatos de terapia respiratoria, fuentes decorativas, etc. A partir de estas instalaciones contaminadas se generan aerosoles que por vía respiratoria contagian a las personas. Otro mecanismo posible sería a través de la aspiración de agua mientras que los movimientos de tierras por obras son un mecanismo más discutido. El contagio de persona a persona no se ha demostrado. El período de incubación para la enfermedad de los legionarios se sitúa entre 2 y 10 días, siendo más corto para la fiebre de Pontiac.

La incidencia de las neumonías adquiridas en la comunidad, que requieren ingreso hospitalario en España, se sitúa en torno a 200 casos anuales por 100 000 habitantes. Se estima que en estas neumonías entre el 0,5 y el 5% serían debidas a *L. pneumophila*, lo que se corresponde con una incidencia anual entre 1 y 10/100 000 habitantes.

La probabilidad de legionelosis en un individuo depende de factores ambientales e individuales:

• Los factores ambientales vienen determinados por la ecología de la bacteria, ya que el hábitat natural de estos microorganismos son los acuíferos (ríos, lagos...) y el suelo, pero mientras que en la naturaleza se encuentra en concentraciones bajas, cuando la bacteria accede a reservorios acuáticos artificiales humanos (como torres de refrigeración o sistemas de distribución de agua) puede proliferar. Existen factores que favorecen el crecimiento y colonización de estos reservorios por *legionellaceae* como las temperaturas cálidas (25-42º), el estancamiento y la colonización previa por otros microorganismos tales como algas, amebas, protozoos ciliados y otras bacterias acuáticas. De este modo, se han descrito casos de brotes de legionellosis asociados a exposición al aerosol generado por duchas de agua caliente, especialmente en grandes edificios (hoteles y hospitales), torres de refrigeración, spas y fuentes ornamentales. Por otro lado, existen condiciones climáticas que favorecen la legionellosis como es la época estival y el aumento de las precipitaciones o de la humedad relativa.

• En segundo lugar, existen ciertos factores del huésped que aumentan la susceptiblidad individual a la legionellosis. El factor más importante para la adquisición de Legionella en la comunidad es el hábito tabáquico, debido a la alteración que se produce en la mucosa respiratoria y la disfunción ciliar que conlleva. La EPOC también ha mostrado asociación con la legionellosis. Asimismo la afección es más frecuente en el sexo masculino y en edades avanzadas, aunque no está claro que estos factores de riesgo sean independientes del hábito tabáquico. A pesar de que la enfermedad es mucho más frecuente en edades avanzadas, en neonatos y niños con inmunosupresión o enfermedad pulmonar de base también se pueden diagnosticar casos. Algunos estudios han apuntado la asociación con la ingesta excesiva de alcohol, la insuficiencia renal crónica y la hemodiálisis. Por último existen situaciones que empeoran el estado inmunitario del individuo y que aumentan el riesgo de infección clínica por Legionella, como son los tratamientos inmunosupresores en los receptores de órganos y los tratamientos quimioterápicos o corticoterápicos. En el caso de la infección por VIH, no está claro que aumente el riesgo de legionellosis aunque en caso de producirse su pronóstico es más grave.

Patogenia

El inóculo bacteriano requerido para producir la enfermedad del legionario es desconocido. Experimentalmente se ha comprobado que la inhalación mediante aerosol en cobayas de un inóculo de 10 a 100 bacterias desarrolla una infección asintomática; de 1 000 bacterias, la enfermedad del legionario; y de 10 000 o más bacterias, la muerte por la infección. Después de su transmisión por aspiración o inhalación, *Legionella* se adhiere a las células epiteliales de las vías respiratorias merced a la utilización de pili de diferentes tamaños. Cuando penetra la bacteria en el pulmón es fagocitada por los macrófagos alveolares, donde *Legionella* produce factores de virulencia que favorecen la fagocitosis y permiten luego su supervivencia en el interior de dichas células, al impedir la fusión de los fagosomas con los lisosomas (mediante los genes *dot*: *defect organelle trafficking* e *icm*: *intracellular multiplication*), y permiten su ulterior crecimiento y multiplicación intracelular en el macrófago (facilitada por el locus genético bacteriano de multiplicación intracelular Lgn1), que llega a provocar la muerte del macrófago y la salida de las bacterias al medio extracelular, donde son vueltas a fagocitar por otros macrófagos y se reinicia el ciclo.

Se han identificado otros factores de virulencia en *Legionella* como diversas exotoxinas: hemolisina, citotoxina, más virulentas de *L. pneumophila* serogrupo 1.

La inmunidad celular es el mecanismo de defensa primario del huésped contra *Legionella,* como en infecciones por otros patógenos intracelulares. La depresión de la citada inmunidad celular, por la administración de glucocorticoides o bien de inmunosupresores para evitar el rechazo de un órgano trasplantado, predisponen a la enfermedad del legionario. Del mismo modo, la leucemia de células pilosas aumenta el riesgo de legionelosis por la disfunción monocitaria que provoca. El papel de la defensa humoral del huésped en la lucha contra la infección por *Legionella* es secundario, mientras que el de los neutrófilos es poco claro: el microorganismo puede resistir el ataque de los polimorfonucleares incluso en presencia de anticuerpos específicos y complemento, y no se ha demostrado que la neutropenia predisponga a infecciones por *Legionella*.

Clínica

Pese a estar incluida por muchos autores dentro del diagnóstico diferencial de las llamadas *neumonías atípicas* junto con los procesos neumónicos originados por *Chlamydia pneumoniae, Chlamydia psittacci, Mycoplasma pneumoniae, Coxiella burnetii* y algunos virus, la enfermedad del legionario se caracteriza por manifestarse con una clínica más grave, con un curso clínico y una evolución que recuerdan más a la neumonía neumocócica que a las llamadas *atípicas*. La manifestación clínica predominante de la legionelosis es la neumonía, pero puede haber otras formas de presentación, que cubren un amplio espectro que abarca desde una enfermedad febril leve hasta un cuadro estuporoso acompañado de daño pulmonar agudo y fallo multisistémico. Se han encontrado diferencias clínicas dependiendo del origen de la infección (comunitario o nosocomial), el modo de presentación (caso esporádico o que forma parte de un brote epidémico), y la precocidad diagnóstica y terapéutica, que se correlaciona con la escasa especificad clínica del cuadro infeccioso.

1. Enfermedad del legionario

Sintomatología y semiología. Su período de incubación habitual es de 2 a 10 días, aunque se han descrito casos en que se ha alargado hasta los 18 días. Comienza con un cuadro de fiebre alta, escalofríos, cefalea, mialgias, tos escasa y poco productiva; aunque ocasionalmente se producen esputos hemoptoicos, es infrecuente la aparición de hemoptisis franca, al igual que la presencia de punta de costado o de disnea, que sólo se encuentra en los casos más graves.

La sintomatología extrarrespiratoria es sugestiva de infección por *Legionella*, sobre todo en los casos que acuden al hospital con varios días de evolución de una neumonía con fiebre elevada pese a haber sido tratada con betalactámicos. Los síntomas gastrointestinales son llamativos: náuseas, vómitos, diarrea acuosa y dolor abdominal. Las manifestaciones neurológicas cubren un amplio espectro, desde cefalea, que puede llegar a ser el síntoma más prominente y hacer pensar incluso en una hemorragia subaracnoidea, hasta cuadros de marcada confusión, sugestivos de encefalopatía grave.

Los pacientes con enfermedad del legionario tienen virtualmente siempre fiebre elevada: > de 39º en 88-90% de los casos. La frecuencia del resto de los síntomas del proceso son, según diversas series comunicadas: tos (41-92%), escalofríos (42-77%), disnea (25-62%), cefalea (40-48%), mialgias o artralgias (20-40%), diarrea (21-50%), náuseas y vómitos (8-49%), anomalías neurológicas (4-53%), puntada de costado (13-35%).

Al realizar la exploración física la presencia de fiebre, habitualmente elevada, es constante y se acompaña de bradicardia relativa en pacientes ancianos con neumonías graves. Otros hallazgos exploratorios incluyen rales crepitantes con signos de consolidación a la auscultación, así como la presencia ocasional de estupor.

Hallazgos de laboratorio. Los hallazgos anormales de laboratorio más específicos de enfermedad del legionario son el aumento de creatinfosfoquinasa (CPK) y aspartato aminotransferasa (AST), y sobre todo la presencia de hiponatremia (<130 meq/L). Otros parámetros anormales frecuentes pero con menor especificidad son: leucocitosis, trombopenia, hipofosfatemia, y signos de disfunción renal, como hematuria, proteinuria, y el aumento de cifras de creatinina. Asimismo, se encuentra mioglobinuria con relativa frecuencia. La aparición de hipoxemia está ligada a la gravedad de la neumonía o a la comorbilidad cardiopulmonar previa.

Radiología torácica. Los hallazgos radiológicos son inespecíficos y bastante precoces: virtualmente todos los pacientes con enfermedad del legionario tienen anormalidades radiográficas a las 72 horas de haber comenzado el proceso. La alteración más frecuente es la presencia de un infiltrado alveolar lobar, que se extiende a otros lóbulos e incluso se hace bilateral en los pacientes inmunosuprimidos o en los que han sido diagnosticados y han iniciado un tratamiento correcto de modo tardío. (Figura 1) Los derrames pleurales no son frecuentes, y cuando se presentan son de pequeño tamaño. En pacientes con depresión inmunitaria las condensaciones iniciales pueden aparecer como opacidades redondas, de base pleural, de difícil diagnóstico diferencial con un infarto pulmonar en ocasiones; en los enfermos inmunodeprimidos que reciben tratamiento corticoideo, estos infiltrados nodulares se cavitan con frecuencia. La respuesta clínica precede a menudo en varios días a la mejoría radiológica, llegando a persistir los infiltrados, algunas veces, varios meses.

Complicaciones. La complicación más frecuente de la enfermedad del legionario es la insuficiencia respiratoria aguda hipoxémica: alrededor del 50% de las neumonías comunitarias por *Legionella* que requieren ingreso hospitalario tienen una $pO_2 < 60$ mmHg. Este fallo respiratorio es más frecuente en inmunodeprimidos y en los pacientes con cultivos positivos (67%) con respecto a los enfermos con cultivos negativos (11%), con diferencias significativas ($p<0.01$). La asociación de neumonía comunitaria con fallo respiratorio hace necesario para algunos autores el descartar la enfermedad del legionario. Se han descrito complicaciones extrarrespiratorias: cardíacas (pericarditis, miocarditis, endocarditis, derrame pericárdico), neuromusculares (neuropatía periférica, síndrome de Guillain-Barré, rabdomiolisis), renales (fracaso renal agudo, glomerulonefritis, necrosis tubular aguda, nefritis intersticial), pancreatitis, púrpura trombocitopénica, que son mucho menos frecuentes en las series recientes con respecto a las iniciales, al diagnosticarse más precozmente y tratarse de modo correcto la neumonía.

2. Fiebre de Pontiac

Es una forma leve de legionelosis, autolimitada, con una tasa de ataque muy alta: 80-90% de los individuos expuestos, y un período de incubación más corto que la enfermedad del legionario, entre 12 y 36 horas, que se sigue de un cuadro de fiebre, escalofríos, astenia, mialgias y cefalea, no acompañadas de síntomas respiratorios; suele recuperarse sin requerir atención médica ni tratamiento en 3-5 días.

Diagnóstico

La sospecha clínica de enfermedad del legionario se acrecienta en las neumonías que se acompañan de: a) hallazgo de abundantes neutrófilos con bacterias escasas o ausentes en la tinción de Gram del esputo, b) presencia de diarrea, cefalea y/o confusión, c) hiponatremia y/o signos de disfunción hepática o aumento de creatinfosfoquinasa, d) fracaso en la respuesta a betalactámicos, e) datos epidemiológicos sugestivos de legionelosis. En estos casos se requieren métodos de laboratorio específicos, como la detección de antígenos urinarios y el cultivo de muestras respiratorias para *Legionella*.

Cultivo en medios selectivos. El diagnóstico definitivo de legionelosis se establece mediante el aislamiento del microorganismo en secreciones respiratorias utilizando un medio selectivo: BCYE-α suplementado con agentes antibióticos (vancomicina, polimixina B, anisomicina) y colorantes, para evitar el crecimiento de flora microbiana acompañante y facilitar la visualización de las colonias. El aislamiento de *Legionella* es el patrón de referencia diagnóstica. En esputo alcanza una sensibilidad entre 70 y 80%, y una especificad del 100%, permitiendo, mediante estudios de ADN, la identificación microbiológica de las cepas halladas, aun en muestras de esputo sin criterios de Murray y Washington adecuados para su análisis.

Inmunofluorescencia directa. Es una técnica diagnóstica rápida, que permite la visualización en pocas horas de los microorganismos mediante su tinción con anticuerpos monoclonales fluorescentes. Su positividad requiere una gran concentración de *Legionella* en la muestra, por lo que es más útil en secreciones respiratorias obtenidas por fibrobroncoscopia, sobre todo en neumonías graves y de afectación bilateral. Es una técnica específica: 95%, con una sensibilidad baja, sobre todo en esputo (25-75%), y que requiere personal experto.

Serología. Su interés es más epidemiológico que clínico, ya que su positividad requiere la seroconversión: cuadruplicación evolutiva de los títulos de anticuerpos a > 1:128 en muestras de suero extraídas en fase aguda y a las 6-8 semanas de evolución, necesitando en ocasiones hasta tres meses de intervalo. Las metodologías más empleadas para la detección de anticuerpos son: inmunofluorescencia indirecta (IFI) y ELISA. La sensibilidad es de 75%, que aumenta al detectar conjuntamente IgG e IgM, y la especificidad es de 95%.

Antígeno urinario de Legionella pneumophila *serotipo 1.* Aparece precozmente en el curso de la enfermedad y se mantiene durante dos meses, persistiendo su positividad pese a recibir tratamiento antibiótico adecuado. Su sensibilidad aumenta al concentrar la orina. Detecta el antígeno soluble de *L. pneumophila* 1, que provoca el 90% de las legionelosis comunitarias, pero sólo el 80% de las nosocomiales, lo que condiciona su mayor limitación. Por el contrario, tiene varias claras ventajas, que hacen que sea la técnica diagnóstica más utilizada actualmente en legionelosis: su rapidez (15 minutos por inmunocromatografía y 2-3 horas por ELISA, mientras que el cultivo tarde 3-5 días), que permite un tratamiento antibiótico dirigido precoz, el no estar condicionada por la posible dificultad de la obtención de esputo, y su persistencia ya comentada. Su sensibilidad es de 70% y su especificidad 99%.

Reacción en cadena de la polimerasa. Es una técnica prometedora, pero por el momento parece prematuro su empleo en clínica, siendo necesario realizar más estudios controlados para confirmar su utilidad.

Tratamiento

La mortalidad de la enfermedad del legionario comunitaria tratada con antibióticos inefectivos es de 16-30%, mientras que la nosocomial alcanza el 50% en enfermos con neoplasias sólidas o hematológicas, y llega a 70% en transplantados. La mortalidad se ha reducido, al diagnosticarse más precozmente (antigenuria) y usar antibióticos más potentes, a menos del 10% en legionelosis comunitarias y del 5% en epidemias.

La actividad *in vitro* de varios antibióticos contra *Legionella* no se ha visto corroborada en la clínica, ya que la localización intracelular del patógeno hace necesario que la concentración intracelular del antibiótico sea mayor allí que la concentración inhibitoria mínima (CIM), como sucede con macrólidos, quinolonas, tetraciclinas y rifampicina. En la epidemia de Philadelphia de 1976, los pacientes tratados con eritromicina y tetraciclinas tuvieron mejor evolución que los que recibieron otros antibióticos.

Macrólidos: la interferencia de la eritromicina con el metabolismo de otros fármacos, sobre todo en inmunodeprimidos, junto a la frecuencia con la que produce efectos secundarios digestivos han provocado su abandono como el macrólido de elección en el tratamiento de la legionelosis, al igual que la claritromicina, al ser bacteriostática contra *Legionella*. La azitromicina tiene actividad superior contra *L. pneumophila* que la eritromicina, menor interferencia con el metabolismo de otros fármacos, mayor concentración en tejido pulmonar y superior vida media plasmática, es mejor tolerada y con menos efectos secundarios, por lo que es el macrólido más empleado en la actualidad en casos de legionelosis.

Quinolonas: han mostrado gran actividad contra *L. pneumophila* en modelos experimentales. Son bactericidas y más efectivas que eritromicina en inhibir el crecimiento intracelular de *Legionella.* Se recomienda que sus dosis iniciales sean el doble de las habituales (500 mg cada 12 horas), para así mejorar la relación área bajo la curva de concentración (AUC):CIM.

La rifampicina es muy activa contra *Legionella,* pero su uso queda reservado a los casos graves con evolución tórpida y en pacientes inmunodeprimidos, y nunca como monoterapia por la posible inducción de mutantes resistentes. No se utilizan actualmente en el tratamiento contra la legionelosis ni las tetraciclinas ni el cotrimoxazol.

Se ha comparado la eficacia de macrólidos con la de levofloxacino en legionelosis en tres estudios observacionales con 458 pacientes: levofloxacino consiguió la defervescencia más precozmente en dos de ellos, así como menor estancia hospitalaria, menos complicaciones y efectos adversos que los macrólidos. Actualmente, la azitromicina (500 mg/24 hs.) y el levofloxacino (500 mg/12 horas inicialmente y luego 500 mg/24 hs.), ambos bactericidas frente a *Legionella,* son los antibióticos más usados en estos procesos.

En la Tabla 1 se pueden observar las dosis habituales de los antibióticos recomendados en infecciones por *Legionella.* Se aconseja que se administren los antibióticos por vía parenteral hasta conseguir la defervescencia clínica, completándose el tratamiento por vía oral hasta un total de 10-14 días, aunque el tratamiento con azitromicina puede ser más corto (7-10 días). Se recomiendan 21 días en los casos graves y en inmunodeprimidos.

La terapéutica combinada recomendada actualmente es la de azitromicina + levofloxacino, que aprovecha la actividad antiinflamatoria de los macrólidos y la bactericida de las fluorquinolonas. Se aconseja en casos graves de enfermedad del legionario y en inmunodeprimidos. La combinación eritromicina + rifampicina se utiliza muy poco actualmente, pese a la sinergia demostrada en estudios experimentales, por no haberse demostrado su eficacia en series clínicas y por su potencial toxicidad.

Brotes epidémicos

Los grandes brotes epidémicos se generan sobre todo a partir de torres de enfriamiento contaminadas por esta bacteria. Los brotes de origen comunitario se deben sobre todo al serogrupo 1, mientras que los brotes nosocomiales que afectan a personas inmunodeprimidas se deben con más frecuencia a otros serogrupos.

Estos brotes epidémicos suelen tener gran difusión en los medios de comunicación ocasionando mucha alarma social y pueden suponer problemas para la industria turística cuando se relacionan con instalaciones hoteleras o de ocio. En Europa, en el año 2005, se detectaron 755 casos en turistas que viajaron a otros países, y el mayor número de casos se registraron entre los turistas que visitaron Italia, Francia, España y Turquía.

En España se han identificado en los últimos años diversos brotes con gran relevancia clínico-epidemiológica (Tabla 2), siendo el brote de Murcia de 2001 el que ha generado más casos a escala mundial.

La investigación de un brote de legionelosis es una prioridad de salud pública. Los clínicos que diagnostican los casos deben comunicarlos con urgencia y los responsables de salud pública deben proceder a la realización de las oportunas encuestas epidemiológicas para cada paciente con la finalidad de identificar posibles focos. En el brote de la Barceloneta de 2000 quedó patente que la mayoría de los casos residían cerca de la torre de refrigeración responsable del brote. (Figura 2) Es imprescindible una buena coordinación entre clínicos, epidemiólogos, técnicos de medio ambiente, microbiólogos, etc. Los estudios de casos y controles y los de epidemiología molecular (confrontando muestras de pacientes y muestras ambientales) pueden certificar el origen del brote.

Control comunitario

Las medidas preventivas pasan por vaciar las torres de enfriamiento cuando no estén en uso, además deben limpiarse periódicamente para eliminar los residuos incrustados. Hay que usar biocidas adecuados siendo la lejía muy eficiente en este sentido. El agua caliente de uso sanitario mantenida a un mínimo de 50º C también reduce el riesgo de transmisión. Debe evitarse el uso de aparatos de terapia respiratoria inadecuados o abastecidos con agua de red.

Actualmente la legislación española exige una serie de condiciones en relación al mantenimiento de las torres que limitan el riesgo. El Real Decreto 865/2003 de 4 de julio pretende una mejor prevención y control de la legionelosis mediante la adopción de medidas higiénico-sanitarias en aquellas instalaciones en las que la legionela es capaz de multiplicarse. Las instalaciones implicadas se clasifican en función de su mayor o menor probabilidad de dispersión y proliferación. Asimismo, se reconoce la necesidad de conocer el régimen de funcionamiento de las instalaciones y de notificar su ubicación. Las instalaciones que con mayor frecuencia se encuentran contaminadas con legionela y han sido identificadas como fuente de infección son los sistemas de distribución de agua sanitaria, caliente y fría, y los equipos de enfriamiento de agua evaporativos, tanto en centros sanitarios como en hoteles y otro tipo de edificios. En este sentido, el citado Real Decreto incluye mayores condiciones estructurales de las instalaciones, así como una nueva redacción de los indicadores de la calidad de agua y de las actuaciones a realizar según los niveles de contaminación.

En virtud del nuevo Real Decreto, los titulares y las empresas instaladoras de torres de refrigeración y condensadores evaporativos están obligados a notificar al ayuntamiento correspondiente, en el plazo de un mes desde su puesta en funcionamiento, el número y características técnicas de los mismos, así como las modificaciones que afectan al sistema. El mismo plazo se establece para la notificación del cese definitivo de la actividad de la instalación. Por lo que respecta a los titulares de las instalaciones, fabricantes, instaladores, mantenedores u otras entidades que dispongan de información, estarán obligados a atender las demandas de información realizadas por las autoridades sanitarias competentes. Asimismo están obligadas a disponer de los correspondientes registros, donde figuren las operaciones realizadas, que estarán a disposición de la autoridad sanitaria.

Situación actual: Resultados preliminares del Estudio LEGESTIR

La Sociedad Española de Neumología y Cirugía Torácica (SEPAR) inició en mayo de 2003 el Estudio LEGESTIR, un estudio prospectivo multicéntrico en 31 hospitales de 13 Comunidades Autónomas de España con el objetivo de mejorar el conocimiento clínico y epidemiológico de la legionelosis. Los hospitales participantes registraron la siguiente información de los casos incidentes diagnosticados: antecedentes (comorbilidad y hábitos tóxicos), datos del episodio actual (fecha de inicio, ingreso, sintomatología, medios diagnósticos, resultados analíticos y tratamiento antibiótico) y evolución (complicaciones y curación o *exitus*). (Tabla 1) Hasta agosto de 2007 se registraron 519 casos de legionelosis, 391 (75,3%) hombres y 124 (23,9%) mujeres. La mediana de edad fue de 60 años (percentiles 25 y 75: 48,8 y 73,6 años, respectivamente). Las comunidades autónomas que más casos aportaron fueron la Comunidad Valenciana (165), Cataluña (138) y País Vasco (94), seguidas de Aragón (31), Canarias (29), Andalucía (15), Madrid (15), Baleares (13), Navarra (7), Castilla la Mancha (5), Asturias (4), Murcia (2) y Castilla León (1).

La neumonía tuvo origen comunitario en 495 casos (95,4%) y nosocomial en 14 (2,7%). Se requirió ingreso en 480 casos (92,5%). Se notificaron 41 casos como asociados a brotes. La enfermedad acabó en *exitus* en 24 casos, con una letalidad por tanto del 4,6%.

Según fecha de diagnóstico destacó un pico en el número de casos en agosto de 2004, probablemente en relación al brote del barrio de Vallcarca en la ciudad de Barcelona; y dos picos menores en julio y septiembre de 2005, en Alcoy (Alicante) y Barcelona, respectivamente.

En cuanto a hábitos tóxicos, 260 (50,1%) de los casos eran fumadores y 127 (24,5%) ex fumadores. Por otro lado 105 (20,2%) pacientes consumían alcohol. En 208 (40,1%) casos existía alguna patología subyacente o tratamiento inmunosupresor. Las patologías de base más frecuentes fueron: diabetes (18%), EPOC (15%) e insuficiencia renal crónica (6%). En 39 pacientes (7,5%) existía tratamiento corticoideo o inmunosupresor.

Los síntomas más frecuentes fueron: fiebre (85,2%), tos (64,4%), disnea (50,5%), artromialgias (37,2%) y expectoración (34,5%). En

116 (22,3%) casos aparecieron síntomas gastrointestinales (diarrea o vómitos) y 81 (16%) presentaron síndrome confusional.

La distribución del patrón radiológico fue la siguiente: alveolar (94,6%), intersticial (8,7%), broncograma (7,7%), multilobar (26,8%), bilateral (15,8%), cavitación (0,6%) y derrame pleural (6,6%).

La técnica diagnóstica más empleada fue la detección del antígeno de legionella en orina en 502 (96,7%) pacientes, seguida de la serología en 152 (29,3%) y cultivo de esputo en 51 (9,8%). El resto de técnicas (cultivo o antígeno de aspirado bronco-alveolar, lavado bronco-alveolar o biopsia) se utilizaron en menos de un 3% de pacientes.

En cuanto al tratamiento 155 (29,9%) pacientes tomaban antibióticos de forma ambulatoria antes de acudir a urgencias, pero el tratamiento fue adecuado sólo en 19 (12,3%) de ellos. Asimismo, de los 458 (88,2%) que recibieron antibióticos en urgencias, 384 (83,8%) recibieron los fármacos adecuados. En 179 (39,1%) casos se tuvo que cambiar la pauta antibiótica por una o varias de las siguientes razones: hallazgos etiológicos (91,0%), fracaso clínico (81,9%) o intolerancia (60,0%).

En 190 (36,6%) de los casos aparecieron complicaciones; de éstos, 73 requirieron ingreso en UCI y de éstos, 43 necesitaron ventilación mecánica. Las complicaciones más frecuentes fueron: insuficiencia respiratoria aguda en 148 (38,5%) casos, insuficiencia renal aguda en 67 (12,9%), shock en 47 (9,1%), sepsis en 42 (8,1%) y derrame pleural en 32 (6,2%).

En cuanto a la persistencia de las pruebas de antígeno en orina, un 98,0% (492/502) fueron positivas en el momento basal, un 46,2% (117/253) permanecieron positivas a los 20 días, y un 20,1% (41/204) a los 40 días del diagnóstico.

En un análisis mediante regresión logística binomial de los factores asociados a la letalidad se obtuvieron las siguientes asociaciones estadísticamente significativas a nivel bivariado entre la letalidad y las variables sociodemográficas, patología de base, tratamiento inmunosupresor, medios diagnósticos y la severidad de la neumonía (se muestran los *odds ratio* e intervalos de confianza al 95%): cirrosis hepática: 7,6

Antimicrobiano	*Dosificación*
Macrólidos	
Azitromicina	500 mg po o iv/24 h[b,c]
Claritromicina	500 mg po o iv/12 h[c]
Quinolonas	
Levofloxacino	500 mg po o iv/12 h[d]
Ciprofloxacino	400 mg iv/8 h
	750 mg po/8 h
Ofloxacino	400 mg[b] po o iv/12 h
Moxifloxacino	400 mg po/24 h
Tetraciclinas	
Doxiciclina	100 mg[b] po o iv/12 h
Minociclina	100 mg[b] po o iv/12 h
Otros	
Trimetoprim-sulfametoxazol	160/800mg iv/8 h
	160/800 mg po/12 h
Rifampicina	600 mg iv/12 h

Tabla 1: *Antibióticos recomendados en el tratamiento de la infección por Legionella. [a] Dosificación basada en la experiencia clínica y no en ensayos clínicos controlados / [b] Se recomienda doblar la primera dosis / [c] La formulación intravenosa no está disponible en muchos países / [d] Dosis inicial, reducir a la mitad tras defervescencia*

(1,4-39,8); escore de Fine > 90 puntos: 4,6 (1,8-11,9); y el diagnóstico mediante serología ± antigenuria *vs.* sólo antigenuria: 0,10 (0,01-0,72). En el análisis multivariado (en un modelo con las tres variables anteriores ajustado adicionalmente por edad y sexo) sólo la cirrosis hepática mantuvo la significación estadística.

Las conclusiones más importantes de este estudio son:

• La mayoría de casos de legionelosis tuvieron un origen comunitario (95%).

• En el 97% de casos se utilizó la detección del antígeno de legionella en orina como método diagnóstico, asociado o no a la serología.

• El cultivo de esputo se utilizó en mucha menor proporción (10%), a pesar de ser una técnica clave para la identificación del foco ambiental. Es fundamental insistir al clínico en la importancia de la obtención de una muestra de esputo, independientemente del diagnóstico por antigenuria, de cara a la investigación de un posible brote.

• A los 20 días, en el 46% de pacientes persistió el antígeno en orina y a los 40 días en el 20%.

• Los pacientes con cirrosis hepática presentaron una mayor letalidad por legionelosis.

• Sólo se han notificado un 1% de casos como asociados a brote, a pesar de que por otras fuentes (registro de enfermedades de declaracion obligatoria) el número real es mayor. Esta infraestimación podría deberse a que en el momento de la cumplimentación de la encuesta, el médico ignora si se trata de un caso esporádico o asociado a un brote.

Año	*Ciudad*	*Casos*	*Fuente*	*Referencia*
1973	Benidorm (Alicante)	8	Hotel	*Ann Int Med* 1979
1983-1988	Badalona (Barcelona)	51	Hospital	*Med Clin* (Barc) 89
1983	Castillejos (Zaragoza)	81	Agua caliente	*Med. Militar*, 84?
1983	Llutxent (Valencia)	35	Agua potable	Enf Inf Micr Clin 94
1984	Calella (Barcelona)	32	Duchas hotel	*Med Clin* (Barc) 87
1988	Barcelona	56	Mov. tierras	*Med Clin* (Barc) 89
1991	Almuñécar (Granada)	91	Torre refrig.	*Bol Microbiol Sem* 91
1995-2006	Alcoi (Alicante)	> 200	?	Congreso SEE, 2001
1997	Alcalá de Henares (Madrid)	224	Torre refrig.	*Bol Microbiol Sem* 97
2000	Vigo (Pontevedra)	35	?	Congreso SEE-2001
2000	Barrio Barceloneta (BCN)	54	Torre refrig.	Sujeto a revisión
2001	Murcia	> 500	Torre refrig.	*Eurosurv. Week.* 2001
2002	Mataró	125	Torre refrig.	Sesión IMSP 2002
2005	Torrevieja (Alicante)	30	Centro comercial	http:www.promedmail.org
2005	Vic (Barcelona)	53	Torre refrig.	Google.es
2006	Móstoles (Madrid)	26	?	Google.es
2006	Vilafranca del Penedés (BCN)	14	Nebulizador pescado	Google.es
2006	Pamplona Navarra	149	Torre refrig.	Google.es

Tabla 2: *Brotes más importantes de legionelosis en España*

Bibliografía

1. Andrews H.L., Vogel J.P., Isberg R.R. "Identification of linked Legionella pneumophila genes essential for intracellular growth and evasión of the endocytic pathway". *Infect Immun* 1998;66:950-8.
2. Benin A.L., Benson R.F., Beser R.E. "Trends in Legionnaires'disease, 1980-1998: declining mortality and new patterns of diagnosis". *Clin Infect Dis* 2002;35:1039-46.
3. Benkel D.H., McClure E.M., Woolard D., Rullan J.V., Miller G.B Jr., Jenkins S.R., *et al.* "Outbreak of Legionnaires' disease associated with a display whirlpool spa". *Int J Epidemiol* 2000;29(6):1092-8.
4. Benson R.F., B.S. Fields. "Classification of the genus Legionella". *Semin Respir Infect* 1998;13:90-9.
5. Blázquez R.M., Espinosa F., Alemany L. y cols. "Antimicrobial chemotherapy for legionnaires'disease: levofloxacin versus macrolides". *Clin Infect Dis* 2005;40:800-6.
6. Borella P., Montagna M.T., Stampi S., Stancanelli G., Romano-Spica V., Triassi M., *et al.* "Legionella contamination in hot water of Italian hotels". *Appl Environ Microbiol* 2005;71(10):5805-13.
7. Carratala J., Gudiol F., Pallares R., Dorca J., Verdaguer R., Ariza J., *et al.* "Risk factors for nosocomial Legionella pneumophila pneumonia". *Am J Respir Crit Care Med* 1994;149 (3 Pt 1):625-9.
8. Castor M.L., Wagstrom E.A., Danila R.N. y cols. "An Outbreak of Pontiac Fever with Respiratory Distress among Workers Performing High-Pressure Cleaning at a Sugar-Beet Processing Plant". *J Infect Dis* 2005;191:1530.
9. Chang F.Y., V.L. Yu. "Legionella infection". En: Kasper D.L., Brawnwald E., Fauci A.S., editores. *Harrison's Principles of Internal Medicine.* New York: McGraw-Hill, 2004; 945-49.
10. Chow J.W., V.L. Yu. "Legionella: a major opportunistic pathogen in transplant recipients". *Semin Respir Infect* 1998;13(2):132-9.
11. Correia A.M., Gonçalves G., Reis J., Cruz J.M., Castro e Freitas J.A. "An outbreak of legionnaires disease in a municipality in northern Portugal". *Euro Surveill* 2001;6(7):121-4.
12. Edelstein P.H., N.P. Cianciotto. "Legionella". En: Mandell G.L., Bennett J.E., Dolin R. (eds.) *Principles and Practice of Infectious Diseases.* 6th ed. Philadelphia: Churchill Livingstone, 2005;2711-2743.
13. Feldman C. "Pneumonia associated with HIV infection". *Curr opin Infect Dis* 2005; 18(2):165-70.
14. Fernández J.A., López P., Orozco D., Merino J. "Clinical study of an outbreak of Legionnaire's disease in Alcoy, Southeastern Spain". *Eur J Clin Microbiol Infect Dis* 2002;21(10):729-35.
15. Fisman D.N., Lim S., Wellenius G.A., Johnson C., Britz P., Gaskins M., *et al.* "It's not the heat, it's the humidity: wet weather increases legionellosis risk in the greater Philadelphia metropolitan area". *JID* 2005;192:2066-73.
16. Fràser D.W., Tsai T., Orenstein W. y cols. "Legionnaires'disease: description of an epidemic of pneumonia". *N Eng J Med* 1977;297:1189-97.
17. García-Fulgueiras A., Navarro C., Fenoll D., García J., González D.P., Jiménez-Buñuales T., Rodríguez M., López R., Pacheco F., Ruiz J., Segovia M., Balandrón B., Pelaz C. "Legionnaires' disease outbreak in Murcia, Spain". *Emerg Infect Dis* 2003;9(8):915-21.
18. Glick T.H., Gregg M.B., Berman B. y cols. "Pontiac fever. An epidemic of unknown etiology in a health department: I. Clinical and epidemiologic aspects". *Am J Epidemiol* 1978;107:149-154. *Chest* 2000;117: 398-403.
19. Helbig J.H., Uldum S.A., Bernander S. y cols. "Clinical utility of urinary antigen detection for diagnosis of community-acquired, travel-associated, and nosocomial legionnaires'disease". *J Clin Microbiol* 2003;41: 838-840.
20. Heymann, D.L. *El control de las enfermedades transmisibles.* 18ª ed. Washington: Organización Panamericana de la Salud, 2005.
21. Hicks L.A., Rose C.E., Fields B.S., Drees M.L., Engel J.P., Jenkins P.R., *et. al.* "Increased rainfall is associated with increased risk for legionellosis". *Epidemiol Infect* 2007;135(5):811-7.
22. Jansá J.M., Caylá J.A., Ferrer D., García J., Pelaz C., Salvador M., Benavides A., Pellicer T., Rodríguez P., Garcés J.M., Segura A., Guix J., Plasencia A. Barcelona Legionellosis Study Group. "An outbreak of Legionnaires' disease in an inner city district: importance of

the first 24 hours in the investigation". *Int J Tuberc Lung Dis* 2002;6(9):831-8.

23. Lasheras A., Boulestreau H., Rogues A.M., Ohayon-Courtes C., Labadie J.C., Gachie J.P. "Influence of amoebae and physical and chemical characteristics of water on presence and proliferation of Legionella species in hospital water systems". *Am J Infect Control* 2006;34(8):520-5.
24. Lieberman D., Shmarkov O., Gelfer Y., Ben-Yaakov M., Lazarovich Z. *et. al.* "Serological evidence of Legionella species infection in acute exacerbation of COPD". *Eur Respir J* 2002;19(3):392-7.
25. Martin R., M. Sabria. "Infecciones por Legionella". En: Ausina Ruiz V., S. Moreno Guillén, editores. *Tratado SEIMC de Enfermedades Infecciosas y Microbiología Clínica.* Madrid: Ed. Médica Panamericana, 2006;419-24.
26. Matsunaga K., Klein T.W., Friedman H., Yamamoto Y. "Involvement of nicotinic acetylcholine receptors in suppression of antimicrobial activity and cytokine responses of alveolar macrophages to Legionella pneumophila infection by nicotine". *J Immunol* 2001; 167(11):6518-24.
27. Mc Dade J.E., Shepard C.C., Fraser D.W. y colaboradores. "Legionnaires'disease: isolation of a bacterium". *N Eng J Med* 1977; 297:1197-203.
28. Mulazimoglu L., V.L. Yu. "Can Legionnaires disease be diagnosed by clinical criteria? A critical review". *Chest* 2001;120;1049-53.
29. Mykietiuk A., Carratalà J., Fernández-Sabé N., *et al.* "Clinical outcomes for hospitalized patients with Legionella pneumonia in the antigenuria era: the influence of levofloxacin therapy". *Clin Infect Dis* 2005;40:794-9.
30. Nguyen T.M., Ilef D., Jarraud S., Rouil L., Campese C., Che D., *et al.* "A community-wide outbreak of legionnaires disease linked to industrial cooling towers ¿how far can contaminated aerosols spread?" *J Infect Dis* 2006;193(1):102-11.
31. Ochoa D., Sanz F., Cayla J., Blanquer J. and the Legestir study group of TIR-SEPAR. "Factors associated with legionellosis lethality: a web-based multicenter study". *Eur Respir J* 2007;30(supl51):41s.
32. Pedro-Botet M.L., M. Sabrià. "Legionellosis". *Semin Respir Crit Care Med* 2005;26(6):625-34.
33. Rankatokko-Jalava K., J. Jalava. "Development of conventional and real-time PCR assays for detection of Legionella DNA in respiratory specimens". *J Clin Microbiol* 2001;39:2904-10.
34. Ricketts K.D., McNaught B., Joseph C.A. "Travel-associated Legionnaires Disease in Europe, 2005". *Eurosurveillance* 2007;12:60-3.
35. Sabrià M., Pedro-Botet M.L., Gómez J., *et al.* "For the Legionnaires'Disease Therapy Group. Fluoroquinolones versus macrolides in the treatment of legionnaires'disease". *Chest* 2005; 128: 1401-5.
36. Sabrià M., V.L. Yu. "Legionella species (legionnaires'disease)". En: Yu V.L., Weber R., Raoult D. (eds.) *Antimicrobial Therapy and Vaccines.* 2nd ed. New York: Apple Trees Productions, 2002;395-417.
37. Sopena N., Pedro-Botet M.L., Sabriá M., García-Parés D., Reynaga E., García-Núñez M. "Comparative study of community - acquired pneumonia caused by Streptococcus pneumoniae, Legionella pneumophila or Chlamydia pneumoniae". *Scand J Infect Dis* 2004;36(5):330-4.
38. Stone B.J., K.Y. Abu. "Expression of multiple pilli by Legionella pneumophila: Identification and characterization of a type IV pilin gene and its role in adherence to mammalian and protozoan cells". *Infect Immun* 1998;66:1768-75.
39. Tan M.J., Tan J.S., Hamor R.H. y cols. "The radiologic manifestations of legionnaires'disease. The Ohio Community-Based Pneumonia Incidence Study Group". *Chest* 2000;117: 398-403.
40. Trosini-Desert V., Germaud P., Dautzenberg B. "Exposition à la fumée du tabac et risque infectieux bactérien". *Rev Mal Respir* 2004;21 (3 Pt 1):539-47.
41. Yu V.L., Greenberg R.N., Zadekis N. y cols. "Levofloxacin efficacy in the treatment of community-acquired legionellosis". *Chest* 2004;125: 2135-9.

Enfermedades por rickettsias 15

Alfredo C. Seijo
Olindo Martino

Definición

Las rickettsiosis representan enfermedades infecciosas transmisibles provocadas por bacterias pertenecientes a la familia *Rickettsiaceae.* Varios géneros y especies mantienen ciclos zoonóticos en la naturaleza, involucrando diversas especies de reservorios vertebrados y vectores (artrópodos), y condiciones ambientales para el mantenimiento y la emergencia de las mismas. Las manifestaciones clínicas son variables: fiebre indiferenciada, fiebre con exantema (papuloso, purpúrico o vesiculoso) y falla multiorgánica.

Etiología

(Subclase: *α Proteobacteria*, Orden: *Rickettsiales* con dos familias: *Anaplasmataceae* y *Rickettsiaceae,* Género: *Rickettsia*).

Las especies de rickettsias están incluidas en el Grupo de las Fiebres Manchadas, el Grupo Tífico y el Grupo del Tifus Tsutsugamuschi y las rickettsias no clasificadas aisladas de hospederos invertebrados. En los últimos años ha ido incrementándose progresivamente la lista de nuevas especies reconocidas, especialmente en el grupo de las fiebres manchadas y en las rickettsias no clasificadas.

Son microorganismos procariotas, parásitos de vida intracelular que se multiplican por fisión binaria. Se disponen como cocobacilos y su tamaño es de 0,5 a 0,3 micras. Aunque sus paredes se asemejan a las de las bacterias Gram negativas se tiñen mal con este colorante, en cambio toman los colorantes de Wright, Giemsa y Jiménez, mostrando un matiz rojovioláceo. En el huésped parasitado crecen en el sistema retículohistiocitario, especialmente en los endotelios que tapizan los vasos y también en los eritrocitos de vertebrados.

A diferencia de otros patógenos intracelulares, poseen un complejo enzimático que les permite mantener un metabolismo independiente y producción propia de energía. Tampoco realizan su ciclo intracelular dentro de una vacuola. Éstas y otras características relacionadas con la secuencia genómica han conducido a la clasificación actual, que separa a organismos como *Coxiella* o *Bartonella,* antes considerados dentro de la tribu *Rickettsiaceae*, a la que se le acepta, por el momento, un sólo género (*Rickettsia*), con los tres grupos mencionados. Sólo el grupo de las Fiebres Manchadas tiene reconocidas más de 20 especies, de distribución mundial. Una clasificación simplificada se observa en el Tabla 1.

Pueden cultivarse en líneas celulares o recuperarse por inoculación en animales de laboratorio. En forma indirecta, se reconocen en muestras de tejidos por inmunofluorescencia, técnicas histoquímicas o reacción en cadena de la polimerasa.

Las rickettsias inducen la fagocitosis celular, pero luego salen del fagosoma para localizarse libremente en el citoplasma y en el caso del grupo de las fiebres manchadas, ocasionalmente en el núcleo. La replicación dentro de las células endoteliales del hospedador, conduce a la vasculitis, substrato patogénico y hallazgo anatomopatológico común a todas las enfermedades por rickettsias.

Enfermedad	*Especie*	*Vector*	*Distribución*
Fiebres manchadas (13 especies)	***R. rickettsii*** ***R. parkeri*** *R. conorii* *R. africae* *R. akari* *R. felix*	Garrapatas Ácaros Pulgas	América Mediterráneo África EEUU América
Tifus histórico Tifus endémico	*R. prowazekii* ***R. typhi***	Piojo vestido Pulga	Mundial Mundial
Fiebre de los Matorrales Ehrlichiosis Anaplasmosis Wolbachia Neorickettsias	*O. tsutsugamuschi* ***E. chafeensis***, otras ***A. marginalis***, otras	Ácaros Garrapatas Garrapatas Artrópodos y helmintos	SE Asia, Japón Mundial Mundial Mundial

Tabla 1: *Clasificación y características de las principales rickettsiosis (en negritas las rickettsiosis de distribución comprobada o probable en Argentina)*

El lipopolisacárido induce serorreactividad cruzada entre los grupos y con bacterias de los géneros *Proteus, Legionella* y otros. Las proteínas de superficie OmpA, OmpB y PS120 contienen epítopes especie específicos que sirven de blanco para la serotipificación. Esta metodología está siendo reconsiderada a la luz de la nueva información brindada por la genética molecular que resulta ser más precisa y definitiva. Actualmente se propone utilizar para la clasificación de los aislamientos de rickettsias a nivel género, grupo y especie el análisis comparativo de las secuencias de 5 genes rickettsiales que incluyen el ARNr16S y agregan el gen *gltA, ompA, ompB y D(sca4)*, aunque todavía falta determinar con exactitud el porcentaje de divergencia genética que definirá especie, subespecie o cepa dentro del género.

Las rickettsias son especialmente sensibles a las tetraciclinas y al cloranfenicol, pero refractarias a las sulfamidas, aminoglucósidos, betalactámicos.

Epidemiología y Geografía médica

Vectores: El tifus exantemático transmitido por piojos era considerado la única enfermedad del grupo con circulación humana exclusiva, pero en los últimos años se encontró un reservorio animal del grupo de las ardillas, que la convierte también en zoonosis. En casos puntuales se ha comprobado en alguna de estas enfermedades transmisión por aerosoles y por vía parenteral.

Las garrapatas duras (familia *Ixodidae*) son responsables de la transmisión de la mayoría de estas enfermedades. Pulgas como *Xenopsylla cheopis* son vectores del tifus murino (*R. typhi*), piojos del cuerpo (*Pediculus humanus corporis*) del tifus exantemático (*R. prowazekii*), y diversos ácaros e incluso garrapatas *blandas* (*Argasidae)* de otras rickettsiosis. Pueden existir además de vectores específicos, otros de carácter secundario.

Las garrapatas y otros artrópodos vectores se infectan al alimentarse con sangre de los hospedadores (diversas especies de vertebrados, los más importantes mamíferos). En algunos casos (garrapatas) puede mantenerse la infección en forma vertical (transovárica). El ciclo se perpetúa cuando la garrapata inocula los microorganismos (presentes en sus glándulas salivares infectadas) en el proceso de alimentación. Los estadios intermedios, larvas y ninfas, pueden actuar como vectores, y en estos casos es difícil reconocer en el humano la puerta de inoculación. Las garrapatas pueden permanecer en el medio ambiente en condiciones adversas, por períodos prolongados, sin alimentación, hasta que encuentran al hospedero adecuado. La fiebre manchada por *R. rickettsii* es transmitida en América del Norte por *Dermacentor spp*, en México por *Rhipicephalus sanguineus* (garrapata habitual de los perros) y en América del Sur por *Amblyomma spp*. En Argentina, *Amblyomma cajennense* es vector en la región subtropical del noroeste. En la región mesopotámica y provincia de Buenos Aires *Amblyomma triste* sería el vector de *Rickettsia parkeri*, causante de una enfermedad febril exantemática recientemente comunicada.

Geografía médica: La distribución de las enfermedades rickettsiales es mundial, algunas con característica delimitación geográfica por el tipo de reservorios y vectores involucrados. En algunas regiones deben considerarse enfermedades emergentes, mostrando en su aparición y difusión una relación estrecha con alteraciones del medio ambiente. Los viajeros a áreas que tienen rickettsiosis endémicas pueden manifestar síntomas no siempre reconocibles, si no se indaga el antecedente del viaje (enfermedad importada).

En las Américas la fiebre de las Montañas Rocosas (*R. rickettsii*) tiene una distribución amplia que abarca Canadá, EEUU, la región de América Central hasta Brasil, Colombia y transmisión autóctona en el Noroeste Argentino donde se denomina Fiebre manchada argentina. Además, se conoce la circulación de otras rickettsias del grupo *fiebres manchadas*, por ejemplo, en EEUU la denominada rickettsialpox o rickettsiosis varioliforme (por producir exantema vesicular) es causada por *R. akari* y en África por *R africae.* Una de las últimas reconocidas como patógeno humano en América es *R. felis*, que tiene como hospedador al gato y vector probable la pulga del felino. Se desconoce, por falta de estudios, su circulación en Argentina. La fiebre botonosa o fiebre del Mediterráneo (*R. conorii*) ha sido descrita en países del sur de Europa y norte de África. *R parkeri* tendría su distribución en el Nuevo Mundo. En Argentina el área de dispersión se relaciona con el hábitat de la garrapata *A triste*, que abarcaría desde los Esteros del Iberá en la provincia de Corrientes hasta la región oriental de la provincia de Buenos Aires y una extensa región de la república del Uruguay. En los últimos años se han agregado nuevas especies, algunas cuya patogenicidad al humano está por determinarse (*R. massiliae*). El grupo de las fiebres tíficas (de tufo o estupor) incluye al tifus histórico o epidémico (*R prowazeckii*) y al tifus endémico (*R typhi*). El tifus epidémico, otrora de distribución mundial, en general causante de graves epidemias relacionadas con las guerras, el hambre y las catástrofes, se halla actualmente confinado a regiones muy pobres de África (Ruanda, Argelia y Senegal) Asia y la región andino peruana, sin embargo, parece emerger en gente sin hogar y hacinados de la ex URSS. Casos aislados de este tifus, caracterizado por una forma tardía y recidivante (varios años luego de la primoinfección) ante una situación de inmunodepresión, denominado enfermedad de Brill-Zinsser, fueron descritos en los EEUU en emigrantes centroeuropeos. El *tifus murino* mantiene una distribución mundial ya que su reservorio son las ratas (*Rattus sp*). A diferencia del anterior, predominan los cuadros febriles inespecíficos. En las primeras décadas del siglo XX, casos esporádicos y brotes epidémicos de tifus exantemático y endémico fueron estudiados en Argentina, pero luego se discontinuaron los mismos.

En el sudeste asiático *Orientia tsutsugamushi* causa una enfermedad febril, a veces confundida con leptospirosis, denominada *tifus de los matorrales*, cuyo vector son ácaros trombidídeos.

Anatomía patológica: La lesión típica es una vasculitis con proliferación de la bacteria dentro de las células endoteliales, tanto en la zona de inoculación como en las localizaciones parenquimatosas, que se producen por diseminación hematógena. El vaso afectado (capilar, arteriola o vena) es rodeado por un infiltrado de células plasmáticas, histiocitos y polimorfonucleares. En los endotelios se produce adherencia de plaquetas y se forman trombos en la microcirculación. La vasculitis por proliferación bacteriana explica tanto las manifestaciones sistémicas como el fenómeno de escape vascular, que conduce a la extravasación plasmática, mecanismo donde además intervienen mediadores inmunológicos. No se han demostrado toxinas.

Cuando existe escara de inoculación por la mordedura de la garrapata (fiebres manchadas) se observa una mayor respuesta inmune que el mostrado por el exantema, a través de la presencia de un mayor número de macrófagos, de linfocitos T-Helper y de linfocitos T citotóxicos-supresores. A la par, una presencia escasa de rickettsias.

La lesión característica de la encefalitis rickettsial está representada por el nódulo glial, granuloma inflamatorio, constituido por neutrófilos y predominio de macrófagos (nódulo tífico). Cuando se comprometen las meninges se observa un infiltrado linfohistiocitario perivascular, similar al observado en el compromiso miocárdico (miocarditis intersticial) sin mionecrosis, que explica la bradicardia relativa en los casos graves, signo de mal pronóstico. Tanto en las fiebres manchadas como en los tifus, la microvasculatura del pulmón es el *mayor target* de la infección por rickettsias y responsable del debacle funcional del órgano a partir de la producción de un edema no cardiogénico conducente al síndrome de distrés respiratorio por extravasación plasmática. La microscopia identifica tres tipos de lesiones: edema alveolar con formación de membrana hialina, infiltrado intersticial linfohistiocitario (neumonitis intersticial) e infiltrado perivascular (vasculitis pulmonar). Otras observaciones de casos graves incluyen: erosión de la mucosa del estómago y del yeyuno con micro hemorragias, formación de granulomas hepáticos con focos aislados de necrosis hepatocelular, en forma inconstante esplenomegalia con tejido esplénico poco consistente debido a la gran congestión. En riñón se pueden constatar signos de glomerulitis inespecífica, y nefritis intersticial. Es llamativa la participación del testículo en casos graves, con inflamación del estroma y la membrana albugínea. Antiguamente se utilizaba esta característica inoculando material clínico en escroto de cobayo.

Manifestaciones clínicas: Los tres grupos rickettsiales se han clasificado por sus características genómicas, pero existe una superposición de los síntomas clínicos, por lo que se describirán en conjunto, con las particularidades que puedan presentar cada una de las especies de rickettsias. La infección sin enfermedad asociada o los cuadros clínicos oligosintomáticos son difíciles de diagnosticar, en la medida que no existan antecedentes epidemiológicos orientadores (mordedura de garrapata, permanencia en zona endémica, etc.).

Un cuadro clínico de inicio, común a la mayoría de las rickettsiosis, incluye hipertermia, mialgias, cefaleas, signos de irritación meníngea, dolor abdominal, náuseas, vómitos y diarrea, luego de una semana (promedio) de la inoculación. Sólo será posible, aunque no constante, observar una escara de inoculación característica, cuando la mordedura se haya producido por una garrapata adulta, como es el caso de las fiebres manchadas. Sin embargo, es poco frecuente en las mordeduras por *Dermacentor sp* y más frecuente cuando es debida a *Amblyomma sp.* La mordedura de garrapata produce una pápula pruriginosa que evoluciona a úlcera; ésta es recubierta por una escara de color oscuro, negro (*tache noire*) que remeda la úlcera carbuncosa. (Figura 1) La vasculitis local producida por las rickettsias y la probable acción enzimática de la secreción salivar de la garrapata son las causas de esta lesión inicial. Por el contrario, en el grupo tifus (*R. prowazekii y R. typhi*) no hay escara, ya que la inoculación se produce por las heces de los piojos y de las pulgas depositadas sobre el sitio de alimentación. El grupo tifus de los matorrales reconoce escara de inoculación por un ácaro.

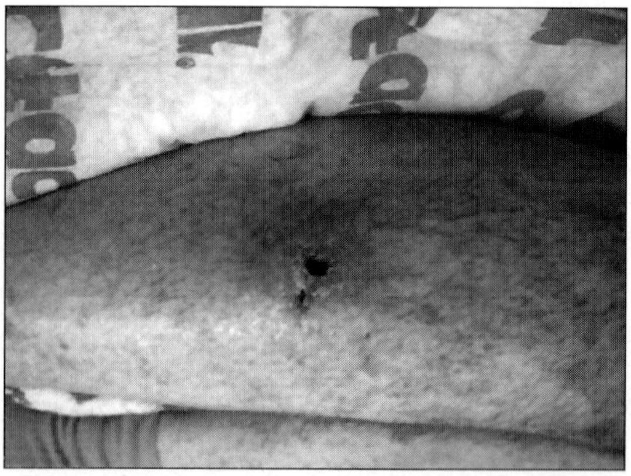

Figura 1: *Escara de inoculación* (Tache noire) *de un paciente con fiebre manchada por* Rickettsia sp *de la provincia de Buenos Aires, provocada por una garrapata no identificada*

Entre el quinto y séptimo día de iniciado el cuadro, se produce en la mayoría de los pacientes una erupción. En la infección por *R. rickettsii* es maculopapular, petequial o purpúrico, con mayor distribución centrífuga, en general simétrica y en casos severos con hematomas distales similares a los observados en la meningococcemia. (Figura 2) Los casos estudiados hasta el momento y atribuidos a *R parkeri* mostraron un exantema papular, vesicular y purpúrico (Figura 3), con menor compromiso del estado general, aunque la experiencia clínica es por ahora limitada. Se han observado escaras por inoculación.

En la fiebre botonosa (*R. conorii*) predominan las maculopápulas y es posible la progresión a formas severas. Se ha confundido su presencia en América posiblemente con *R rickettsii* y con *R parkeri* por la serorreactividad cruzada en las pruebas serológicas.

Las rickettsialpox se caracterizan por la aparición de un exantema vesicular (Figura 4), en dos o tres brotes sucesivos, precedido por pápulas pruriginosas, que asientan también en cuero cabelludo. Este cuadro clínico, más un enantema vesiculoso en faringe y paladar, la hacen a veces indistinguible de la varicela, siendo de gran ayuda diagnóstica la presencia de la escara de inoculación.

Los tifus exantemático, las fiebres manchadas por *R. rickettsii*, en menor medida la fiebre botonosa, y la fiebre de los matorrales presentan además compromiso multisistémico de variada gravedad. Son frecuentes las manifestaciones neurológicas: irritación meníngea o meningitis a líquido claro con pleocitosis y discreto aumento de las proteínas, signos neurológicos focales, convulsiones, estupor y confusión. Existe una disfunción hepática por colostasis intrahepática, que en ocasiones puede producir ictericia por aumento de la bilirrubina conjugada; insuficiencia renal ya sea de origen prerrenal hasta necrosis tubular aguda, miocarditis, edema no cardiogénico con signos de hipovolemia por fenómeno de extravasación capilar pulmonar, donde se comprueba hiponatremia por síndrome de mala utilización de la hormona antidiurética. Este mecanismo de escape de líquidos es similar a lo que acontece en enfermedades por hantavirus, arenavirus y virus Dengue. Como en todas las enfermedades por vasculitis la plaquetopenia es frecuente, y su magnitud índice de gravedad. Las modificaciones del hemograma y la velocidad de sedimentación globular no son constantes.

Una secuencia clínica de hipertermia, cefaleas, mialgias, síntomas abdominales (en ausencia de afección de la vía aérea superior), seguida de una erupción maculopapular y petequial o purpúrica, con plaquetopenia y signos clínicos y de laboratorio de agresión pluriparenquimatosa debe ser sospecha de enfermedad rickettsial.

Los diagnósticos diferenciales incluyen: leptospirosis, meningococcemia, fiebre tifoidea, secundarismo luético, mononucleosis, neumonías atípicas, erliquiosis (*), enfermedad por hantavirus (tanto fiebre hemorrágica con síndrome renal como síndrome pulmonar), dengue y fiebre amarilla, fiebre hemorrágica por arenavirus, enfermedades exantemáticas como sarampión, septicemias, y entre las no infecciosas: vasculitis como la púrpura de Schöenlein-Henoch, la púrpura trombótica trombocitopénica y la púrpura debida a colagenopatías. Plaquetopenias inducidas por fármacos, púrpura trombocitopénica idiopática y otros.

Complicaciones: En forma similar a lo que acontece en las púrpuras distales de las meningococcemias, se puede producir una gangrena isquémica y la pérdida de falanges. La neumonía bacteriana es una complicación frecuente, especialmente asociada al respirador en los casos en que el paciente requiere asistencia respiratoria. Si la extravasación de plasma es importante puede llevar al shock hipovolémico. La oligoanuria puede tener este mecanismo o bien ser expresión de la vasculitis generalizada. Se ha señalado la importancia de la bradicardia relativa en el reconocimiento de la miocardiopatía.

Los casos reconocidos en el noroeste argentino por *R rickettsii* han mostrado una letalidad elevada cercana al 50%.

Diagnóstico: hasta hace unas décadas se utilizaba la reacción de Weil-Felix para el diagnóstico de los tifus exantemático y endémico. La prueba (aglutinación) se basa en la utilización de antígenos de *Proteus* OX19 y OX2, que tienen reactividad cruzada con las rickettsias. Es de

(*) El género Ehrlichia *ha sido separado de Rickettsia. Son microorganismos intracelulares de reciente conocimiento en patología humana.* E. Chaffeensis *es una zoonosis cuyo principal reservorio serían los cánidos, y los vectores, garrapatas de los géneros* Amblyomma, Dermacentor *y otros. El cuadro clínico es muy similar al descrito para las rickettsiosis con afección sistémica. Existen indicios de su circulación en la Argentina (Jujuy).*

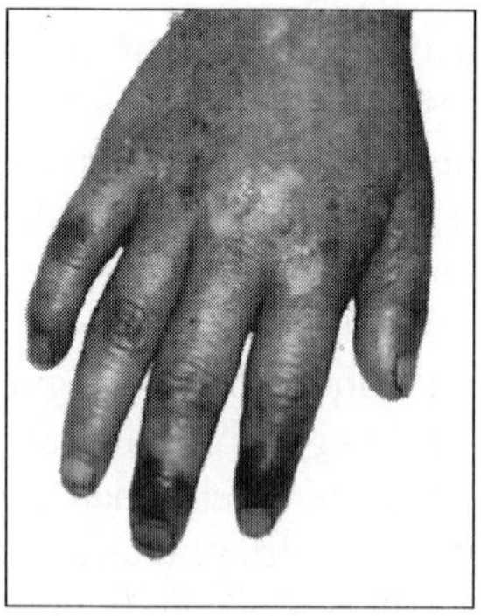

Figura 2: *Púrpura distal debida a R rickettsii en un paciente de la provincia de Salta*

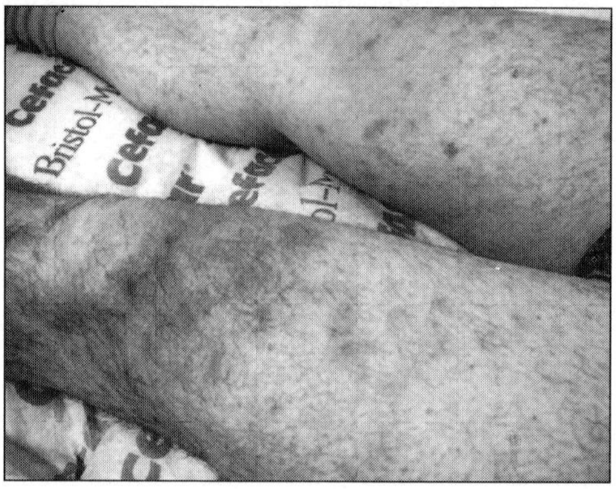

Figura 3: *Exantema papuloso, vesiculoso y purpúrico* (R parkeri) *adquirido en la región del Delta Paranaense*

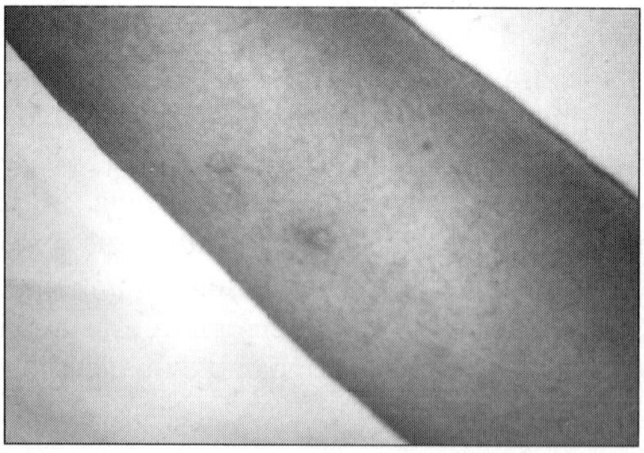

Figura 4: *Elementos vesiculares producidos por* R africae *en un paciente proveniente de Sudáfrica*

baja especificidad y sensibilidad. Actualmente se utiliza la inmunofluorescencia indirecta con antígenos específicos de las especies más importantes. El inmunodiagnóstico es tardío, ya que implica demostrar seroconversión y requiere una valoración precisa por la serorreactividad interespecies, con otros géneros microbianos y en presencia de enfermedades no infecciosa. Como el aislamiento requiere laboratorios de alta seguridad y cierta complejidad (cultivo celular), se han estandarizado técnicas rápidas para demostrar el agente en material biópsico, especialmente de las lesiones dérmicas: inmunofluorescencia directa, técnicas histoquímicas y reacción en cadena de la polimerasa.

Tratamiento: Se utiliza la doxiciclina en dosis inicial de 200 mg cada 12 horas, y luego 200 mg /día, por un total de 7 días. La respuesta es rápida si se administra a tiempo. Entre los 8 y 12 años se indican 100 mg/día. La FDA en los EEUU admitió la administración de doxiciclina en pacientes pediátricos sopesando que la gravedad de la enfermedad (fiebre de las Montañas Rocosas) justifica su utilización frente a los efectos adversos de la doxiciclina (impregnación del esmalte dental y tejido óseo poco probables, por lo corto del tratamiento y la baja afinidad de la doxiciclina por el calcio). En el caso de las embarazadas se recomienda administrar cloranfenicol por vía endovenosa, no superando los 2 a 3 gramos/día. Podrían ser alternativas (pero aún no han sido evaluadas correctamente) la rifampicina y la azitromicina, utilizadas en fiebre botonosa y fiebre de los matorrales. No se utilizan macrólidos. Los aminoglucósidos, betalactámicos y cotrimoxazol no son de utilidad.

Prevención y profilaxis: De acuerdo a la ecología de cada enfermedad. En el grupo tífico se relaciona con las condiciones de higiene personal, eliminación de roedores, desinsectización. En las fiebres manchadas evitar el contacto con garrapatas utilizando ropas adecuadas y repelentes e insecticidas de efecto inmediato y residual, situación difícil de cumplir en áreas calurosas cuando se realizan trabajos rurales. La construcción de instalaciones aptas para baños garrapaticidas y la rotación de potreros y control del tránsito de animales son medidas importantes en aquellas zonas infectadas por garrapatas. En Argentina el control de la babesiosis, parasitosis trasmitida por *R microplus* a los bovinos, se lleva a cabo con las medidas mencionadas, reglamentadas por ley.

R. conorii (fiebre botonosa) transmitida por *R sanguineus* y *R rickettsii* transmitida por *D. variabilis* pueden ser controladas en

EEUU a partir del reservorio más importante que es el perro, sin embargo en Argentina no está demostrado que *R rickettsii* tenga ese reservorio.

Actualmente no existe ninguna vacuna disponible para la prevención de las enfermedades rickettsiales. Existen ensayos promisorios para elaborar una vacuna contra *R rickettsii.*

Bibliografía

1. Guglielmone A.A., Mangold A.J., Viñabal A.E. "Ticks (Ixodidae) parasiting humans in four provinces of north-westerns". *Ann Trop Med Parasitol.* 1991;85:539-42.
2. Manson-Bahr P.E.C., D.R. Bell. *Manson's Tropical Diseases. Rickettsial (Typhus) Fevers.* London: Balliere Tindall, 2002;213-245.
3. Martino O., Orduna T., Lourtau L., Scapellato P., Cernigoi B., Seijo A. "Rickettsioses do grupo das febres maculosas em viajantes argentinos". *Revista da Sociedade Brasileira de Medicina Tropical* 2001;34(6):559-562.
4. Raoult D., B. Roux. "Rickettsioses as Paradigmas of New or Emerging Infectious Diseases". *Clin. Microb. Rev.* 1997;10(4):694-719.
5. Ripoll C.M., Remondegui C.E., Ordóñez G. y col. "Evidence of rickettsial spotted fever and ehrlichial infections in a subtropical territory of Jujuy, Argentina". *Am. J. Trop. Med Hig.* 1999;61(2):350-4.
6. Seijo A., Picollo M., Nicholson W., Paddock C. "Fiebre manchada por rickettsias en el Delta del Paraná. Una enfermedad emergente". *Medicina (Buenos Aires)* 2007;67:15-8.
7. Seijo, A. "Enfermedades por rickettsias". En: *Temas de Zoonosis III.* Buenos Aires: Asociación Argentina de Zoonosis, 2006;200-8.
8. Venzal J.M., Portillo A., Estrada Peña A., *et al.* "*Rickettsia parkeri* in *Amblyomma triste* from Uruguay". *Emerg Inf Dis* 2004;10:1493-95.
9. Walker D.H., S. Dumler. "Rickettsial Infections". In: Connor D.H., F.W. Chandler. *Pathology of Infectious Diseases* 1997;(1)Chapter 85:789-799.

DENGUE 16

Daniel Eduardo Merino
José Mario Alonso
Marina Stein

Historia

A partir de 1780, año en que Benjamín Rush realiza la primera comunicación clinicà de la *fiebre rompehuesos*, se suceden frecuentes epidemias en el sudeste asiático, Sudáfrica, Caribe, como así también en otras regiones americanas y del mundo. La capacidad de transmisión viral por parte de los mosquitos fue demostrada por la asociación entre tasas de incidencia significativas en regiones con alta insectación y también por estudios realizados en voluntarios en 1905.

En 1944 Sabin logra el aislamiento viral identificando el serotipo 1. Más tarde son identificados los serotipos 2, 3, y 4.

En 1947 se decidió en Buenos Aires iniciar un programa continental para la erradicación del *A. aegypti*, pero los países americanos consideraron con diferente prioridad las acciones a seguir. Algunos combatieron el vector mientras que otros optaron por vacunar contra la Fiebre Amarilla. El resultado previsible de esta desincronización fue la presentación de epidemias en América.

En la década del 70 se presentaron epidemias de Dengue en Jamaica, Puerto Rico, Cuba y Sudamérica. En 1977 Cuba presentó una epidemia de dengue benigno por serotipo 1 con más de un millón de casos, pero en 1981 irrumpió el serotipo 2 causando la afectación de más de 300 000 personas con 158 defunciones, la mayoría de ellos, niños. A partir de diciembre de 1996 se confirmaron 826 casos con 3 defunciones en dicho país.

En 1986, el serotipo 1 afectó el norte de Brasil extendiéndose al Sur y alcanzando al Paraguay. En 1989 fueron documentados casos en Venezuela y nuevamente en Brasil entre 1990-1991.

En 1994 la Organización Panamericana de la Salud (OPS) emitió un alerta de circulación en Asia del serotipo 3 causante de epidemias de Dengue hemorrágico. Su presencia se detectó en Centroamérica en 1995.

Brasil ha iniciado el Programa de Erradicación de Dengue en 15 estados que están en riesgo de epidemia de fiebre hemorrágica.

En Argentina se han detectado casos en el norte y centro del país, con brotes significativos en la provincia de Salta, en marzo de 1998. Los casos se han sucedido en continua expansión tanto en número como en serotipo productor para llegar a mediados de marzo de 2007 con más de 200 casos confirmados en el país y la presencia de serotipo 3 autóctono en la provincia de Corrientes. Esta situación resulta eco del panorama de otros países como Bolivia, Brasil, Paraguay, Chile, Perú y Venezuela, que para la misma época notificaban casi 90 000 casos de dengue clásico confirmados y más de 800 hemorrágicos con 13 óbitos. Las cifras reales y finales exceden largamente estos valores. Es conocida, además, la presencia del *Aedes Aegypti*, uno de los vectores del Dengue, en extensas áreas de nuestro país, desde el norte hasta la provincia de Buenos Aires.

Por lo que se conoce, un alto porcentaje de la población es susceptible de padecer la enfermedad.

Epidemiología

Se considera al dengue como el mayor problema de salud pública de América luego del SIDA, encontrándose casi dos tercios de la población mundial en zonas propicias. Se estima que el 40% de los 2 500 millones de personas que constituyen la población mundial viven en áreas endémicas de dengue. Es posible que cada año, de 50 a 100 millones de personas contraigan la enfermedad, notificándose actualmente entre 250 000 y 500 000 casos hemorrágicos o de shock.

El dengue es una enfermedad de carácter agudo y febril con frecuencia epidémica. Es la infección humana más prevalente de las causadas por miembros de la familia *Flaviviridae*, siendo propia de regiones subtropicales y tropicales donde es trasmitida al ser humano por mosquitos del género Aedes.

Existen cuatro serotipos conocidos del virus del dengue. Si bien existe inmunidad para cada serotipo, la protección de carácter cruzado no es permanente, pudiendo constatarse infecciones por varios serotipos simultáneos.

Se conocen diferentes patrones epidemiológicos en la transmisión del virus, pudiendo modificarse por la disminución de la población susceptible o por los cambios climáticos y la reducción de la presencia vectorial. En América, existe un patrón de epidemias intermitentes en las últimas décadas, constatándose transmisión casi continua en el Caribe, América Central, México, Colombia, Venezuela (con enorme porcentaje de formas hemorrágicas sobre el total de casos), y hacia el sur en Brasil, Paraguay, Bolivia, Ecuador y Perú, siendo más susceptibles de contraer la enfermedad las personas adultas.

Otro patrón epidemiológico es típico del Sudeste Asiático, donde los cuatro serotipos son hiperendémicos y se encuentran circulando en forma simultánea y permanente con mayor afectación infantil. También es endémica en África y el Este del Mediterráneo. La prevalencia serológica en los adultos jóvenes en algunos países es cercana al 100%.

Cuando las condiciones climáticas para el mosquito son apropiadas y la población de susceptibles es elevada, existe una infestación alta por el vector, pudiendo aparecer una situación de hiperendemia con aumento de los casos hemorrágicos. En trabajos realizados en Cuba, no se encontró una relación directa entre precipitaciones y temperatura con el número de focos vectoriales, por lo que la vigilancia del insecto debe ser permanente.

En las regiones tropicales y subtropicales de América, el dengue ha tenido características endémicas durante siglos, desde su probable introducción con los buques negreros procedentes de África hasta el ingreso del virus y los vectores por medio de modernas naves marítimas y aéreas. Los pasajeros aéreos pueden viajar durante el periodo de incubación de la enfermedad (2 a 7 días), siendo éste el principal mecanismo de diseminación y de generación de epidemias.

Etiología

El virus del dengue pertenece a la familia *Flaviviridae*, que cuenta con doce especies antropopatógenas, entre las que se destacan las de fiebre dengue, fiebre amarilla, encefalitis de San Luis, encefalitis japonesa y fiebre hemorrágica de Omsk.

El virus del dengue presenta forma esférica de 37-50 mm de diámetro y cuenta en su interior con una nucleocápside icosaédrica que contiene al genoma constituido por RNA monocatenario de polaridad positiva.

El genoma codifica tres proteínas estructurales de la célula invadida, una proteína integral de la membrana (V l), una proteína de nucleocápside (V 2) y una proteína antigénica completa que definirá al serotipo (V 3).

Existen siete genes que codifican proteínas no estructurales y que son expresados por la célula infectada. Éstos provocan la respuesta de anticuerpos y los mecanismos de defensa celular, como así también participan en la inmunopatogenia del dengue hemorrágico.

Los viriones se acumulan en el retículo endoplásmico y se replican exclusivamente en forma intracelular. Desde la membrana plasmática pueden liberarse por exocitosis o lisis celular.

Existen cuatro serotipos diferentes que, aunque generan cuadros clínicos idénticos, no producen inmunidad protectora entre sí. La infección por alguno de ellos estimula la inmunidad homóloga y produce anticuerpos de reacción cruzada aún con otros flavivirus. La inmunidad homotípica es completa y permanente, siendo la protección cruzada muy incompleta y transitoria, existiendo la posibilidad de infecciones heterotípicas.

Sabin y Schlesinger aislaron las cepas de Hawai y Nueva Guinea en 1944, denominadas posteriormente DEN 1 y DEN 2. En 1954, un síndrome *nuevo* denominado fiebre hemorrágica dengue es estudiado en Filipinas, procediéndose al aislamiento de los serotipos DEN 3 y DEN 4.

Para la preservación de la patología se requiere la presencia de un vector, siendo el mosquito del género Aedes su transmisor. Varias son las especies de Aedes conocidas como vectores de estos virus, siendo el *A. aegypti* el vector principal. Requiere condiciones de temperatura y humedad, permaneciendo en estado adulto desde octubre o noviembre hasta junio en nuestra región pero no se descarta mayor supervivencia intradomiciliaria. Los huevos permanecen viables durante un año, eclosionando la larva cuando se dan las condiciones climáticas.

Otro vector, el *Aedes albopictus* ha demostrado capacidad de transmisión transovárica del virus, no descartándose la misma en el *A. aegypti*. Comparten áreas urbanas y rurales o selváticas por lo que pueden resultar nexo entre una y otra zona, pudiendo inclusive fecundar una a otra especie.

El *A. albopictus*, implicado en Asia y Oceanía, se ha establecido en algunas partes del continente americano como Estados Unidos, México, Centroamérica, Brasil y Guatemala y se supone que tiene gran capacidad vectorial, aunque su papel en la transmisión natural aún debe ser evaluado. Otros vectores que han sido implicados son el *A. scutellaris*, *A. polynesiensis*, *A. cooki* y *A. mediovitatus*.

Los humanos infectados son el reservorio que permite la infección de los mosquitos. Éstos sufren la replicación viral durante una o dos semanas a partir de las cuales se convierten en infectantes. Éste constituye el ciclo urbano. Existe un ciclo selvático entre el mosquito y los vertebrados, pudiendo el hombre irrumpir en estos ambientes.

El vector utiliza lechos o acúmulos de agua limpia para depositar sus huevos, los que permanecerán viables durante largas temporadas.

Patogenia

En 1988, Halstead demostró que el dengue hemorrágico y el shock por dengue forman parte de un proceso inmunopatológico que deriva de una infección secuencial por diferentes serotipos, fenómeno frecuente aunque no único.

La inmunidad previa es una característica que está presente en todos los casos y que revela el antecedente de infección primaria por algún tipo de denguevirus y da protección a ese serotipo de por vida y de muy corta duración en forma heteróloga (no mas de seis meses). Esta inmunidad también puede ser transferida por madres inmunes a sus hijos.

El antígeno viral se puede ubicar en hígado, bazo, timo, ganglios linfáticos, pulmones y aún en glomérulo renal. En presencia de anticuerpos ya existentes, se forman inmuno-complejos que se unen a los receptores Fc de los macrófagos facilitándose así el ingreso viral (*inmuno enhancement*). La activación de los macrófagos daría lugar a la activación del sistema del Complemento, que junto a los mediadores procoagulantes y otros factores juegan su rol en la producción de vasculitis y coagulación intravascular diseminada. En el hígado se observa necrosis focal de hepatocitos con un cuadro similar al de la fiebre amarilla en su inicio.

Dos alteraciones principales dan lugar a la clínica observable en la Fiebre hemorrágica y son el aumento de la permeabilidad vascular (con pérdida de líquidos, hemoconcentración, hipotensión y shock) y la alteración de la hemostasia.

Cuadro clínico

Las infecciones son, en general, asintomáticas, y debemos considerarla como enfermedad única en donde la mayoría sufre un cuadro febril indiferenciado, otros formas clásicas, algunos menos hemorrágicas, de shock o raras formas con muy severa afectación visceral. El dengue se caracteriza por la aparición de un cuadro de tipo gripal tras un período de incubación de 2 a 7 días seguido por un cuadro febril brusco, exantema con artromialgias dorsolumbares y cefaleas frontooculares. En su evolución, el paciente puede presentar anorexia, náuseas y vómitos.

En la forma febril pura o dengue clásico, puede presentarse un exantema máculopapuloso o morbiliforme no pruriginoso en tronco, de pocos días de duración, que se extiende luego a las extremidades y rostro con tendencia a la resolución con descamación.

El paciente se encuentra fatigado y al examen físico se pueden encontrar adenopatías generalizadas. La fiebre remite pero el enfermo permanece postrado y asténico algunas semanas.

Aunque la mortalidad prácticamente no se constata, en algunos casos raros pueden surgir complicaciones como miocarditis, encefalopatías o neuropatías.

La infección primaria puede ser asintomática o tan benigna que pasa inadvertida.

El dengue hemorrágico se puede presentar en individuos de cualquier edad pero es más frecuente en niños entre 2 y 14 años, con una mortalidad superior al 10% en los casos no tratados e inferior al 1% de los tratados. El shock se observa menos en los adultos que en los niños, pero cuando se presenta conlleva mayor gravedad y frecuentemente conduce a la muerte en pocas horas.

Se estima que los anticuerpos de clase IgG de una madre inmune al dengue, protegen al lactante durante meses, pero cuando las concentraciones descienden por debajo del umbral protector puede dar lugar a una infección inmunoamplificada con enfermedad severa. Por el contrario, al final del año de vida cuando se eliminan los anticuerpos maternos, el lactante presenta menor riesgo de formas graves.

En la fase temprana, el dengue hemorrágico no se diferencia del dengue clásico, pero rápidamente el paciente se postra, presenta náuseas y vómitos con dolor abdominal, deshidratación y trastornos circulatorios severos, miembros fríos, cianosis perioral y manifestaciones hemorrágicas como gingivorragias, epistaxis, hematemesis y hemorragias del sitio de punción de agujas. Puede existir hepatomegalia y sensibilidad palpatoria del hígado.

En los casos más graves, en el quinto día de su presentación se observa taquipnea, disnea, hemoconcentración por pérdida de plasma con elevación del hematocrito del 20%, pulso filiforme, hipotensión arterial, oliguria y cianosis distal con déficit de los factores de coagulación.

Al examen pulmonar pueden observarse manifestaciones de derrame pleural, edema pulmonar e hipoxia. El laboratorio señala leucopenia con neutropenia, trombocitopenia y elevación del hematocrito.

No se conocen marcadores precoces indicativos de mal pronóstico pero puede encontrarse fragilidad capilar, inyección conjuntival y hepatomegalia dolorosa.

Las complicaciones severas señaladas con mayor frecuencia son las encefalopatías con edema cerebral y con líquido cefalorraquídeo normal. Con adecuado tratamiento de sostén la recuperación es rápida.

Diagnóstico de laboratorio

Diagnóstico virológico. En razón de la corta viremia (entre cuatro y cinco días), el virus solo puede aislarse en ese periodo. Se puede identificar luego de su aislamiento en cultivos celulares, a través de la observación de un efecto citopático inducido (infección citocidal), por la detección de los componentes virales proteicos o por detección de los ácidos nucleicos. Varias líneas celulares han mostrado susceptibilidad a los dengue virus, destacándose las células de mosquito y las de riñón de mono. Ambas crecen bien formando monocapas sobre las que luego se pueden cultivar los dengue virus, cuantificar anticuerpos o preparar antígenos virales.

También se puede emplear la inoculación en ratones lactantes, pero es una técnica laboriosa, cara y que requiere de una estrecha observación de los animales inoculados, pues la infección en el ratón puede pasar inadvertida. La muerte de los ratones se produce alrededor del quinto día y la tipificación del aislamiento se hace por Fijación del Complemento (FC) o por Inmunofluorescencia Indirecta (IFI), usando anticuerpos monoclonales. Debido a los costos y a la experiencia necesaria, son pocos los laboratorios que realizan estas pruebas.

Los anticuerpos monoclonales se utilizan para detectar, identificar y cuantificar la presencia de virus o de antígenos virales en muestras clínicas y en cultivos celulares. Los antígenos virales presentes en la superficie celular o dentro de las células infectadas pueden ser detectados por Inmunofluorescencia Directa, indirecta o por ensayo inmunoenzimático.

Las modernas técnicas de biología molecular también están siendo empleadas para el reconocimiento del virus Dengue. La Reacción en Cadena de la Polimerasa (PCR) es una de las técnicas utilizadas con un amplio espectro de aplicaciones y que puede convertirse en los próximos años en la más empleada para el diagnóstico de las infecciones por dengue virus en sus formas graves. La amplificación en miles de veces de una secuencia blanco se realiza en pocas horas y es especialmente útil para la confirmación rápida de los casos sospechosos de Dengue.

Diagnóstico serológico. Los métodos serológicos se emplean para la confirmación diagnóstica de casos sospechosos, para la evaluación del curso de una infección o para determinar si una infección es primaria o secundaria.

La producción de anticuerpos en respuesta a la infección primaria se identifica por la seroconversión demostrable en dos muestras de suero obtenidas con un mínimo de dos semanas entre una y otra. La infección posterior o secundaria por el mismo o por otro serotipo, se reconoce por la elevación cuádruple o mayor en los niveles de anticuerpos entre dos muestras seriadas.

Para el diagnóstico serológico, las muestras se deben tomar después del sexto día de iniciada la fiebre. En todos los casos que se sospeche dengue clásico, hemorrágico o sindrome de shock del dengue deben tomarse muestras de sangre ya que es la única forma de confirmar el cuadro e identificar el serotipo responsable. En casos de enfermos hospitalizados se recomienda una toma de muestra cada 24-48 hs., de acuerdo al curso clínico, y otra al momento del alta.

En caso de defunción asociada a un cuadro sospechoso de dengue hemorrágico o síndrome de shock se debe tomar material de autopsia de hígado y bazo (sin fijar y fijadas con formol) para intentar el aislamiento del virus y determinar el serotipo.

Los métodos serológicos más utilizados son ELISA, Inmunoelectrofluorescencia indirecta (IFI), Neutralización (NT), Inhibición de la Hemoaglutinación (IH) y la Fijación del Complemento (FC). También se han descrito los de difusión en gel, la electroforesis, el radioinmunoensayo, la hemadsorción y el Dot ELISA, entre otros.

La detección de anticuerpos específicos de clase IgM por enzimoinmunoensayo (Mac ELISA) es un marcador de infección reciente. Estos anticuerpos pueden detectarse desde el comienzo de la fiebre y persisten a niveles dosables durante 3-8 semanas posteriores. El Mac-ELISA es el método más aceptado para hacer diagnóstico oportuno del dengue en muestra sérica única obtenida entre el octavo y el vigésimo día, aunque este ensayo no discrimina el serotipo infectante.

La IH se usa por la capacidad que tienen los virus dengue de aglutinar los eritrocitos de gansos. Si hay anticuerpos en el suero del enfermo, éstos evitan que una cantidad estandarizada de virus se una a los eritrocitos y los aglutine. Se la utiliza actualmente para cuantificar anticuerpos totales en muestras pareadas y para encuestas seroepidemiológicas.

La Fijación del Complemento es un procedimiento estandarizado, aunque técnicamente laborioso. Se usa en muestras pareadas para el diagnóstico de infecciones recientes. La prueba de FC, de uso muy extendido en el pasado, ha dejado de ser utilizada en muchos laboratorios ya que se puede encontrar actividad anticomplementaria en una buena proporción de sueros, lo que interfiere con los resultados. Además, estos anticuerpos desaparecen con el tiempo limitando su aplicación en encuestas.

El método de Neutralización es el más antiguo, reconocido a nivel internacional y tomado como referencia para los otros procedimientos serológicos ya que identifica anticuerpos específicos para los diferentes serotipos. La capacidad neutralizante de un suero puede ser medida *in vivo* o *in vitro* y el método más empleado es por reducción de placas. El título del antígeno se mide en unidades formadoras de placas inoculadas por volumen y una reducción del 50%, comparado con el control, evidencia la presencia de anticuerpos. Es un procedimiento costoso, consume tiempo, pero es muy preciso. Lo practican pocos laboratorios y no es un procedimiento de rutina.

La IFI es una prueba relativamente fácil de realizar que sirve para cuantificar anticuerpos IgG e IgM. Es un procedimiento rápido pero requiere de laboratorios con buena infraestructura y experiencia en el manejo de la técnica de inmunofluorescencia.

Es necesario destacar la importancia del manejo adecuado de las muestras de sangre desde su toma hasta el traslado al laboratorio. Las muestras, tanto para serología como para el aislamiento viral deben ir acompañadas de una ficha con los datos clínicos mínimos y la fecha de inicio de los síntomas para orientar al laboratorio sobre el tipo de estudios a realizar. Las muestras de sangre se obtienen en condiciones de esterilidad, sin anticoagulante y el suero se conserva refrigerado.

Medidas preventivas

Dado que el panorama se agrava en forma constante (en especial a partir de 1989), todos los mecanismos aconsejados por los expertos deben aplicarse. Para la vigilancia y control del dengue debe procurarse la participación de distintos sectores de la población. Los fracasos constatados en el control del vector en los Programas Nacionales se han debido con frecuencia a la inestabilidad de las medidas en algunos países con relación al cumplimiento riguroso en otros.

Los esfuerzos deben orientarse a la vigilancia permanente del vector, su control y eventual eliminación. No resulta difícil la reducción o eliminación de poblaciones vectoriales, especialmente en los ambientes urbanos y periurbanos, en razón de los hábitos del insecto. El accionar se debe centrar en tres actividades básicas:

1) Eliminación de criaderos desechables como latas, neumáticos, plantas de hojas envolventes o cualquier objeto que pueda almacenar agua de lluvia.

2) Tratamiento con larvicidas de los criaderos no desechables (abatización) y cubierta de los recipientes usados para almacenar agua de consumo.

3) Destrucción de los mosquitos con insecticidas como malathion o piretroides, con las debidas precauciones por su toxicidad y/o utilización de determinados peces o bacilos como el *B. thuringiensis* que alteran la supervivencia de huevos o larvas.

Para la vigilancia entomológica se han utilizado ovitrampas y el Índice de Breteau para evaluar la densidad larvaria en recipientes que acumulan agua en los ámbitos peridomiciliarios.

También, deben estudiarse los anticuerpos antivirales en los grupos poblacionales de las áreas de mayor riesgo, a fin de conocer la situación frente al virus.

El control de epidemias de dengue debe centralizarse en educación para la salud, educación médica al personal de salud en áreas afectadas, eliminación de criaderos, vigilancia clínico-epidemiológica y apoyo de laboratorio con vigilancia activa en lucha antivectorial, control de casos y servicios de salud.

Terapéutica

Al no contar con una vacuna, deben emplearse otras herramientas. Ante un caso declarado el tratamiento es sintomático, teniendo precaución con el uso de los salicilatos, en especial en el dengue hemorrágico, por la deficiencia de factores de coagulación o el riesgo de Síndrome de Reye. Se recomienda el uso de paracetamol.

En la presentación hemorrágica, se debe corregir el medio interno, la acidosis metabólica, combatir la deshidratación y utilizar vía oral o endovenosa, según el estado del enfermo, para la administración de soluciones electrolíticas, glucosadas, fisiológicas o Ringer lactato. Es necesario evitar el abuso de la vía intravenosa para no inducir edema pulmonar. Sangre entera, o concentrado de plaquetas, sólo se administran en casos imperativos.

El campo de inmunización activa por medio de vacunas no está aún definido, pero existen diversas líneas de investigación (tetravalente con virus vivos atenuados o de diseño genético o por replicación quimérica con cepas atenuadas de dengue 2).

Bibliografía

1. Díaz, A. y cols. "Cuadro clínico del dengue". *Bol of San Pan* 1988;104 (6):560-571.
2. Dirección General de Epidemiología de México. "Dengue". 5. Vol 14. Sem 5, 1997.
3. Kourí G., Pelegrino J., Guzmán M. "Dengue y Dengue hemorrágico. Panorama actual". *Enf Emerg* 2007; 9 (1): 9-13.
4. Martínez E., Guzmán M., Valdés M., Soler M., Kouri G. "Fiebre del Dengue y Dengue hemorrágico en infantes con infección primaria". *Rev Cubana de Med Trop* 1993; 45(2):97-101.
5. Merino D., Alonso J., Stein M. "Dengue". En: Gorodner, J.O. *Enfermedades Infecciosas*. Rosario: Corpus, 2004;625-631.
6. OPS. *Boletín Epidemiológico*. Vol 18. Nº 2, 1997.
7. OMS. *Dengue Haemorrhagic Fever: Diagnosis, treatment and control*. OMS Publications Geneve, 1986.

Fiebre Hemorrágica argentina 17

Delia A. Enria

Generalidades

La Fiebre Hemorrágica argentina (FHA) forma parte de un grupo de enfermedades que se integran bajo el síndrome de las fiebres hemorrágicas virales. Las diversas fiebres hemorrágicas virales coinciden en que todas presentan un cuadro clínico similar pero con etiologías y características epidemiológicas diferentes y en que todas son enfermedades zoonóticas. Los virus causantes de las fiebres hemorrágicas virales pertenecen a diferentes familias y géneros y suelen clasificarse según el vehículo primario de transmisión en:

1. Transmitidos por mosquitos: Fiebre hemorrágica del dengue, Fiebre amarilla, Fiebre hemorrágica del valle del Rift.
2. Transmitidas por garrapatas: Fiebre hemorrágica de Crimea y Congo, Enfermedad de la Selva de Kyasanur, Fiebre hemorrágica de Omsk.
3. Transmitidas por roedores: Fiebre hemorrágica argentina, Fiebre hemorrágica boliviana, Fiebre hemorrágica venezolana, Fiebre hemorrágica brasilera, Fiebre hemorrágica con síndrome renal, Fiebre de Lassa.
4. De transmisión desconocida: Enfermedad de Ébola, Enfermedad de Marburg.

En la última década, el reconocimiento de varios brotes y casos aislados de fiebres hemorrágicas virales ha alertado sobre la amenaza de estas enfermedades como potenciales infecciones emergentes. Por otra parte, algunos agentes de las Fiebres hemorrágicas virales, incluyendo el virus Junín, son considerados como de potencial uso en bioterrorismo.

Etiología

La FHA es causada por el virus Junín, aislado en 1958 a partir de la sangre de enfermos de FHA y de roedores silvestres. El virus Junín pertenece a la familia *Arenaviridae*. Los arenavirus son virus envueltos con genoma RNA, que se caracterizan por la presencia de ribosomas celulares en el interior de los viriones. Producen infecciones crónicas persistentes en roedores, que se comportan como sus reservorios naturales. Esta familia viral se compone de al menos 21 virus, pero sólo 6 de ellos han sido asociados a enfermedad en humanos: Junín, Lassa, Machupo (Fiebre hemorrágica boliviana), Guanarito (Fiebre hemorrágica venezolana), Sabiá (Fiebre hemorrágica en Brasil) y el virus de la Coriomeningitis linfocitaria, causante de síndromes febriles inespecíficos, meningitis asépticas y asociado a anomalías congénitas. El genoma de los arenavirus está formado por dos fragmentos de RNA y cada segmento se transcribe en forma bisentido, dando origen a un total de cinco proteínas estructurales: la nucleoproteína (NPoN), que está involucrada en la reacción de fijación de complemento, la polimerasa viral (L) y una pequeña proteína de función desconocida (Z), que se asocian a los RNA genómicos conformando las nucleocápsides del virión y, por otra parte, dos glicoproteínas (GP1 ó G1 y GP2 ó G2) que constituyen las espículas de la envoltura viral.

Fisiopatogenia

Una de las características comunes a casi todas las infecciones por arenavirus es la ausencia de lesiones histológicas que expliquen las importantes alteraciones orgánicas y aún la muerte de los enfermos. Éste es el origen del concepto de que los arenavirus inducen una alteración de la función celular sin lesión manifiesta.

Los hallazgos anátomo-patológicos en las necropsias incluyen equimosis y hemorragias petequiales en piel, conjuntivas, mucosas y órganos. El grado de hemorragia es variable y muchas veces es mínimo o está ausente. Microscópicamente, se observa congestión en todos los órganos, con grados variables de necrosis. La necrosis es más prominente en el hígado y el bazo, pero también suele hallarse en las glándulas suprarrenales, riñones y mucosa gastrointestinal. Los hallazgos más constantes se observan en el hígado, donde se encuentra necrosis hepatocelular con eosinofilia citoplasmática, formación de cuerpos de Councilman, picnosis nuclear, citólisis y transformación grasa. Los infiltrados de células inflamatorias en las áreas necróticas son usualmente leves y, de estar presentes, consisten en una mezcla de células mononucleares y neutrófilos. El bazo usualmente muestra depleción de folículos y necrosis focal.

En la FHA, la fisiopatología parece ser el resultado de la acción directa del virus, resultando completamente opuesto al modelo de infección de ratones por el virus de la coriomeningitis linfocitaria, donde la acción inmunopatológica de las células T causa una encefalitis aguda y la acción de los productos de las células B produce una enfermedad crónica por complejos inmunes. Diferentes estudios han demostrado que los complejos inmunes, la activación del complemento o la coagulación intravascular diseminada no son mecanismos patogénicos relevantes. Los mediadores liberados o activados como consecuencia de la interacción virus-célula, tales como las linfoquinas, mediadores vasoactivos o enzimas proteolíticas podrían explicar algunas de las alteraciones observadas. Las manifestaciones hemorrágicas se consideran el resultado de la trombocitopenia, de una función plaquetaria anormal inducida por un componente plasmático y de alteraciones en los mecanismos de coagulación, con activación de la fibrinólisis. Las alteraciones hemostáticas demostradas incluyen una prolongación del TTPK, niveles disminuidos de factores VIII, IX y XI; valores aumentados de factores V, Von Willebrand y de fibrinógeno y una disminución leve de factor III y de plasminógeno. Se considera que también existe un compromiso de las células endoteliales, lo que está avalado porque el virus Junín es capaz de replicar en ellas *in vitro* y por el hecho de que en la enfermedad humana hay niveles incrementados de factor Von Willebrand.

La FHA también está caracterizada por una inmunodeficiencia aguda transitoria. La respuesta inmune humoral es tardía, con aparición de anticuerpos específicos durante la segunda semana de la enfermedad, coincidiendo con la recuperación de los enfermos. Durante la fase aguda existe también una respuesta inmune celular deprimida, evidenciada por una respuesta de hipersensibilidad retardada a diferentes antígenos disminuida y en las pruebas de transformación linfocitaria con mitógenos. Hay también marcados cambios en las subpoblaciones T, que retornan a valores normales en la convalecencia temprana. También se ha demostrado que durante el período agudo de la FHA se registran niveles muy elevados en suero de interferón α endógeno, que son significativamente más altos en los casos fatales. Los niveles de interferón α disminuyen abruptamente luego de la transfusión de plasma inmune. Asimismo, se detectan niveles elevados de factor de necrosis tisular, particularmente en los casos fatales. Otros estudios han sugerido una asociación entre los antígenos de histocompatibilidad y la severidad de la FHA.

En cuanto al síndrome neurológico tardío de la FHA que se observa exclusivamente en los pacientes tratados con plasma inmune, se han sugerido varios mecanismos fisiopatogénicos. La respuesta inmune es diferente en los individuos con este síndrome, ya que presentan una respuesta primaria más tardía con títulos de anticuerpos significativamente más elevados. Este hecho sugeriría la existencia de un estímulo antigénico más prolongado. Los intentos por recuperar el virus Junín de estos casos durante el síndrome neurológico han sido reiteradamente negativos. Se descarta que se trate de una encefalomielitis pos-infecciosa, ya que no se han observado por resonancia magnética nuclear lesiones de sustancia blanca.

Cuadro clínico

La FHA está caracterizada por alteraciones hematológicas, renales, neurológicas, cardiovasculares e inmunológicas. El período de incubación de la enfermedad es de entre 6 y 14 días con un rango de 4 a 21 días. La enfermedad comienza en forma insidiosa con síntomas inespecíficos tales como decaimiento, cefalea e hipertemia moderada. Con el transcurso de los días, se agregan mialgias, lumbalgias, artralgias, dolor retroocular, epigastralgia, mareos, náuseas y vómitos. Puede haber constipación o diarrea y en caso de presentarse hemorragias, éstas se limitan a epistaxis o gingivorragias muy discretas. La ausencia prácticamente constante de tos productiva o congestión nasal es útil para distinguir los síntomas iniciales de la FHA de los de las infecciones respiratorias. Durante la primera semana, el examen físico revela un exantema eritematoso en cara, cuello y parte superior del tronco. En la piel de las regiones axilares o en la cara interna del tercio superior de los brazos generalmente se encuentran petequias aisladas o en forma de pequeños ramilletes. Se observa además inyección conjuntival y edema periorbitario. Hay una congestión difusa de las membranas nasal y bucal. En las encías, en la zona peridentaria, se observa una línea de mayor enrojecimiento, que constituye el llamado ribete gingival. Es frecuente que sangren a la presión o que el enfermo refiera gingivorragias o epistaxis espontáneas. La lengua está seca o saburral y estos enfermos tienen una halitosis bastante típica. El enantema bucofaríngeo se caracteriza por un aumento en la red vascular del paladar blando y la faringe, sobre el que se observan petequias y microvesículas. Es frecuente observar lesiones de candidiasis oral como infección sobreagregada. Hay adenomegalias pequeñas, libres e indoloras en las regiones láterocervicales. El examen de aparato respiratorio no revela anormalidades, aunque algunos enfermos pueden tener tos moderada, que generalmente es seca. En el aparato cardiovascular hay bradicardia relativa e hipotensión postural. Generalmente no hay hepatomegalia ni esplenomegalia y la ictericia es rara. Al final de la primera semana de evolución pueden observarse oliguria y diferentes grados de deshidratación. Los signos neurológicos también son frecuentes. Los pacientes pueden estar irritables, somnolientos y con lentitud en las respuestas y se suele observar un discreto temblor fino en los dedos de la mano y en la lengua. También se pueden presentar ataxia moderada, hiperestesia cutánea, hipotonía muscular e hipo o arreflexia osteotendinosa, sobre todo patelar o aquiliana. En las mujeres, es casi constante la presencia de metrorragia leve o moderada que en algunos casos es el primer signo de la FHA.

Durante la segunda semana el 70 al 80% de los pacientes inicia su mejoría. En el 20-30% restante se presentan entre los 8 y 12 días del inicio de los síntomas, manifestaciones hemorrágicas o neurológicas severas, shock y/o complicaciones bacterianas. Las hemorragias severas se presentan como hematemesis, melena, hemoptisis, epistaxis, equimosis, hematomas, metrorragias, hematuria, y también hemorragias intrapulmonares. Las formas neurológicas graves comienzan con confusión mental, excitación psicomotriz y temblores muy marcados, seguidos de estupor, convulsiones generalizadas y coma. Las formas graves, sean hemorrágicas, neurológicas o mixtas, son fatales en un 90%. La insuficiencia renal aguda es infrecuente, pero puede ocurrir en los casos terminales o luego de períodos prolongados de shock y es secundaria a necrosis tubular aguda. Las complicaciones bacterianas pueden aparecer durante la segunda semana y su diagnóstico suele verse dificultado porque usualmente no se acompañan de leucocitosis. Son frecuentes las neumopatías y las infecciones urinarias, pero también se pueden producir infecciones en la piel, septicemias y gangrenas gaseosas. Estas últimas son generalmente secundarias a la aplicación de inyecciones intramusculares.

La mayoría de los pacientes que curan, mejoran hacia la tercera semana y experimentan una convalecencia de evolución lenta (uno o dos meses), durante los cuales hay astenia, caída transitoria del cabello, irritabilidad, hipoacusia y trastornos de la memoria. Un 10% de los pacientes tratados con plasma inmune desarrollan durante la convalecencia un síndrome neurológico tardío. Este cuadro, que se presenta luego de un período libre de síntomas, está caracterizado por un síndrome febril, con manifestaciones fundamentalmente de tronco cerebral.

Epidemiología y Ecología

El reservorio principal del virus Junín es el roedor *Calomys musculinus* (laucha o ratón maicero). Se considera que el virus Junín se mantiene dentro de las poblaciones de sus reservorios principalmente por transmisión horizontal y que la transmisión vertical tendría un efecto perjudicial sobre las poblaciones de roedores. La transmisión a los humanos se realiza principalmente por aerosoles de excretas de los roedores infectados y el virus ingresa por inhalación, si bien las conjuntivas u otras membranas cutáneas, la ingestión o las pequeñas heridas pueden ser también puertas de entrada. La transmisión interhumana es infrecuente, aunque en algunas circunstancias puede ocurrir. Durante todo el período febril de la enfermedad existe viremia y el virus también se puede aislar de orina y de leche materna de los pacientes. Además, se ha sugerido la posibilidad de transmisión interhumana en un grupo de mujeres que habrían adquirido la enfermedad a partir de contactos íntimos con sus esposos convalecientes.

La FHA es endémica en la pampa húmeda de la Argentina, en una zona que abarca el nordeste de la provincia de Buenos Aires, el sur de Santa Fe, sureste de Córdoba y noreste de La Pampa. La zona endemoepidémica se ha ido extendiendo gradualmente: en 1958, cuando se descubre el virus Junín, los casos estaban limitados a un área de aproximadamente 16 000 km^2 y la población expuesta a riesgo estaba estimada en 270 000 habitantes. En 1963, se confirmaron casos en el sudeste de la provincia de Córdoba y entre 1964 y 1967 se vieron afectadas nuevas áreas de la provincia de Buenos Aires. Posteriormente comenzaron a producirse casos en el sur de la provincia de Santa Fe. En la actualidad, el área endémica de la enfermedad cubre aproximadamente 150 000 km^2, con una población a riesgo estimada en más de 5 000 000 de habitantes.

La FHA tiene una distribución focal que puede correlacionarse con la distribución también focal de los roedores infectados. Tiene, además, una distribución estacional, con brotes que se producen en el otoño y en el invierno, si bien se pueden observar casos a lo largo de todo el año.

La enfermedad es más frecuente en los hombres y entre los pobladores rurales. Los niños menores de 14 años constituyen alrededor del 10% de los casos. El impacto de la vacunación selectiva de la población adulta a mayor riesgo con la vacuna a virus Junín vivo atenuado Candid #1 está modificando éstos parámetros epidemiológicos clásicos.

Prevención y control

Para la FHA, el control de roedores o del contacto de las personas con las poblaciones de roedores infectados no es posible. Por esta causa, la mayoría de los esfuerzos para la prevención estuvieron dirigidos desde el descubrimiento del virus a la obtención de una vacuna. Los estudios tendientes a su desarrollo han abarcado distintas líneas de trabajo, como la de virus inactivados, virus heterólogo y virus homólogo atenuado. La línea de investigación de virus vivo atenuado había alcanzado, hacia la década de 1960, importantes progresos evidenciados por la obtención de la cepa atenuada XJCl3. Este desarrollo constituyó el antecedente de la actual vacuna a virus Junín vivo atenuado Candid # 1. Luego de completados los estudios preclínicos, la inocuidad e inmunogenicidad de Candid # 1 se estudió en más de 300 voluntarios humanos. Entre 1988 y 1990 se realizó el estudio de eficacia, que se estableció en 95,5%. En 1991 se inició la vacunación de la población adulta expuesta a mayor riesgo natural con cantidades limitadas de vacuna producida en el Instituto Salk, de Swiftwater, Pensilvania, EEUU, por solicitud del Ministerio de Salud de Argentina. El INEVH desarrolló el proyecto de producción nacional, obteniendo los primeros lotes de vacuna. Con ellos, se realizó entre 2005 y 2006 un estudio clínico puente de equivalencia entre la vacuna de producción nacional y la producida en EEUU. Este estudio permitió obtener la licencia de esta vacuna ante la ANMAT. Desde 2007, Candid # 1 integra el calendario nacional de inmunizaciones dentro del área endémica para la FHA.

La persistencia de la respuesta inmune se ha establecido hasta más de 15 años, por lo que la protección conferida con una sola dosis de esta vacuna demuestra su excelencia para el control de la FHA.

Sin embargo, la erradicación no es posible dado que el virus Junín tiene un reservorio zoonótico distinto del hombre. Por esta causa, deberá mantenerse una vigilancia proactiva de la enfermedad y de la actividad del virus Junín en los roedores silvestres.

Diagnóstico

Los estudios de laboratorio clínico son muy útiles para establecer el diagnóstico temprano de la FHA. Durante la fase aguda hay leucopenia y plaquetopenia progresivas, con recuentos de blancos entre 1 000 y 2 000 y de plaquetas entre 50 000 y 100 000 por mm^3. La eritrosedimentación es normal o está disminuida. Casi constantemente hay proteinuria, con alteraciones en el sedimento urinario, en el que se observan cilindros hialinos y granulosos, hematuria y células redondas con inclusiones citoplasmáticas (similares a las observables en otras infecciones virales). La uremia y creatininemia son normales y se elevan en los pacientes severamente enfermos en proporción a la deshidratación o al choque. La TGO, CPK y LDH pueden estar levemente elevadas. La hiperbilirrubinemia o hiperamilasemia son raras. Durante la fase aguda de la enfermedad, el LCR es normal, aún en los pacientes con alteraciones neurológicas graves. Sin embargo, el LCR durante el síndrome neurológico tardío muestra un incremento moderado en el número de células, con glucosa normal y proteínas normales o levemente aumentadas. También se detectan anticuerpos contra el virus Junín en niveles comparables o superiores a los de las muestras simultáneas de suero.

Diagnósticos diferenciales

Durante la primera semana de la enfermedad, las manifestaciones clínicas de la FHA son inespecíficas y pueden confundirse con la mayoría de las enfermedades agudas febriles. Entre los diagnósticos diferenciales se incluyen dengue, fiebre tifoidea, hepatitis, mononucleosis infecciosa, leptospirosis, infecciones por hantavirus y por rickettsias. Las enfermedades que se presentan con alteraciones hematológicas o neurológicas, tales como las intoxicaciones, las enfermedades reumáticas o las discrasias sanguíneas deben también ser valoradas. En el área endémica de la FHA o en los casos con historia de viaje a esa región, la detección de un síndrome febril inespecífico, acompañado de leucopenia y plaquetopenia, debe hacer sospechar el diagnóstico.

Diagnóstico etiológico

En las fiebres hemorrágicas por arenavirus existe viremia durante todo el período agudo febril y los virus pueden ser aislados de la sangre y de los órganos (especialmente de tejidos linfáticos) de los casos fatales. El aislamiento viral se realiza usualmente en células Vero, pero pueden utilizarse otras líneas celulares u otros huéspedes tales como ratones lactantes o cobayos. El co-cultivo de células mononucleares periféricas incrementa la sensibilidad del método en la FHA. La presencia viral puede ser también detectada por PCR y por técnicas de inmunohistoquímica. Estos dos últimos métodos son los de elección para el caso de los pacientes que mueren, ya que no es posible en ellos el diagnóstico por métodos serológicos.

El diagnóstico serológico es, en general, el de elección y requiere de dos muestras de suero, una de período agudo y otra de la convalecencia a fin de demostrar la seroconversión. La técnica de elección en la actualidad es la de ELISA, por ser la más sensible y objetiva. La técnica de neutralización es muy importante para confirmar la especificidad de las reacciones, dado que en las otras pruebas se registran reacciones cruzadas entre los arenavirus.

Terapéutica

Para la FHA se dispone de un tratamiento específico, que consiste en la transfusión de plasma inmune dentro de los primeros ocho días desde el inicio de los síntomas. El plasma inmune reduce la letalidad de la enfermedad de un 15-30% a menos del 1% cuando se administra en dosis estandardizadas de anticuerpos neutralizantes contra el virus Junín (3 500 UT/kg), pero no es efectivo cuando se transfunde luego de la primera semana de la enfermedad. El plasma inmune se encuentra disponible en los centros de referencia de la FHA que funcionan en las provincias afectadas o en el Instituto Nacional de Enfermedades Virales Humanas (INEVH), de Pergamino.

El resto del tratamiento de la enfermedad consiste en una adecuada hidratación, tratamiento sintomático y un correcto manejo de las complicaciones neurológicas, pérdidas sanguíneas, choque e infecciones sobreagregadas. No existe indicación para el uso de esteroides. La medicación debe ser administrada por vía oral o endovenosa. Las vías intramuscular y subcutánea están contraindicadas por el riesgo de hematomas y de infecciones severas.

En la FHA, la neumonía es la infección bacteriana más frecuente y suele ir acompañada de cambios radiológicos y un incremento en la fiebre, pero la leucocitosis no es frecuente. Usualmente responde a ampicilina. La naturaleza compleja de las alteraciones de la coagulación y la experiencia clínica indican que la transfusión de plaquetas no está indicada. Las transfusiones de sangre se requieren sólo en ocasiones para las formas hemorrágicas severas. Es útil sedar a los pacientes con difenhidramina o diazepam. Las convulsiones se tratan con diazepam, difenilhidantoína o barbitúricos.

Precauciones de Bioseguridad

Los pacientes con FHA tienen viremia durante el período agudo y el virus puede ser transmitido por inoculación parenteral. En todos los casos, se aconseja seguir las precauciones universales con métodos de barrera. Las fiebres hemorrágicas sudamericanas no se consideran altamente contagiosas en sus respectivas áreas endémicas y estas precauciones universales son adecuadas para el cuidado de los pacientes y para el manejo de muestras potencialmente infectadas. Sin embargo, cuando se puedan producir aerosoles está estrictamente indicado el uso de gabinetes de bioseguridad. Los cultivos de virus deberían ser manipulados en nivel 3 de bioseguridad y fuera de las áreas endémicas, bajo condiciones de seguridad nivel 4. Todas las personas que trabajan en relación con el virus Junín deberían ser inmunes. La vacuna Candid # 1 está disponible para el personal seronegativo.

Bibliografía

1. Burns J.W., Buchmeier M.J. "Glycoproteins of the arenaviruses". En: Salvato, M.S. *The Arenaviridae*. New York: Ed. Plenum Press, 1993.
2. Enria D.A., Briggiler A.M., Fernández N.J., Levis S.C., Maiztegui, J.I. "Importance of dose of neutralising antibodies in treatment of Argentine Haemorrhagic Fever with immune plasma". *Lancet* II 1984;(8397):255-256.
3. Enria D.A., de Damilano A.J., Briggiler A.M., Ambrosio A.M., Fernández N.J., Feuillade M.R., Maiztegui J.I. "Síndrome neurológico tardío en enfermos de Fiebre Hemorrágica Argentina tratados con plasma immune". *Medicina* (Bs. As.) 1985;45(6):615-620.
4. Enria D.A., Bowen M., Mills J.N., Shieh W.J., Bausch D., Peters C.J. "Arenaviruses". En: Guerrant R.L., Walker D.H., Weller R.F. *Tropical Infectious Diseases: Principles, pathogen & practice*. New York: Saunders WB, 1998.
5. Enria D.A., Feuillade M.R., Levis S.C., Briggiler A.M., Ambrosio A.M., Saavedra M.C., Becker J.L., Riera L.M., Calderón G.E., Pini N., Sottosanti M., Avilés G.E., García J.B., Sabattini M.S. "Impact of the vaccination of high risk population for AHF with a live attenuated Junin virus vaccine". En: Saluzzo J.F., B. Dodet. *Factors in the Emergence and Control of Rodent-borne Diseases*. Paris: Ed. Elsevier, 1999.
6. Enria D.A., J.G. Barrera Oro. "Junin Virus Vaccines". En: *Arenaviruses II. The molecular patogenesis of arenavir*us *infections. Current Topics in Microbiology and Inmunology*. MBO Oldstone-Springer-Verlag 2002;263:239-264.
7. Enria D.A., Briggiler A.M., Feuillade M.R., Ambrosio A.M., Crivelli E. y grupo de estudio. "Estudio clínico puente, en fase III, en voluntarios humanos sanos, de entre 15 y 65 años de edad, de ambos géneros, a riesgo de adquirir Fiebre Hemorrágica Argentina, aleatorio, a doble ciego, para evaluar la comparabilidad entre la vacuna Candid #1 producida en la Argentina y la producida en los Estados Unidos". Manuscrito enviado a publicación a la *Revista Medicina* (B Aires).
8. Fisher-Hoch, S.P. "Arenavirus pathophysiology". En: Salvato, M.S. *The Arenaviridae*. New York: Ed. Plenum Press, 1993.
9. Maiztegui J.I., Fernández N.J., de Damilano A.J. "Efficacy of immune plasma in treatment of Argentine Hemorrhagic Fever and association between treatment and a late neurological syndrome". *The Lancet*, 1979;2(8154):1216-1217.
10. Maiztegui J.I., McKee K.T., Enria D.A., Harrison L.H., Gibbs P.H., Feuillade M.R., Barrera Oro J.G., Briggiler A.M., Levis S.C., Ambrosio A.M., Halsey N.A., Peters C.J. "Protective efficacy of a live attenuated vaccine against Argentine Hemorrhagic Fever". *J Infect Dis* 1998;177(2):277-283.
11. Marta R.F., Montero V.S., Molinas F.C. "Systemic disorders in Argentine Hemorrhagic Fever". *Bull Inst Pasteur* 1998;96:115-124.
12. Romanowsky, V. "Genetic organization of Junin virus, the etiological agent of Argentine Hemorrhagic Fever". En: Salvato, M.S. *The Arenaviridae*. New York: Ed. Plenum Press, 1993.

SÍNDROME CARDIOPULMONAR POR HANTAVIRUS

18

Alfredo C. Seijo

Etiología y Ecoepidemiología

Los hantavirus pertenecen a la familia *Bunyaviridae*, de amplia distribución mundial, cuyos genotipos se asocian a varias enfermedades de carácter zoonótico o enzoótico, con una estrecha relación entre la aparición de los casos humanos y modificaciones en los ecosistemas. Una clasificación simplificada se muestra en el Tabla 1.

Los hantavirus (Tabla 2), a diferencia de los otros géneros, no son transmitidos por vectores pero han desarrollado una estrecha y específica coevolución con distintas especies de roedores. La infección persistente en los mismos es asintomática, de manera que las partículas virales son excretadas por orina, heces, lágrimas y otras secreciones en ausencia de signos mórbidos en las poblaciones de roedores afectadas. La transmisión entre ellos es de tipo horizontal. Además de un reservorio principal para cada genorotipo de hantavirus existen otros de importancia secundaria.

Los mecanismos involucrados en la aparición de casos humanos y el mantenimiento de la endemia en los reservorios son hechos complejos que se relacionan con la biología de los roedores, modificaciones en los ecosistemas y actividades humanas que posibilitan el contacto hombre/roedor.

Los genotipos *clásicos*: Seoul, Hantaan, Dobrava, Thai producen fiebre hemorrágica con síndrome renal (FHSR) en Eurasia, con características clínicas y epidemiológicas propias según el serotipo involucrado. El genotipo

Genovirus	*Vector*	*Enfermedad*	*Distribución*
BUNYAVIRUS La_Crosse Encefalitis de California Jamestown Canyon	*Aedes triseriatus*	Enfermedad febril	EEUU
PHLEBOVIRUS Fiebre del Valle del Rift	*Aedes mcintoshi*	Enfermedad febril Encefalitis Fiebre hemorrágica	África Subsahariana
NAIROVIRUS Fiebre hemorrágica de Crimea-Congo	*Ixodidae*	Fiebre hemorrágica	Medio Oriente África Ex-URSS
HANTAVIRUS	Sin vector	FHSR * y SPH **	Mundial

Tabla 1: *Características generales de los bunyavirus / ** **FHSR:** *fiebre hemorrágica con síndrome renal /* ***SPH:** *síndrome pulmonar por hantavirus*

Genotipos (*)	*Enfermedad*	Distribución (**)
HANTAAN	FHSR	Rural. Asia
DOBRAVA	FHSR	Urbana. Balcanes, Rusia
SEOUL	FHSR	Urbana. Mundial, predomina sudeste asiático y China
THAI	FHSR	Urbana. Índico
PUUMALA	Nefropatía epidémica	Rural. Europa occidental, Escandinavia, Rusia y China
SIN HOMBRE	SCPH	EE UU
BLACK CREEK BAYOU	SCPH SCPH	EE UU EE UU
JUQUITIBA	SCPH	Brasil
LAGUNA NEGRA	SCPH	Rural, Paraguay y Argentina, región noroeste (Jujuy)
ANDES	SCPH	Rural, Argentina (Río Negro, Neuquén, Chubut, Santa Cruz) y Chile.
BERMEJO	SCPH	Rural, Argentina región noroeste (Jujuy)
ORÁN	SCPH	Rural, Argentina, región noroeste (Salta y Jujuy)
LECHIGUANAS	SCPH	Rural, Argentina, región mesopotámica
HU39694 (3)	SCPH SCPH	Periurbana-Rural, Argentina, región Central: Buenos Aires, Entre Ríos, Santa Fe

Tabla 2: *Principales genotipos de hantavirus asociados a enfermedad humana. (*) Fueron considerados los más representativos. (**) Para cada región se considera el modelo predominante: rural o urbano. Cada genotipo puede estar involucrado en ambos modelos.*

Puumala causa en Escandinavia, la región del Báltico y parte de Centroeuropa, la nefropatía epidémica, que es una causa importante de hipertensión arterial en la región. Los reservorios de los hantavirus euroasiáticos son roedores del viejo mundo pertenecientes a la subfamilia *Murinae* (por ejemplo, *R. norvegicus* para Seoul) o en el caso del genotipo Puumala, a la subfamilia *Arvicolinae*.

A diferencia de Europa y Asia los genotipos de hantavirus reconocidos en las Américas (Sin Nombre, Andes, Orán y otros) se relacionan con el denominado síndrome pulmonar por hantavirus, con una tendencia actual a denominarlo cardiopulmonar (SCPH), neumonía grave frecuentemente acompañada por colapso cardiocirculatorio. Los hospedadores son roedores exclusivamente americanos de la subfamilia *Sigmodontinae*. Las tasas de infección son variables dependiendo de la especie y región (2 a 16%).

En Argentina se han reconocido cuatro zonas geográficas con notificación autóctona de casos de SCPH: Región Noroeste: Salta y Jujuy; Región Nordeste: Misiones; Región Centro: Buenos Aires, Santa Fe, Entre Ríos; y Región Sur con cuatro provincias: Chubut, Río Negro, Neuquén y Santa Cruz. Desde 1996 hasta principios de 2007 se han notificado cerca de 900 casos de SCPH, con una letalidad variable según las regiones, entre un 12 y 50%, y un promedio nacional del 16%. La región de mayor denuncia es la Noroeste con 43% de los casos. Orán (Salta) fue el primer lugar de la Argentina que notificó la enfermedad (1994), teniendo registros de un síndrome respiratorio grave (síndrome de Orán) desde la década de 1970. En el Noroeste el patrón epidemiológico es rural. En 2006, Salta y Jujuy notificaron el 70% de los casos de Argentina. Por otra parte, la provincia de Buenos Aires muestra un incremento de casos en los últimos 10 años (alrededor del 14% de la estadística nacional) con transmisión periurbana. Una de las áreas de mayor preocupación es el corredor Buenos Aires-La Plata, donde se conjuga un modelo de transmisión peri urbano con alta concentración de población y una letalidad que supera a la de la Región Noroeste.

En Argentina se han observado varios casos pediátricos y se demostró la transmisión persona a persona en un brote ocurrido en la Región Sur. La seroprevalencia en población humana de Argentina no es homogénea, dependiendo posiblemente del genotipo involucrado y de la genética de la población.

Todavía se desconoce el papel patogénico de los genotipos Maciel y Pergamino encontrados en la región de la pampa húmeda de Argentina.

Por otra parte se han hallado evidencias de circulación de genotipos del viejo mundo. En un estudio realizado en 2003, se encontró una seroprevalencia del 31% para virus Seoul en *Rattus norvegicus* de un asentamiento precario de la Ciudad de Buenos Aires, sin evidencia de infección en la población humana conviviente.

La búsqueda retrospectiva de infecciones por hantavirus indicaría en la Argentina por lo menos cuatro situaciones: 1) cuadros de fiebre hemorrágica de carácter moderado, no diagnosticados en la fase aguda, que fueron atribuidos posteriormente al genotipo Lechiguanas; 2) infecciones sin enfermedad reconocida, detectadas por estudios de seroprevalencia, que varían entre 0,13% a 4,2%, incluido personal de laboratorio relacionado con roedores (16,6%) y en determinadas poblaciones aborígenes del norte de Argentina de hasta el 70%. En ninguno de estos casos se pudo deducir el virus infectante por el estudio sexológico; 3) casos de SCPH, los más importantes desde una óptica de salud pública; y 4) pacientes con enfermedad febril inespecífica, que no desarrollaron insuficiencia cardiorrespiratoria. Recientemente (2006) se observaron pacientes de un brote familiar causado por Laguna Negra en la provincia de Jujuy, donde predominó fiebre con dolor abdominal sin manifestaciones respiratorias.

Mecanismos y formas de transmisión

Las partículas virales eliminadas en los materiales biológicos de los roedores pueden inactivarse por distintos mecanismos fisicoquímicos. Por otro lado, la carga viral efectiva se diluye cuando está expuesta a corrientes aéreas. El mecanismo de infección implica la formación de aerosoles y posterior inhalación. Otra vía de infección probable es la contaminación directa a través de heridas o excoriaciones de la piel, o de mucosas y conjuntivas. Todos o algunos de estos mecanismos podrían estar involucrados en la transmisión interhumana. Secreciones respiratorias y eventualmente otros fluidos humanos deben ser considerados potencialmente peligrosos en los casos de atención al enfermo con SPH u otras formas clínicas, y adoptarse en consecuencia las medidas universales de bioseguridad. Hasta el momento la forma de infección que ha sido reconocida en la casi totalidad de los casos fue la inhalación de aerosoles formados por excretas o secreciones de roedores.

Es muy improbable que la ingesta de alimentos contaminados pueda ser un mecanismo eficaz de transmisión dado que el pH gástrico constituye una limitante efectiva. Por analogía con los serotipos *clásicos*, el agua parecería no favorecer la supervivencia de los virus.

No existe todavía un conocimiento acabado sobre la eliminación del virus por fluidos genitales, especialmente semen.

Patogenia e inmunidad

A semejanza con otros patógenos que ingresan en forma de aerosoles, la replicación viral se cumple en los linfáticos del tracto respiratorio superior y a partir de esta localización se disemina por vía linfohemática. Algunos estudios han demostrado que la viremia antecede en varios días al comienzo de la enfermedad.

En el SPH se encuentran partículas virales en las células endoteliales de la circulación pulmonar, célula considerada *target* en la patogenia de los hantavirus del Nuevo Mundo, luego en bazo y en cantidades decrecientes en riñón, ganglios linfáticos, hígado y otros tejidos (adrenal, pancreático etc.). En los pulmones, incluido el endotelio, no se detectan lesiones histopatológicas. Tampoco se observa efecto citopatogénico en la célula endotelial; sin embargo, es allí donde se produce un formidable escape capilar de líquido plasmático que lleva a la insuficiencia respiratoria. Esta disrupción de la microcirculación no expresada en cambios histopatológicos se ha denominado *disfunción endotelial*. Utilizando células endoteliales de pulmón humano en modelos experimentales se comprobó que genotipos no patógenos inducían una respuesta con alta concentración de interferón (ß-INF), pero no con genotipos patógenos. La respuesta inmune innata (traducida clínicamente por el fenómeno de respuesta inflamatoria aguda en la fase prodrómica) sería inducida por los genotipos patógenos por una vía independiente, con receptores celulares para los patrones de moléculas asociadas a patógenos (PMAP) aún desconocidos y sin expresión de IFR3. Se ha postulado que el ARN viral podría actuar como PMAP, que el receptor estaría en la superficie celular y que no necesitaría un mecanismo intracelular (endotelial) para iniciar la respuesta inflamatoria. Las diferencias observadas en la inducción de la respuesta inmune innata entre genotipos patógenos y no patógenos se relacionarían también con la capacidad de inducir la *disfunción endotelial*. En la fase cardiorrespiratoria se han encontrado niveles plasmáticos elevados de factor de necrosis tumoral (α y ß), IL-6, IL-12, γ-INT (respuesta TH1) asociados con la hemoconcentración (nivel de extravasación) y la hipotensión. Altos niveles de IL-6 fueron asociados a letalidad e IL-10 a compromiso hemodinámico, si bien es conocido el papel de esta citocina como atenuadora de la respuesta inflamatoria, lo que indicaría una alteración en la inmunomodulación.

La extravasación capilar es un fenómeno localizado en el aparato respiratorio, característica que distingue al SCPH de otras enfermedades como el dengue con choque, donde la pérdida capilar es sistémica.

Existen diferencias con lo observado en el SDRA que aparece en el curso de una sepsis, donde además del escape vascular se constatan importantes signos inflamatorios: aflujo de leucocitos neutrófilos, formación de membrana hialina, alveolitis con necrosis celular, activación de pneumocitos.

Las concentraciones de partículas virales halladas en distinto grado en otros tejidos, se correlacionarían con los hallazgos clínicos y de laboratorio. La patogenia de las lesiones renales indicaría un doble mecanismo: agresión directa del virus, como sucede con los serotipos que producen FRS, y los efectos propios de la disminución del flujo plasmático renal, causada por el estado hipovolémico. Si bien la lesión hepatocelular no tiene la dimensión que puede alcanzar en los cuadros severos de FHSR, los mecanismos de daño pueden homologarse a los renales.

El hecho más importante en la patogenia del CSP, que permite comprender la evolución clínica, es el carácter autolimitado de la enfermedad. La severidad de las manifestaciones respiratorias depende del grado de escape capilar de líquidos. La progresión de eventos patogénicos y fisiopatológicos es rápida, pasando el paciente en horas a la insuficiencia respiratoria. Una vez que cesan los mecanismos del síndrome de escape, si el paciente superó la fase de edema pulmonar, el restablecimiento también es rápido, en la medida que no se produzca una descompensación hemodinámica. La absorción de los líquidos respiratorios por la propia circulación pulmonar, al ceder el escape capilar, se opera en corto tiempo. La severidad de la enfermedad estaría dada por el compromiso hemodinámico que puede conducir a shock refractario. No están claras las causas por las que algunos pacientes desarrollan compromiso hemodinámico debido a inestabilidad miocárdica, si bien los hallazgos anatomopatológicos son, al respecto, pobres.

No se ha detectado actividad de complejos inmunes. Los anticuerpos de clase M, G y E aparecen en los primeros días de enfermedad. La dinámica de la respuesta inmune humoral es la habitual de las infecciones autolimitadas sin cronicidad. Si bien la inmunoglobulina que persiste es la G, por homología con los serotipos de FHSR, puede esperarse en algunos casos detección de IgM más allá de los cuatro o cinco meses considerados promedio.

La respuesta inmune mediada por anticuerpos aparece en la totalidad de los enfermos, de allí el valor de la serología en el diagnóstico temprano de la enfermedad. Existe una inmunidad cruzada entre los distintos serotipos de Hantavirus como se pone de manifiesto en el laboratorio, reactividad que es proporcional al grado de afinidad genómica. El papel protectivo para otros serotipos, luego de una exposición viral tanto natural como inducida por inmunizaciones, no está totalmente aclarado. Se ha observado una tendencia estadística en relación con la gravedad con la baja o nula respuesta de inmunoglobulinas de clase IgG específicas.

Hallazgos anatomopatológicos y fisiopatológicos

La ausencia de daño, tanto histopatológico como de efecto citopatogénico, en el parénquima pulmonar es el dato más relevante frente a pulmones edematosos con abundante líquido tanto en el intersticio, alvéolos y espacio pleural. El peso de los pulmones está en promedio duplicado. El volumen de líquido extravasado, incluyendo el derrame pleural, puede ser de varios litros, lo que explica la hipovolemia. Dado que la pérdida capilar no involucra elementos figurados de la sangre, se produce un aumento del hematocrito por hemoconcentración. El líquido es similar al plasma con alto contenido proteico e hipoproteinemia consecuente. La comparación de la cantidad de proteínas del aspirado traqueal en el paciente intubado con las proteínas plasmáticas puede ser un método rápido y sencillo para diferenciar el edema de causa hemodinámica del producido en el SPH. Un cociente mayor a 0,7 indica pérdida capilar y menor a 0,5 edema hemodinámico.

La histología pulmonar revela edema intersticial con edema alveolar más o menos abundante. En las formas evolutivas menos severas el edema alveolar puede ser escaso, lo que se correspondería radiológicamente con imágenes intersticiales sin ocupación del espacio alveolar, y clínicamente con la disociación clínico-radiológica. Aun en aquellos casos con sólo edema intersticial el intercambio de gases está severamente afectado (hipoxia). El escaso infiltrado celular del intersticio está conformado por células mononucleadas (inmunoblastos) y algunos leucocitos polinucleados. Las células endoteliales no muestran efecto citopatogénico, pero por técnicas histoquímicas se marcan partículas virales en el interior. Tampoco se observa en microscopia óptica disrupción endotelial ni del epitelio alveolar, en cambio en microscopia electrónica las uniones intercelulares del endotelio están alteradas.

La infiltración periarteriolar de la pulpa blanca y de la pulpa roja esplénica por inmunoblastos es muy característica, coincidiendo con la marcación de partículas virales. El bazo sin embargo no es palpable. Iguales consideraciones merecen los hallazgos en los ganglios del sistema linfático y en las muestras de tejido hepático. En este último caso se comprobaron lesiones de necrosis mediolobulillar en algunos pacientes sin consecuencias fisiopatológicas apreciables.

En forma similar al pulmón, las lesiones cardíacas aparentan no tener la dimensión histopatológica que justifique el grave deterioro hemodinámico, aún en aquellas autopsias donde se observaron infiltrados en miocardio. En autopsias realizadas en nuestro país se encontraron trombosis de pequeños vasos. El cuadro hemodinámico corresponde al choque hipovolémico, con resistencias vasculares periféricas normales o incluso aumentadas –diferencia con los cambios hemodinámicos de la sepsis–, debido a la patogenia ya comentada.

Manifestaciones clínicas

El período de incubación es variable, desde pocos días hasta dos meses, con un promedio de dos semanas. En pacientes con antecedentes de riesgo casi permanente por el tipo de actividad que desarrollan puede ser difícil establecer con precisión la exposición y en otros resulta ambigua. Los casos demostrados de transmisión interhumana y otros sugestivos de la misma forma de contagio, tuvieron un rango de incubación entre 20 y 30 días.

La enfermedad muestra un desarrollo con dos fases bien distintas. La primera denominada prodrómica o de tipo *gripal* dura de tres a ocho días. Continuando esta fase el paciente entra en una rápida insuficiencia respiratoria, con o sin falla hemodinámica, registrándose una letalidad que puede llegar al 50%.

Las manifestaciones constantes de la fase prodrómica incluyen hipertermia, cefalea y mialgias generalizadas. El comienzo en general es agudo, con temperatura axilar superior a 38,5ºC y escalofríos. En algunos casos en las primeras horas sólo hay febrícula. La mayoría de los pacientes refiere astenia. Las cefaleas no suelen asociarse a fotofobia, característica que se mantiene a lo largo de todo el cuadro, indicando que no existe repercusión meníngea. No es frecuente la hiperemia conjuntival y, salvo excepciones, no se observan lesiones enantemáticas. Estos datos pueden ser útiles para evaluar el diagnóstico diferencial con leptospirosis y otras fiebres hemorrágicas, incluyendo las producidas por arenavirus (fiebre hemorrágica argentina y otras), otros hantavirus y flavivirus (fiebre amarilla, dengue). Las manifestaciones digestivas son comunes: dolor abdominal, náuseas y vómitos, mientras que hay ausencia de signos de afectación de la vía aérea superior. Este dato negativo es muy importante para diferenciar el SPH de cuadros respiratorios graves causados por virus de la influenza y parainfluenza, adenovirus y virus sincitial respiratorio. El dolor abdominal puede resaltar en el cuadro clínico y se confunde entonces como *abdomen agudo*. En esta fase se han derivado pacientes a cirugía.

No hay referencia a coluria, tampoco a exantemas, fuera de un rash fugaz propio de la hipertermia. En pocos casos se observaron petequias u otros sangrados.

Los pacientes en esta fase no tienen tos ni disnea, en general se les diagnostica *cuadro viral* o *estado gripal* o si las manifestaciones digestivas son intensas: *cólico biliar*. En algunos casos no hay consulta médica y el paciente se automedica con antitérmicos.

Transcurridos de tres a ocho días, en una progresión muy rápida de los eventos clínicos –que puede medirse en horas– se produce la insuficiencia respiratoria. La disnea es progresiva con taquipnea (signo clínico muy importante en la evaluación del paciente todavía ambulatorio). La tos es al comienzo irritativa y luego productiva por el líquido extravasado o bien puede estar ausente. El enfermo puede estar hipóxico antes que se observen anormalidades radiológicas o la auscultación pulmonar indique la afección respiratoria. Esto tiene su correlato con los cambios que se van sucediendo a nivel del tejido pulmonar. Cuando el edema ocupa el intersticio, la difusión de gases está comprometida pero no hay condiciones físicas para su auscultación. Un examen detenido de las radiografías de tórax puede mostrar el compromiso intersticial, habitualmente como líneas de Kerley tipo B (líneas finas y rectas paralelas al diafragma), pero en las circunstancias en que se obtienen las radiografías en estos casos, pasan generalmente inadvertidas.

Al progresar el edema al espacio alveolar, el patrón radiológico adopta una configuración mixta alveolo-intersticial, con infiltrados bilaterales que tienden a ser basales y parahiliares. La disociación clínico-radiológica es habitual, pero si el edema alveolar es extenso se auscultan rales crepitantes que recuerdan la auscultación del edema de pulmón por falla hemodinámica.

El derrame pleural es constante, y de acuerdo a su magnitud podrá ser detectado por el examen clínico, radiológico, sonográfico o bien ser un hallazgo de la autopsia.

El SCPH cumple con los criterios clínicos del SDRA: es una lesión propia de los pulmones que se establece en forma aguda, los infiltrados son difusos y bilaterales y el grado de alteración del intercambio gaseoso y de la mecánica pulmonar está severamente afectado. Por la evolución corresponde a los denominados SDRA de *recuperación rápida*.

La hipotensión y taquicardia son también signos característicos de esta etapa, consecuencia de la hipovolemia o del compromiso hemodinámico. Las complicaciones sobrevienen en horas con disfunción miocárdica e hipotensión refractaria al tratamiento, aun en aquellos casos donde se logró mejorar la hipoxia con asistencia respiratoria. La aparición de arritmias indica un mal pronóstico.

El uso del catéter Swan-Ganz permite medir la resistencia vascular sistémica, la presión de enclavamiento pulmonar y el índice cardíaco que además de monitorear el estado hemodinámico contribuye al diagnóstico diferencial del SDRA que aparece en el curso de una sepsis o del edema pulmonar por falla del ventrículo izquierdo.

El líquido extravasado que se obtiene por aspiración no es purulento ni hemorrágico y en el centrifugado no se observan células inflamatorias.

Los hallazgos de laboratorio característicos incluyen: leucocitosis con neutrofilia y desviación a la izquierda, plaquetopenia y hematocrito elevado. En una serie de 22 enfermos con SPH de Orán (Salta) los porcentuales fueron neutrofilia: 81%, plaquetopenia 80% y hematocrito elevado 73%. Sin embargo en otros centros que asistieron SPH la trombocitopenia fue constante y el hematocrito sólo se elevó en un 30% de los pacientes. Característicamente aparecen en sangre periférica linfocitos atípicos.

La velocidad de sedimentación globular está normal o elevada, con valores moderados (40 mm), prolongado el tiempo parcial de tromboplastina, elevados en dos a tres veces los valores de aspartato aminotransferasa como expresión de la disfunción hepatocelular y francamente elevada la lacticodehidrogenasa. La urea y creatinina están discretamente elevadas, aunque algunos pacientes pueden desarrollar un grado mayor de insuficiencia renal, dependiendo de las series de pacientes considerados. En algunos casos se han comunicado elevaciones por diez de las transaminasas; sin embargo, la ictericia es excepcional.

La acidosis metabólica con lactoacidemia aparece en los casos refractarios a la terapia de sostén. Si se maneja adecuadamente la hipoxia y la administración de líquidos, al cesar el escape capilar el paciente se recupera en pocos días. En el otro extremo, algunos enfermos desarrollan un colapso cardiocirculatorio refractario a las medidas terapéuticas con hipotensión irreversible. La experiencia en Argentina (Adala R y col.) indicaría tres formas clínicas del SPH: a) injuria pulmonar moderada sin compromiso hemodinámico, b) injuria pulmonar severa con compromiso hemodinámico pero buena respuesta al tratamiento, y c) injuria pulmonar severa con shock refractario. Esta última forma clínica se asociaría (tendencia) con la falta de respuesta humoral con anticuerpos de clase IgG, no así los IgM anti-hantavirus que están presentes.

En los pacientes sin colapso cardiocirculatorio y de no mediar las complicaciones propias de los enfermos internados en unidades de cuidados intensivos (neumonía asociada al respirador), se opera una restitución rápida de las funciones respiratoria y cardiovascular. La resolución radiológica sigue igual evolución.

Diagnóstico de laboratorio

Se basa en la demostración de anticuerpos en el suero de los pacientes y/o de material genómico en suero y material de necropsias. La técnica serológica utilizada es un enzimoinmunoensayo que utiliza como antígeno un genotipo, ya sea Andes o uno no patógeno como Maciel, ya que dan reactividad cruzada con el resto de los genotipos. El hallazgo de IgM específica es diagnóstico, pero en el caso de pacientes en los que sólo se detecta IgG debe demostrarse seroconversión en el par serológico, debido a que puede existir reactividad cruzada con otros hantavirus o a la presencia de anticuerpos debidos a infección previa no reconocida. Ambas eventualidades son poco frecuentes en nuestro medio, sin embargo estudios recientes en población aborigen del noroeste argentino indicarían en algunos grupos seroprevalencias muy altas. La técnica es altamente sensible.

El reconocimiento del material genómico se realiza con la técnica de reacción en cadena de la polimerasa (PCR) en materiales como coágulo y/o sangre entera dentro de la primera semana de enfermedad o en muestras de tejido pulmonar, hepático, renal o en otros tejidos de biopsias o necropsias. Los materiales se guardan congelados (-20º a -70º C) o se envían refrigerados inmediatamente a los laboratorios especializados. Se ha desarrollado una técnica histoquímica para demostrar las partículas virales en tejidos.

Diagnósticos diferenciales

La definición de caso de SCPH incluye: neumonía bilateral (grave o no) de la comunidad, precedida de fase prodrómica y hallazgos de laboratorio consistentes en plaquetopenia, leucocitosis que en algunos enfermos puede ser neutrofílica y con bastante frecuencia la observación de linfocitos atípicos; hematocrito elevado de acuerdo al grado de extravasación e hipoproteinemia. En el diagnóstico diferencial deberán considerarse las etiologías de las neumonías extrahospitalarias:

Leptospirosis: la neumonía grave aparece en el contexto de las formas clínicas evolutivas con manifestaciones hemorrágicas severas, ictericia e insuficiencia renal generalmente por necrosis tubular. La hemorragia pulmonar, forma particular de la leptospirosis, no se acompaña de ictericia ni nefropatía, tampoco es frecuente la trombocitopenia. Los caracteres diferenciales entre la hemorragia pulmonar por leptospirosis y el SPH (entidades clínicas muy similares en la epidemiología, fase de inicio y manifestaciones cardiorrespiratorias) son: velocidad de sedimentación globular francamente aumentada, neutrofilia con desviación a la izquierda sin inmunocitos y hematocrito bajo en leptospirosis, además de la presencia de sangre en el material respiratorio.

Rickettsiosis: existen indicios de circulación de *R. rickettsii* en varios países de la región, incluida la República Argentina, por lo que debe considerarse este diagnóstico. Si bien puede observarse edema pulmonar dentro del fallo multisistémico de las rickettsiosis (el edema aparece también a nivel tegumentario), la diferencia más importante está dada por la aparición del síndrome purpúrico, que remeda la meningococemia y la escara típica (*tache noire*) producida por la mordedura de la garrapata, que en algunos pacientes puede faltar.

Peste: la peste ha vuelto a emerger en varios países en forma de brotes epidémicos que incluyen formas de presentación de neumonía grave (Perú, 1995). La neumonía pestosa puede ser primaria o secundaria a la forma bubónica. En el primer caso la neumonía se instala más rápidamente y sin fase prodrómica que en el SPH. Algunos de los parámetros de laboratorio comentados para el SPH (inmunocitos, Hct elevado) están ausentes.

La neumonía bilateral por *S. pneumoniae* (no frecuente) es un diagnóstico a tener siempre en cuenta dada la incidencia de este microorganismo, considerado una de las primeras causas de neumonía de la comunidad. Carece de fase prodrómica. Las formas agudas de **estafilococia pulmonar** (no presentan fase prodrómica) pueden confundirse, pero en estas neumonías bacterianas hay supuración pulmonar o presencia de leucocitos polimorfonucleares en el esputo.

Se deben valorar los antecedentes de exposición a psitácidos o palomas dado que la infección por *C. psittaci* es frecuente en nuestro medio. No se produce fenómeno de escape capilar y la evolución desfavorable se relaciona más con la demora en iniciar tratamiento con tetraciclinas o macrólidos. La fase prodrómica está ausente, suele ser unilateral y no se asocia a colapso cardiocirculatorio.

L. pneumophila es un patógeno causante de neumonía grave intra y extrahospitalaria, cuya valoración en Argentina recién ha comenzado. Existen datos indirectos de su circulación. Suele estar precedida por un episodio de gastroenteritis, la fase prodrómica no está marcada, pero puede ser difícil el diagnóstico diferencial. Se debe valorar la respuesta inflamatoria del esputo.

Se han comunicado casos de neumonías graves por *C. burnetii* (fiebre Q) y *M. pneumoniae*, si bien son patógenos que habitualmente no producen cuadros de gravedad.

Otros diagnósticos incluyen neumonías por micosis sistémicas diseminadas; tuberculosis miliar de curso hiperagudo, tularemia (cuya distribución en América del Sur se desconoce), y causas no infecciosas que evolucionan con injuria pulmonar y sintomatología *infecciosa* como algunas enfermedades autoinmunes. Los pacientes fallecidos por *edema agudo de pulmón* cuya causa no está claramente establecida, podrán estudiarse a través de autopsia u obtención de material por biopsia *post mortem*, para técnicas histoquímicas o incluso PCR.

Es improbable el diagnóstico diferencial con las formas típicas de fiebre hemorrágica argentina, si bien ésta puede presentar extravasación pulmonar, ya que dominan el cuadro clínico las manifestaciones hemorrágicas dérmicas, mucosas y viscerales. El dengue grave con extravasación de plasma predominante en pulmón puede ser un diagnóstico diferencial complicado, especialmente si las hemorragias no son intensas. Desde el laboratorio general los datos son similares. Hay que valorar los antecedentes epidemiológicos y considerar para ambas enfermedades el seguimiento clínico y el tratamiento de sostén que tiene elementos en común.

Prevención

La utilización de una vacuna a virus inactivado y otras medidas de salud pública han disminuido la incidencia de FHSR en China, que en el pasado presentaba unos 20 mil casos/año superando los 100 mil casos en 1988. Actualmente se desarrolla una vacuna DNA recombinante y se ensaya la administración por vía nasal y epidérmica. Los estudios están en fase I-II pero no se ha evaluado la inmunidad cruzada efectiva contra los genotipos del Nuevo Mundo. La prevención se basa en evitar el contacto con excretas de roedores. Ambientes cerrados donde se sospeche la circulación de los mismos deben ser aireados y los pisos y otros lugares lavados con soluciones de agua e hipoclorito de sodio (1%).

Barbijo, lentes y ropa que proteja la piel deben utilizarse para entrar en estos lugares. La eliminación adecuada de residuos, la protección de alimentos y el evitar que los roedores convivan en el peridomicilio son medidas muy importantes en la prevención de las enfermedades donde se involucran como reservorios, pero las personas deben abstenerse de encarar otros tipos de actividades que competen a personal experto (captura, desratizaciones en madrigueras etc.). No deben imponerse restricciones al turismo o al intercambio comercial con las zonas en donde se han comprobado casos de SPH.

La atención del enfermo con SPH requiere que se respeten las normas universales de bioseguridad, recomendación para la atención de toda neumonía de la comunidad.

Tratamiento

En la fase prodrómica si hay sospecha de SPH se indica reposo estricto y administración de paracetamol e hidratación. Se está evaluando la utilización precoz de ribavirina en pacientes febriles que hayan estado en contacto con casos confirmados de SCPH. Administrada en la fase cardiorrespiratoria no demostró efectos beneficiosos. Es un nucleótido sintético no disponible comercialmente en Argentina. Ha sido utilizada en el tratamiento de enfermedades causadas por virus sincitial respiratorio, de la parainfluenza, sarampión, Arenavirus incluyendo los virus de la fiebre Lassa y de la fiebre hemorrágica argentina y boliviana, en hantavirus productores de FHSR y se utiliza en hepatitis por virus B y C. Como efecto adverso más importante se menciona hemólisis de carácter reversible. Las evaluaciones en FHSR sugieren que reduce los requerimientos de diálisis y prevendría la oliguria. Se están ensayando derivados de la ribavirina (ejemplo TA18) que mostrarían mayor eficacia con menores efectos adversos. En la fase cardiopulmonar o de distrés la terapéutica se basa en corregir la hipoxemia con administración de oxígeno, adecuando la modalidad al estado gasométrico y otros parámetros clínicos. Algunos médicos con experiencia en el tratamiento de estos pacientes en Argentina, proponen reducir los ingresos de líquidos a valores mínimos para no incrementar el edema pulmonar. El compromiso hemodinámico se trata con inotrópicos (dopamina, dobutamina, noradrenalina). Recién al cesar la pérdida capilar inician la reposición con expansores plasmáticos. La conducta de restricción acuosa en la fase de edema pulmonar se ha mostrado muy útil en algunas series de enfermos. La administración de corticoides en la fase cardiopulmonar es una alternativa que debería evaluarse en distintas situaciones clínicas y en las distintas regiones geográficas.

Bibliografía

1. Enría D., Padula P., Segura E., Pini N., Edelstein A., Riva Posse C., Weissenbacher M. "Hantavirus pulmonary syndrome in Argentina. Possibility of person to person transmission". *Medicina* (Bs. As.) 1996;56:709-11.
2. Zeitz P.S., Butler J.C., Cheek J.E., *et al.* "A case-control study of hantavirus pulmonary syndrome during an outbreak in the Southwestern United States". *J. Infect. Dis.* 1995;171:864-70.
3. Bruno P., Hassell L.H., Brown J., Tanner W., Lau A. "The protean manifestations of hemorrhagic fever with renal syndrome: a retrospective review of 26 cases from Korea". *Ann. Intern Med.* 1993;113:385-91.
4. Lee W., J.M. Dalrymple (edit.) *Manual of hemorrhagic fever with renal syndrome.* WHO Collab. Center for Virus Reference and Research. Inst. for Viral Dis. Korea University, 1990.
5. Nolte K.B., Feddersen R.M., Foucar K, *et al.* "Hantavirus pulmonary syndrome in the United States: a pathological description of a disease caused by a new agent". *Hum. Pathol.* 1995;26:110-20.
6. Zaki S.R., Greer P.W., Coffield L.M., *et al.* "Hantavirus pulmonary syndrome: pathogenesis of an emerging infectious disease". *Am. J. Pathol.* 1995;146: 552-79.
7. Butler J.C., C.J. Peters. "Hantaviruses and hantavirus pulmonary syndrome". *Clin. Infect. Dis.* 1994;19:387-94.
8. Khan A.S., Khabbaz F.R., Armstrong L.R., *et al.* "Hantavirus pulmonary syndrome: the first 100 US cases". *J. Infect. Dis.* 1996;173:1297-303.
9. Ketai L.H., Williamson M.R., Telepak R.J., *et al.* "Hantavirus pulmonary syndrome (HPS): radiographic findings in 16 patients". *Radiology* 1994;191:665-68.
10. Cortés J., Cacace M.L., Seijo A. y col. "Distrés respiratorio del adulto en Orán, Salta". Primer Simposio Internacional de Infectología Pediátrica. Córdoba, Argentina; 9 al 11 de mayo de 1994.
11. Huggins J.W., Hsiang C.M., Cosgriff T.M., *et al.* "Prospective, double-blind, concurrent, placebo-controlled clinical trial of intravenous ribavirin therapy of hemorrhagic fever with renal syndrome". *J.Infect. Dis.* 1991;164:1119-27.
12. Mori M., Rothman A.L., Kurane I., Montoya J.M., Nolte K.B., Norman J.E., Waite D.C., Koster F.T., Ennis F.A. "High levels of cytokine-producing cells in the lung tissues of patients with fatal hantavirus pulmonary syndrome". PMID: 9878011 [PubMed - indexed for MEDLINE]
13. Seijo A., Coto H., San Juan J. y col. "Distrés Respiratorio debido a hemorragia pulmonar por leptospirosis. Una modalidad clínica no habitual en Buenos Aires". *Medicina* (Bs. As.). 2002.
14. Seijo A., Pini N., Levis S., Coto H. y col. "Estudio de hantavirus Seoul en una población de humanos y roedores de un asentamiento precario de la Ciudad de Buenos Aires". *Medicina* (Bs. As.) 2003;63:193-196.
15. Lázaro M.E., Resa A., Barclay C. y col. "Síndrome pulmonar por hantavirus en el sur andino argentino". *Medicina* (Bs. As.) 2000;3:289-301.
16. Levis S., Morzunov S., Rowe J., Enria D., Pini N., Calderón G., Sabattini M., St Jeor S. "Genetic diversity and epidemiology of hantaviruses in Argentina". *J Infect Dis* 1998;177: 529-38.
17. VII International Conference on HFRS, HPS and Hantaviruses. Fundación Mundo Sano, Bs. As., Argentina, junio, 2007.

Fiebre por Virus del Nilo Occidental 19

Daniel Eduardo Merino
Jorge Osvaldo Gorodner
Verónica Rabinovich

Introducción

La Fiebre del Nilo Occidental (FNO) es producida por un arbovirus que pertenece a la familia *Flaviviridae* y al género *flavivirus* y es transmitido por la picadura de mosquitos *Culex* infectados.

Este virus fue reconocido por primera vez en una mujer, en la rivera del Nilo Occidental a su paso por Uganda, África, y se lo considera causante de cuadros febriles y, en forma ocasional, meningoencefalitis humana o equina.

En la década del 50 se detectaron casos en Israel y posteriormente en Egipto e India y en 1974 se documenta una epidemia de magnitud considerable en Sudáfrica. A partir de ahí, se registraron brotes en otros países como Argelia (1994), Rumania (1996), República Checa (1997), Rusia (1999) e ingresa en América afectando a Estados Unidos (1999), produciéndose la primera epidemia de encefalitis vírica en Nueva York, notificándose 62 casos con clínica neurológica y 7 óbitos. Posteriormente se disemina por varios otros estados, llegando el 28 de agosto de 2007 a contabilizarse 10 073 casos con meningitis y encefalitis, y 13 978 con fiebre. Fueron notificados al CDC 24 716 casos con 983 fallecidos, cifras acumuladas desde el primer caso en 1999. Las cepas detectadas en USA fueron muy similares a las de Medio Oriente.

En forma constante, el virus se ha diseminado hacia Canadá, América Central y Caribe, afectando las Islas Caimán, Jamaica, República Dominicana, México, Puerto Rico y Cuba, y generando inquietud de que podría existir, fuera de Estados Unidos, falta de un adecuado conocimiento de las formas clínicas o dificultades para el diagnóstico serológico, debido al entrecruzamiento con otros flavivirus que circulan con frecuencia en áreas tropicales.

En marzo de 2006 el Departamento de Epidemiología de la ciudad de Córdoba (Argentina) confirmó que un hombre de 58 años, residente en la ciudad de Marcos Juárez de dicha provincia, contrajo una infección por este virus. Los casos de infección en humanos fueron cuatro, uno en Córdoba y 3 en el Chaco. Los cuatro pacientes evolucionaron bien.

En abril de ese año, el Servicio Nacional de Sanidad y Calidad Agroalimentaria (Senasa) había confirmado la muerte de dos caballos de raza por Virus del Nilo Occidental, ocurrida en febrero en San Antonio de Areco, provincia de Buenos Aires.

Otro caso fue el de un caballo proveniente de la provincia de Entre Ríos; es probable que hayan ocurrido otros más que, por no afectar a caballos de raza, hayan pasado inadvertidos.

Ciclo del agente

Se estima que no más del 1% de los *Culex* de zonas en las que se detectó portación, transportan realmente el virus.

Los mosquitos transportan el virus a principios de otoño, siendo su mayor incidencia a finales de agosto y principios de septiembre. A medida que la temperatura disminuye los mosquitos comienzan a extinguirse.

Los mosquitos se infectan (hembras del género *Culex*), a partir de haber picado a aves infectadas. Más de 150 especies de aves y algunas decenas de especies de vertebrados como mascotas o animales de granja (caballos) o silvestres pueden infectarse. Las aves más propicias (órdenes Passeriformes, Chadriformes y Anseriformes) tienen capacidad de participar en el ciclo de transmisión viral, de presentar condiciones apropiadas, como la edad del ave, estado inmune y patogenicidad de la cepa viral.

El mosquito pica, siguiendo un ciclo enzoótico, a humanos y a otros vertebrados como los caballos (huéspedes terminales que sufren la enfermedad pero no la contagian) inyectando saliva con virus.

Se observa que una o más especies de aves que circulan por la costa este norteamericana llegan al sudeste del país y continúan migrando hacia Centroamérica y América del Sur, pero aunque se ha demostrado la presencia de arbovirus en dichas aves, no se observa con claridad el momento y el lugar de la infección, ni la forma de transmisión a otros vectores potencialmente aptos en otros sitios geográficos alcanzados en su migración.

Clínica

El Virus del Oeste del Nilo tiene un periodo de incubación que oscila entre 5 y 15 días. Al infectar a los seres humanos en, aproximadamente, una de cada cinco personas produce fiebre, cefaleas y dolores corporales con posibilidad de erupciones cutáneas, adenomegalias, inapetencia, odinofagia, náuseas, vómitos, dolor abdominal, diarrea o una sintomatología leve símil gripal, con un período de estado de 3 a 6 días; llegando a formas más severas con encefalitis (en uno de cada 150 infectados) con desorientación, coma, cuadros convulsivos, miastenia y parálisis. En general, pocas personas desarrollan formas severas de la enfermedad e incluso algunas no presentan síntoma alguno. (Tabla 1)

Las formas de tipo seudogripal suelen denominarse fiebre del Nilo Occidental y las severas, de encefalitis o meningitis del Nilo Occidental, según su localización patogénica.

Además de la inoculación por mosquitos infectados, el virus puede infectar a otros seres humanos por transfusiones, trasplantes de órganos y eventualmente leche materna. No se transmite de persona a persona.

Los estudios complementarios de diagnóstico son los virológicos por PCR en suero sanguíneo o LCR; TC e IRM de cabeza; así como también aquellos que confirman el agente etiológico, como las técnicas de Neutralización en Cultivos Celulares; siendo la serología para buscar anticuerpos contra el virus, la forma más simple y precisa.

Son variados los factores de riesgo para un compromiso severo de la dolencia, entre ellos, inmunodepresión por enfermedad HIV/SIDA, trasplante de órganos, quimioterapia, embarazo, gerontes, etc.

La evolución de las formas leves es de buen pronóstico. En las formas severas, la afección a nivel neurológico puede dejar secuelas cerebrales o incluso la muerte. El 10% de los pacientes con inflamación cerebral no sobrevive.

Tratamiento

Estudios clínicos se encuentran en marcha para analizar si la ribavirina, utilizada para tratar la hepatitis C, pueda ser de utilidad. En todos los casos debe emplearse tratamiento de sostén.

Prevención

La mejor prevención se basa en la lucha contra el mosquito, evitando sus picaduras. Utilizar repelentes con DEET y ropa que cubra la mayor parte del cuerpo, tal como se recomienda en la leishmaniasis. La fumigación es un recurso útil para prevenir la reproducción de los mosquitos.

Las aguas estancadas son el lugar ideal de reproducción de los mosquitos, por lo tanto éstas se deben drenar de inmediato o tratar adecuadamente.

En cuanto a la prevención, señala Seijo, "en la actualidad no contamos con vacunas para prevenirla. La única medida individual de prevención es el uso de repelentes y de mosquiteros para evitar las picaduras. En cuanto a la fumigación, esta medida tiene una recomenda-

Caso Probable	*Caso Confirmado*	No Caso
Enfermedad compatible (como caso confirmado) que no satisface ninguno de los criterios de caso confirmado de laboratorio, más al menos uno de los siguientes puntos: • Demostración de Ac IgM en suero contra el virus por ELISA • Demostración de un título elevado de Ac IgG contra el virus en suero de fase de convaleciente por ELISA o Inhibición de hemaglutinación con confirmación mediante reducción en placa	Enfermedad febril asociada a manifestaciones neurológicas entre cefaleas y meningitis aséptica o encefalitis, más al menos uno de los siguientes: • Aislamiento del virus o demostración del antígeno vírico o las secuencias genómicas en tejidos, sangre, LCR u otros fluidos orgánicos • Demostración de Ac IgM contra el virus por ELISA • Cuadruplicación de los títulos de anticuerpos neutralizantes por prueba de reducción en placa en muestras pareadas de suero o LCR • Demostración de IgM e IgG antivirus por ELISA y sometido a tamizaje por inmunoanálisis o hemaglutinación y confirmación por reducción de placas en muestra sérica única	Enfermedad que no cumple ninguno de los criterios anteriores de laboratorio más: • Una prueba negativa mediante ELISA para Ac IgM contra el virus en suero o LCR colectado de 8 a 21 días después de la aparición de la enfermedad y/o • Una prueba negativa para Ac IgG contra el virus por inmunoanálisis, hemaglutinación o reducción en placa en suero colectado 22 días tras la aparición de la enfermedad

Tabla 1: *Definición de caso de encefalitis vírica del Nilo Occidental. Centros para el Control y la Prevención de Enfermedades (CDC) de EE UU*

ción bastante restringida, ya que sólo se utiliza cuando ya han ocurrido varios casos y se está ante la posibilidad de un brote".

Esa posibilidad, en nuestro país, todavía es incierta ya que desde mediados de año no se han producido nuevos casos.

Bibliografía

1. Gubler, D. "Surveillance for West Nile Virus in the Americas", PAHO/WHO, Third Meeting of the Surveillance Networks for Emerging Infectious Diseases in the Amazon and Southern Cone Regions, 2000.
2. Centers for Disease Control and Prevention. "West Nile Virus, Division of Vector-Borne Infectious Diseases", 2000.
3. Centers for Disease Control and Prevention. "Epidemic/Epizootic West Nile Virus in the United States: Guidelines for Surveillance, Prevention and Control", 1999.
4. Centers for Disease Control and Prevention. "Update: West Nile Virus Activity - Eastern United States, 2000. Morbidity Mortality Weekly Report", 2000;49:1044-1047.
5. Centers for Disease Control and Prevention. "Guidelines for Surveillance, Prevention, and Control of West Nile Virus Infection – United States, Morbidity Mortality Weekly Report", 2000;49:25-8.
6. Rappole J., Derrickson S., Hubalek Z. "Migratory Birds and Spread of West Nile Virus in the Western Hemisphere". *Emerging Infectious Diseases*, 2000;6:319-327.

Influenza aviar 20

Jorge Osvaldo Gorodner

Los virus de la Influenza o gripe aviar son agentes patógenos antropozoonóticos de preocupación sanitaria tanto veterinaria como humana.

Estos virus forman parte del género *Influenzae A* familia *Orthmyxoviridae*. El subtipo H5N1 ha sido identificado como la fuente más probable de una futura pandemia de gripe en el hombre, habiéndose demostrado recientemente su potencialidad de contagiarlo.

Microbiológicamente los virus *Influenzae* tipo *A* están divididos en subtipos basados en las proteínas hemaglutinina y neuraminidasa. Hay 16 hemaglutininas y 9 subtipos de neuraminidasa, proporcionando 144 combinaciones diferentes de H y N.

Todos los subtipos pueden infectar aves pero no provocar la enfermedad. Históricamente todos los brotes hiperpatógenos han sido ocasionados por los subtipos H5 y H7.

Los virus de la gripe aviar son viables en el ambiente por largo tiempo con temperaturas bajas, no sobreviviendo por encima de 70ºC ni a menos de 80ºC bajo cero.

Esta patología afecta a gran número de especies de aves, incluyendo tanto a las de criadero como a las silvestres. Siendo las gallináceas las que tienen mayor susceptibilidad.

La OMS expresó la probabilidad del riesgo de pandemia en un futuro cercano debido al virus H5N1 y el riesgo sería por recombinación entre el virus de la gripe aviar y de alguna variante de gripe circulante (tipo H3N2 y H1N1). La recombinación podría darse en el hombre o en el cerdo que porte a la vez los dos virus, lo que señala la gravedad evolutiva. Recientemente en Alemania, además de haberse detectado en gatos infectados en la isla de Rueguen, se confirmó un caso en una marta.

Para que ocurra la transmisibilidad interhumana, los antígenos de superficie (hemaglutinina y neuraminidasa) deben mutar para adaptarse a la especificidad de las membranas de las células del hombre. De tal manera, la cepa inicial es reemplazada por una nueva variante antigénica.

Expertos de la Organización Panamericana de la Salud (OPS) y de la Organización Mundial de la Salud (OMS) manifestaron que las personas que enfermaron lo fueron por contacto directo con aves infectadas y no por contacto interhumano, dejando constancia de que los virus tienen capacidad de adaptación. En tal sentido, el Centro Nacional de Biotecnología señala que dicho virus podría evolucionar produciendo el contagio entre los seres humanos.

Desde el 2003 al 1 de marzo del año 2007, se detectaron 175 casos humanos confirmados, con 96 decesos. La rápida difusión de la gripe aviar con brotes epidémicos simultáneos en más de 30 países no tiene antecedentes e implica una gran preocupación mundial.

El virus H5N1 ha provocado la destrucción y muerte de más de 150 millones de aves con un costo de billones de dólares. Esta cepa ya fue detectada en Asia, Europa, Medio Oriente y África. Según la OPS, también presenta una amenaza para América Latina y el Caribe. La consultora británica Maplecroft opina que algunos países centroamericanos son de alto riesgo, como Haití, Barbados, República Dominicana,

Granada y Jamaica. David Navarro, Coordinador de la campaña de la Organización de las Naciones Unidas (ONU) para contener la patología y prevenir el compromiso humano, señaló que el virus podría llegar al Continente Americano en un plazo de 6 a 12 meses a partir de marzo de este año.

Según funcionarios de la OPS una de las maneras como el virus entraría en América es por las aves migratorias, señalando en tal sentido: "Aunque nuestra región no hace parte de las grandes rutas de vuelo de aves, sí hay algunas que unen Asia con Alaska, y sabemos que hay aves que han cruzado el Pacífico, desde Asia a las Américas". (Infografías 1 y 2)

Recientemente ocho países de la Unión Europea fueron afectados por el virus, además de otros del continente. En la UE apareció por primera vez el 11 de febrero pasado, pudiendo contarse a Francia. Grecia, Italia, Austria, Alemania, Suiza, Hungría, Eslovenia y Eslovaquia; y en la fronteras de la UE, Turquía. Anteriormente en Rumania, no perteneciente aún a la UE, se detectó la presencia viral el 7 de octubre de 2005, llegando a Rusia y a Croacia ese mismo mes y a Ucrania en diciembre del mismo año.

La expansión a otros continentes se debería sin duda a la migración de las aves. Según opinión del Banco Interamericano de Desarrollo (BID), de darse la transmisión entre los seres humanos, la progresión de la enfermedad puede ser muy rápida entre los continentes debido a los vuelos internacionales.

Cuanto más se extiende la epidemia en aves y crece el número de personas y animales infectados, las probabilidades de pandemia son mayores.

Algunos expertos en gripe concuerdan en que una nueva pandemia es inevitable y que puede ser de inminente presentación. No obstante, otros investigadores cuestionan un eventual contagio de persona a persona, creando en tal sentido una nueva teoría. Ésta se basa en los estudios que llevaron a cabo dos grupos de científicos en Holanda y en Japón, quienes señalaron que el virus difícilmente logre mutar para transmitirse interhumanamente por considerar que las células que contienen el tipo de receptor que el virus de la gripe aviaria prefiere para infectarlas se halla en el tracto respiratorio humano inferior. Esto impide que el virus se traslade por la tos o por estornudos, mientras que los virus de la gripe humana infectan por lo general células del tracto respiratorio superior, según publicara en *Nature*, Yoshihiro Kawaoka y próximamente en *Science*, Thijs Kuiken y colaboradores. Esta teoría, según Paul A. Offit, virólogo del Hospital de Niños de Filadelfia (EEUU), contribuye a explicar por qué el virus H5, a pesar de que puede infectar al hombre, no es capaz de transmitirse fácilmente entre los seres humanos. Pese a lo señalado, recientemente la OMS alertó sobre un posible caso de contagio en China, en dos personas de una misma familia. De los 26 casos de infección humana por virus H5N1 confirmados en China, 17 fueron mortales.

En el mundo, desde 2003, contrajeron la enfermedad 336 personas, de las que fallecieron 207. La mayoría de los casos ocurrieron en Asia, Medio Oriente y Nigeria.

Clínicamente en los seres humanos los síntomas son similares a los de una gripe común, con fiebre, tos, odinofagia, diarreas, vómitos, mialgias; en ocasiones se asocia a infecciones oculares, pudiendo desarrollar neumonía y compromiso severo del aparato respiratorio y eventualmente la muerte. La mayoría, con buen estado de salud, se recupera sin complicaciones, siendo las personas de edad avanzada, los niños y los que padecen determinadas afecciones (insuficiencia cardiaca, asma o diabetes) los que tienen mayor riesgo.

El laboratorio indica linfopenia y plaquetopenia, alteración del hepatograma e hipoglucemia.

Las pruebas serológicas para diagnóstico o identificación clínica, son rápidas y confiables. Se recomienda el análisis cromatográfico para detección cualitativa de la hemaglutinina del virus de la Influenza específico H5 tipo A, cuyo resultado se obtiene en 30 minutos.

Para el tratamiento se dispone de dos tipos de fármacos. Los inhibidores de la proteina integral M2: amantadita y rimantadina y los inhibidores de la neuraminidasa: oseltamivir y zanamivir. No obstante, la resistencia de los antivirales ha ido creciendo en el tiempo. Ello es así, por cuanto en el año 1997 el H5N1 era sensible a la amantadita, rimantadina y los inhibidores de la neuraminidasa. En 2004 era resistente a la amantadita, rimantadina y sensible a los inhibidores de la neuraminidasa. Y en 2005, se presentaron algunas cepas con resistencia a uno de los inhibidores de la neuraminidasa.

Actualmente el oseltamivir es recomendado por su sensibilidad frente al H5N1, su nombre comercial es Tamiflú, producido por el laboratorio suizo Roche.

Los problemas que suelen presentar los antivirales, particularmente en los casos de la gripe estacional, es que pueden reducir la magnitud del cuadro y su duración, dependiendo su eficacia del momento en que se inicia el tratamiento, en especial al comienzo de los síntomas. Además, otro problema que presentan es que la producción limitada de los mismos no alcanza a cubrir las necesidades del 20% de la población. Y por último, se desconoce su eficacia frente al virus presente en el momento de la contingencia.

En la IV Cumbre de las Américas llevada a cabo en Mar del Plata (Argentina) en las postrimerías de 2005, los mandatarios presentes declararon: "Fortaleceremos la cooperación y los intercambios de información en la lucha contra las enfermedades crónicas, así como las enfermedades emergentes y reemergentes, tales como el HIV/SIDA, SARS, malaria, tuberculosis, gripe aviar, y otros riesgos a la salud", enfatizando en: "...el desarrollo de planes nacionales de prevención para evitar posibles pandemias tales como la gripe aviar".

La Organización Mundial de la Salud (OMS) ha desarrollado un plan de contingencia para contener una pandemia donde surja, mediante el uso de antivirales en seres humanos al inicio del brote. La OPS manifiesta que es muy importante tomar medidas preventivas y preparatorias en las Américas.

En los países afectados, la prevención que se lleva a cabo es la destrucción de los animales infectados y los sospechosos y se están llevando a cabo *Planes de Preparación para una Pandemia de Influenza Nacional* (PPPIN) que incluye preparación de emergencias, vigilancia epidemiológica y otras medidas sanitarias y de difusión.

Con respecto a la vacuna, en agosto de 2005 se ha probado exitosamente una experimental en humanos y en octubre del mismo año, Hungría anunció que había desarrollado una vacuna contra el H5N1. Últimamente en EEUU se ha desarrollado una vacuna experimental, modificando por ingeniería genética un virus del catarro común, llamado adenovirus, para producir en su superficie todas las partes de la hemaglutinina, sabiendo que la hemaglutinina se encuentra en la superficie de todos los virus de la gripe y permite que el virus se adhiera a una célula en el cuerpo que es infectado. Dicho producto ha resultado 100% efectivo en ratones infectados con la cepa H5N1.

Más recientemente, el laboratorio francés Sanofi-Pasteur ha desarrollado una vacuna de respuesta inmunitaria alentadora y bien tolerada, que se encuentra en una de sus fases experimentales. Asimismo se hallan en desarrollo 22 prototipos de vacunas contra el virus H5N1. Sin embargo se desconocen las características que tendría la cepa del virus que eventualmente afecte a los hombres.

Por lo tanto, en las presentes circunstancias, se debe llevar a cabo una serie de actividades para actuar frente a una emergencia.

Teresa Zitto del Centro de Infectología Dr. Horacio López, ha manifestado en oportunidad de llevarse a cabo las Jornadas 2005 de la Asociación Médica Latinoamericana en Buenos Aires, que: "La planificación puede ayudar a reducir la transmisión del virus pandémico, a disminuir los casos, las hospitalizaciones y las muertes, a mantener los servicios esenciales y a reducir la repercusión económica y social de una pandemia en el país".

Margaret Chan, Directora General Adjunta de la OMS, dijo que ante un virus "tan claramente impredecible como éste debemos estar preparados para cualquier sorpresa". Por lo tanto, "La pandemia puede contenerse, pero para ello es necesaria la colaboración de todas las instancias".

Hasta tanto se encuentre un inmunógeno específico para el H5N1, Vicente Mazzafero aconseja sostener e incrementar la vacunación contra la gripe circulante a los fines de minimizar el riesgo de una pandemia de gripe aviar.

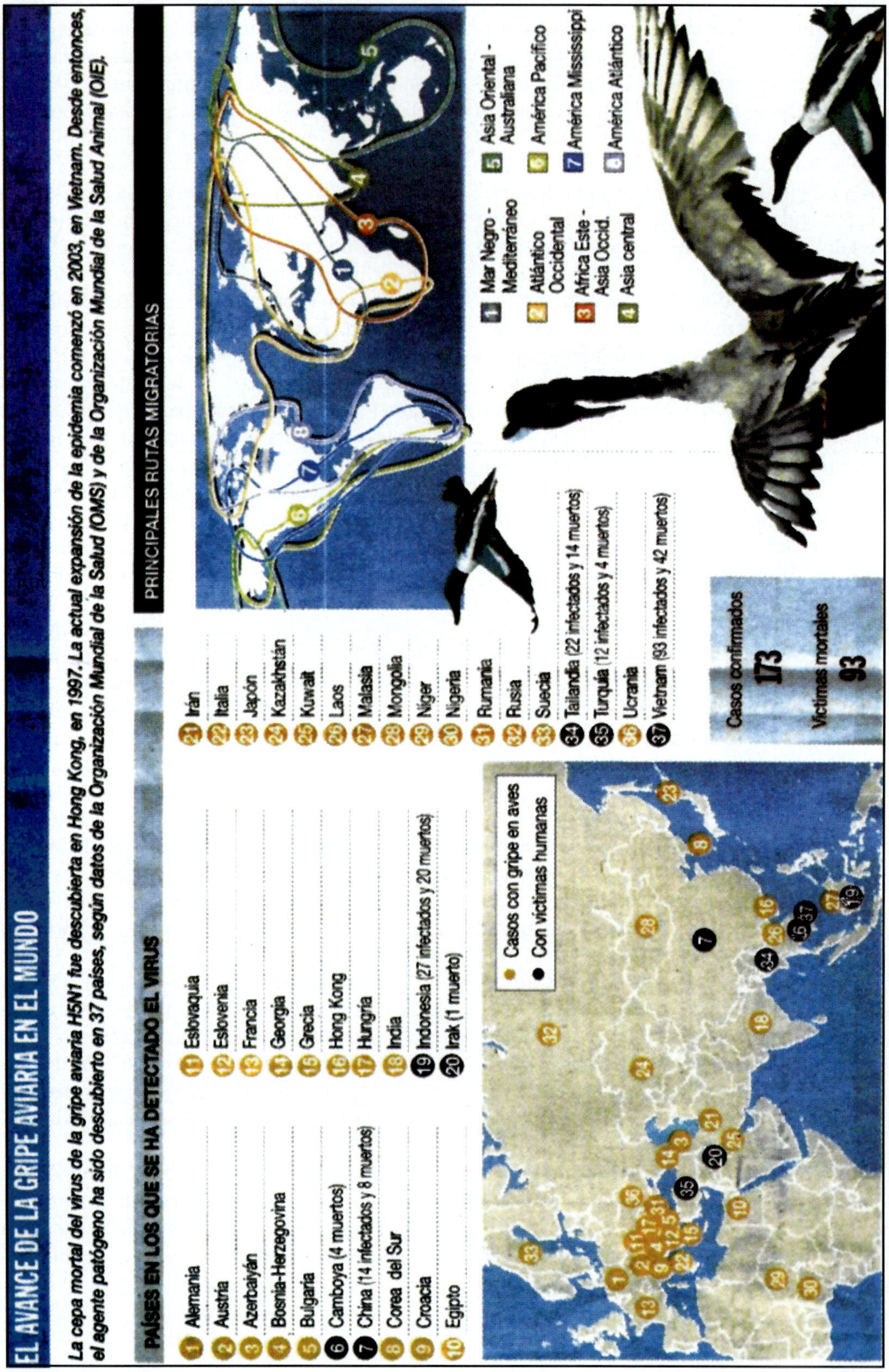

Figura 1: *El avance de la gripe aviaria en el mundo.* La Nación, *1 de marzo de 2006, pág. 2.*

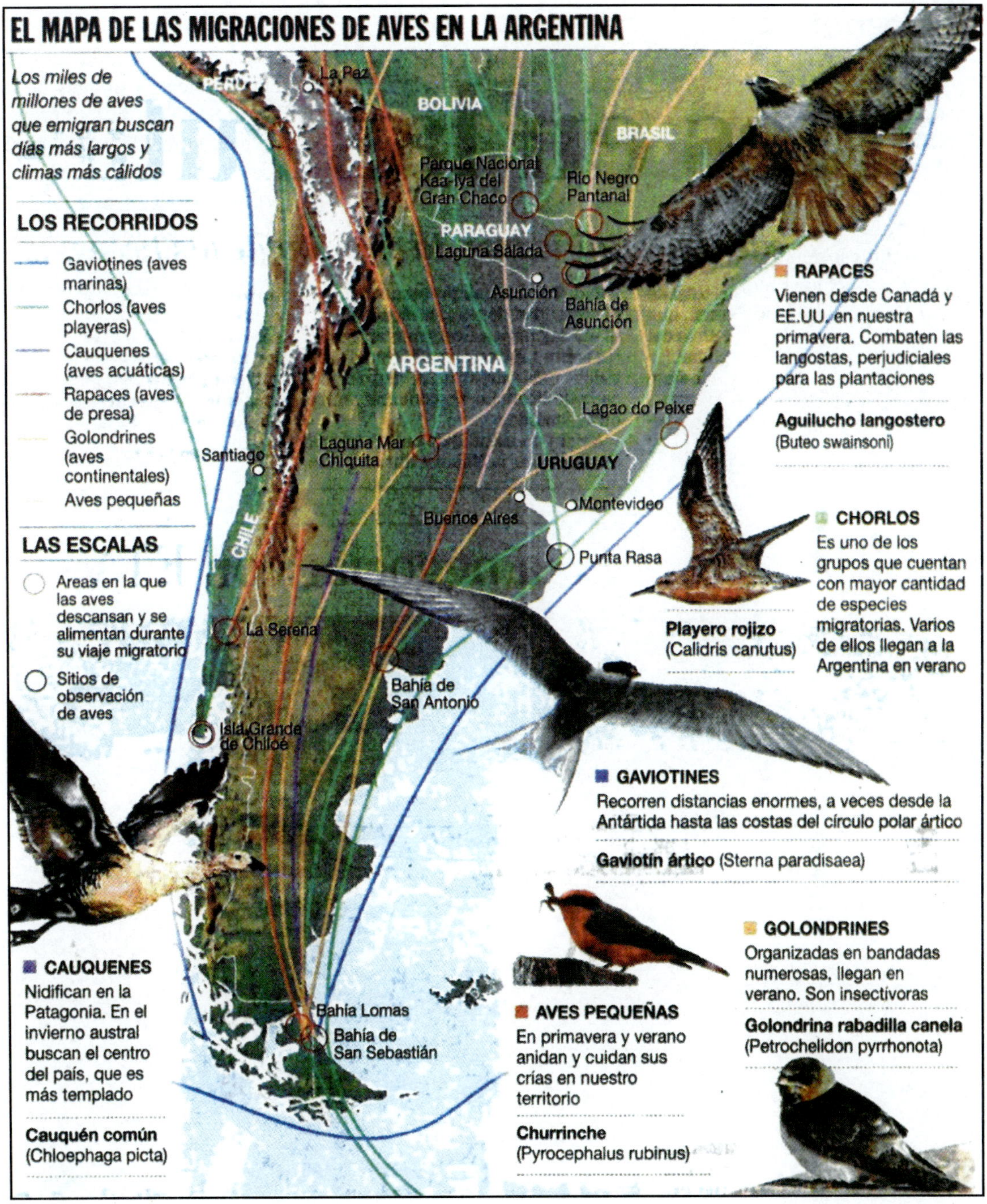

Figura 2: *El mapa de las migraciones de aves en la Argentina.* La Nación*, 28 de febrero 2006, pág. 2.*

Bibliografía

1. "Gripe aviar". *Tecnociencia*. http://www.tecnociencia-feb 2004.
2. Nelly, C.C. "Breaking the genetic code: AFIP´s Taubennerger unlocks mystery to 1918 Spanish flu". *The AFIP LETTER* 2005;163(3):1-3.
3. "Gripe aviar". OMS. 15/01/04. http://www.who.int./csr/don/2004
4. Wade, N. "Nueva teoría sobre la gripe aviar". *La Nación* 24/03/06.
5. "Vacuna experimental protege a ratones de la gripe aviar". USINFO.STATE.GOV. http://usinfo.gov/esp/Archive/2006/feb/02-42364.html
6. "Influenza aviar: entendiendo la amenaza". *Consultor de Salud Int*. Nº 40 enero 2006;8.
7. Diagnostics. Pruebas rápidas. http://diagnostics.asawi.com/spanish/index.php.24/01/06
8. "Gripe aviar OMS". www.LaNación.com 8/12/2007.

Fiebre amarilla 21

Silvia Edid Balbachán

Introducción

La Fiebre amarilla es una enfermedad viral tropical caracterizada por fiebre elevada, ictericia, fallo renal y cardíaco y diátesis hemorrágica. Se caracteriza por un comienzo brusco y evolución aguda, con una ictericia febril por afectación predominantemente hepática.

Es endémica en parte de África tropical y Sudamérica y es transmitida entre humanos y primates fundamentalmente por mosquitos hematófagos del género *Aedes*.

Si bien se dispone de una vacuna efectiva hace 60 años, el número de infectados en las dos últimas décadas ha aumentado y la fiebre amarilla es ahora un problema reemergente de salud pública.

Historia

La enfermedad se conoce desde los siglos XVII y XVIII en que afectaba a los navegantes que atravesaban áreas tropicales, por ejemplo, el barco *Hustion* que se dirigía a Sierra Leona, en 1873. Así se sucedieron epidemias en Guadalupe (1646), Senegal (1778), Marsella (1802), Lisboa (1857), Nueva York (1878), y otras numerosas, hasta las acontecidas en el presente siglo en Etiopía (1962), donde se cobró 30 000 vidas, y en Senegal (1965), con 2 000 muertos.

Por otra parte, tres hechos aportaron conocimientos etiológicos y epidemiológicos respecto de la fiebre amarilla: en 1881, Carlos Finlay defendió hipótesis previas sobre la transmisión por mosquitos; en 1902, Walter Reed describe la transmisión del agente etiológico por un mosquito, consigue reproducir la enfermedad y sospecha la etiología viral. Por último, en 1927, Stokes, Bauer y Hudson reconocen la etiología viral.

Fue la primera infección humana en que se demostró la etiología viral y también la primera virosis en que se comprobó la transmisión vectorial.

Etiología

El agente es el virus de la Fiebre amarilla, un virus ARN, de 12 a 20 nm, esférico, envuelto, con espículas en su superficie (hemoaglutininas) con propiedades antigénicas.

Antes clasificado como Arbovirus (virus transmitidos por artrópodos del grupo B), actualmente se lo ubica en el género de los Flavivirus, junto al dengue y otros virus productores de encefalitis, dentro de la familia *Togaviridae*. En África hay dos tipos genéticos diferentes, llamados topotipos, asociados con África del este y del oeste. Sudamérica tiene dos tipos diferentes pero desde 1974 solamente uno ha sido identificado como causa de enfermedad.

Transmisión

Humanos y monos son los principales animales infectados. El virus es transportado por el mosquito vector de un animal a otro (transmisión horizontal) y/o a través de sus huevos, por lo que puede pasar la infección a su descendencia (transmisión vertical). Los huevos producidos son resistentes a la desecación y permanecen latentes en condiciones áridas o secas, y eclosionando en estaciones lluviosas. Varias especies diferentes de mosquitos *Aedes*, *Sabethes* y *Haemagogus* (este último solo en Sudamérica) transmiten el virus de la Fiebre amarilla. Estos mosquitos se encuentran en zonas tropicales de África y América a menos de 1 300 metros sobre el nivel del mar, aunque *Aedes* ha sido hallado ocasionalmente hasta los 2 200 metros. Pueden ser domésticos (se crían alrededor de las casas), salvajes (se crían en la selva) o de tipo semidoméstico (hábito mixto). Su hábitat es el clima húmedo, cálido, habitado; pica durante el día, es hematófago y resulta infectante 12 días a 3 semanas después de ingerir sangre con virus. Tiene una vida máxima de 3 meses.

Las zonas tropicales y subtropicales donde existe el vector (género *Aedes*, pudiendo intervenir también mosquitos de los géneros *Haemagogus* y *Sabethes*) son las que la Organización Mundial de la Salud ha declarado como áreas endémicas.

Hay tres tipos de ciclos de transmisión de fiebre amarilla: selvático, intermedio y urbano. Los tres ciclos existen en África, pero en Sudamérica solo existen el selvático y el urbano.

Fiebre amarilla selvática: En selva lluviosa tropical, la fiebre amarilla ocurre en monos infectados por mosquitos salvajes. En el ciclo selvático, el virus circula entre primates y marsupiales susceptibles. Estos monos pueden entonces pasar el virus a otros mosquitos que se alimenten de ellos, quienes a su vez pican a humanos que entran a la selva, resultando en casos esporádicos de Fiebre amarilla. En las Américas, los principales vectores son los mosquitos de los géneros *Haemagogus* y *Sabethes*. La transmisión transovárica puede contribuir a la persistencia de la infección.

Fiebre amarilla intermedia: En praderas húmedas o semihúmedas de África, ocurre pequeña escala de epidemias. Éstas se comportan de modo diferente a las epidemias urbanas, muchos pueblos separados en un área sufren casos simultáneamente, pero los pacientes mueren por la infección. Los mosquitos semidomésticos infectan a ambos huéspedes, monos y humanos. Esta área es a veces llamada *zona de emergencia* donde el contacto aumentado entre el hombre y el mosquito infectado conduce a la enfermedad. Éste es el tipo más común de enfermedad visto en recientes décadas en África y podría generar severas epidemias tipo urbanas si la infección es llevada a ambientes con presencia de mosquitos domésticos y humanos no vacunados.

Fiebre amarilla urbana: El ciclo urbano se inicia cuando una persona infectada en la selva se desplaza durante la fase de viremia hacia centros urbanos con elevada densidad de *A. aegypti*, donde es picada por este vector que, a su vez, transmite el virus a otra persona susceptible, estableciéndose de esta forma la enfermedad en el medio urbano. Los monos no están involucrados en la transmisión. Estos brotes tienden a diseminarse fuera de su fuente de origen para cubrir una extensa área.

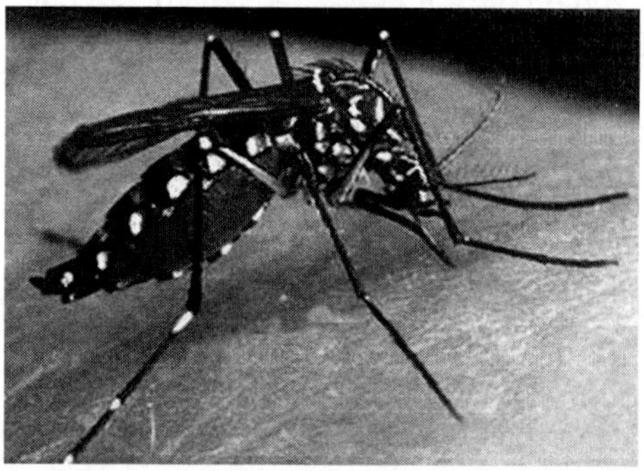

Epidemiología

La Fiebre amarilla es endémica en países de América Central y del Sur y en varias Islas del Caribe. Por otra parte, Brasil, Bolivia, Colombia, Ecuador, Venezuela y Perú son consideradas de alto riesgo.

Latinoamérica tiene ahora mayor riesgo de epidemias urbanas que en los últimos 50 años, debido a que la densidad de *A. aegypti* se ha expandido en áreas rurales y urbanas, infectando ahora regiones en las que estuvo previamente erradicado.

Se entiende por área enzoótica de fiebre amarilla al sitio geográfico en el que se ha comprobado la circulación del virus de la enfermedad en su ciclo selvático y existen condiciones ecológicas para el mantenimiento de la transmisión (presencia de vectores competentes y vertebrados susceptibles capaces de mantener la cadena de transmisión). Cuando una zona no reúne las condiciones anteriores, se considera área no enzoótica.

Actualmente la fiebre amarilla epidémica es excepcional. Los casos aislados se producen cuando hay un movimiento de migración de un individuo susceptible hacia una zona endémica.

El reservorio se halla en la naturaleza, en sangre y órganos de animales salvajes y en la sangre del hombre enfermo.

El riesgo de epidemias en África y Sudamérica ha aumentado por muchas razones incluyendo: 1) baja cobertura de inmunización; 2) aumento de la densidad y distribución del vector, así como invasión de sitios urbanos por *A. aegypti*; 3) cambio en el balance demográfico de muchos países, convirtiendo poblaciones que eran principalmente rurales en mayoritariamente urbanas; y 4) los viajes aéreos que aumentan el riesgo de introducción y diseminación de la enfermedad en Norteamérica, América central, Caribe, Medio Oriente, Asia, Australia y Oceanía.

La situación de la fiebre amarilla selvática en las Américas está restringida principalmente a las Guayanas, Venezuela, Trinidad y Tobago, Colombia, Ecuador, Perú, Bolivia, y la región centro-oriental del Brasil. En el período comprendido entre 1985 y septiembre de 2004 se han notificado a la OPS un total de 3 559 casos de fiebre amarilla selvática que dejaron un saldo de 2 068 defunciones.

El país que más casos presentó en ese período fue Perú (1 939 casos), seguido por Bolivia (684), Brasil (539), Colombia (246), Ecuador (93) y Venezuela (57). La enfermedad tiene características cíclicas, y en los últimos 10 años han aparecido tres grandes picos epidémicos. El mayor brote se registró en 1995, en la región occidental del Área Andina del Perú. En 1998, el número de casos volvió a aumentar, esta vez como resultado de brotes en el Perú, Bolivia y Brasil. Entre 1999 y 2002 disminuyeron los casos de Fiebre amarilla selvática, observándose casos aislados y brotes limitados, debido en parte a estrategias de control implementadas por Brasil y Bolivia. En 2003 se observó un incremento de la incidencia de esta enfermedad debido a la aparición de brotes en Brasil y Perú, y a un extenso brote registrado en la frontera entre Colombia y Venezuela.

En Sudamérica entre 1970 y 2001 se reportaron 4 543 casos, mayormente de Perú (51,5%) Bolivia (20,1%), Brasil (18,7%) y Paraguay (con 25 casos en 2008).

La zona de frontera entre Brasil y Argentina, correspondiente al Estado de Río Grande do Sur y las provincias de Misiones y Corrientes, respectivamente, es considerada zona de riesgo, y allí se registró una mortandad de monos Macacos entre los meses de marzo y mayo del 2001, atribuida al virus de la Fiebre amarilla. En toda el área de frontera situada a orillas del río Uruguay, se ubican unos 15 poblados que albergan unos 100 000 habitantes, donde existen altos índices de infestación por el mosquito *Aedes aegypti*, una evidente circulación del virus en las poblaciones de primates y una baja cobertura de vacunación antiamarílica. En el año 1999 se decretó un alerta en la localidad de Bernardo de Irigoyen debido a un brote en el vecino estado brasileño de Santa Catarina que actualmente tiene un importante potencial de riesgo, asociado a una epizootia que estaría ocurriendo en los montes de las localidades ribereñas del río Uruguay en la República Argentina.

En la Argentina, la epidemia desatada en 1871 provocó más de 20 000 víctimas en pocas semanas. En 1966 se produjo un brote selvático en el NEA.

Actualmente la enfermedad existe, con casos humanos y en primates, en la provincia de Misiones, con un número de 5 pacientes afectados hasta marzo de 2008, uno de los cuales tuvo evolución fatal. Actualmente se indica la vacunación para aquellos viajeros o turistas que crucen hacia Brasil por Bernardo de Irigoyen en Misiones y por Paso de los Libres en Corrientes, o que habiten en zonas delimitadas como de riesgo en la costa del Paraná y del río Uruguay.

Existe un programa de vacunación antiamarílica en las provincias de Misiones, Corrientes, Entre Ríos, Salta, Jujuy, Formosa y Chaco, por la proximidad con Brasil.

Clínica

Las manifestaciones clínicas son muy variables: desde las formas asintomáticas, pasando por modalidades leves con sintomatología inespecífica, hasta la fiebre hemorrágica clásica, de alta letalidad.

Aproximadamente el 90% de las infecciones son leves o asintomáticas, mientras 10% cursa con un cuadro sistémico severo con 50% de casos fatales.

El período de incubación, silencioso, varía de 3 a 6 días después de la picadura del mosquito infectado. En general, la forma clásica se caracteriza por una enfermedad sistémica grave de alta letalidad, que se manifiesta con fiebre, postración, compromiso hepato-renal y cardíaco, manifestaciones hemorrágicas y choque. La evolución de la enfermedad puede incluir tres períodos clínicamente evidentes: período de infección, período de remisión y período de intoxicación.

El **período de infección o Fase Roja**, que corresponde al inicio de los síntomas, dura de 1 a 4 días, e incluye la fase de viremia. Tiene comienzo abrupto, con fiebre elevada (> 39ºC), escalofríos, cefalea, náuseas, mareos, malestar general y dolor muscular, especialmente en la región dorso-lumbar. También manifestaciones digestivas: náuseas, vómitos y diarreas. Un hecho llamativo es que no hay hepato ni esplenomegalia. Hay manifestaciones nerviosas, hemorragias, oliguria, etc.

Al examen físico, el paciente se encuentra febril, postrado y con congestión de las conjuntivas y la cara, facie vultuosa, color vinoso, inyección conjuntival, rash escarlatiniforme. A veces se observa bradicardia acompañada de fiebre (signo de Faget). Las principales alteraciones que muestran las pruebas de laboratorio en este período son leucopenia con neutropenia relativa, aumento de las transaminasas y albuminuria.

Enseguida se establece el **período de remisión**, que puede durar de 2 a 48 horas, en el que los síntomas ceden y el estado general del paciente mejora. En las formas leves, el paciente inicia la fase de recuperación, que dura entre 2 y 4 semanas. En general, los casos de fiebre amarilla resultan muy difíciles de diagnosticar cuando la enfermedad aún no ha progresado hacia el período de intoxicación.

En aproximadamente 15% a 25% de los casos, los síntomas reaparecen en forma más grave y sobreviene el **período de intoxicación o Fase Amarilla**, que dura aproximadamente 3 días; se caracteriza por reaparición de la fiebre, ictericia cutáneo-mucosa (100% de los casos), dolor epigástrico, manifestaciones hemorrágicas (principalmente epistaxis), hemorragia gingival, hematemesis (vómito negro, que está presente en 20% de los casos), melena, proteinuria (90% de los casos) y oligo-anuria, indicando fallo renal. Estos signos traducen un cuadro hepático y nefrítico agudo.

Las transaminasas se presentan muy elevadas. En la fase final el paciente presenta hipotensión, agitación psicomotora, estupor y coma. La muerte en general acontece entre el séptimo y el décimo día posteriores al inicio de los síntomas.

La mitad de los pacientes en la fase tóxica mueren dentro de los 10 a 14 días, los pacientes que soportan infecciones más benignas tienen una convalecencia lenta y penosa de 30 a 60 días. Los restantes se recuperan con significativos daños orgánicos. En la enfermedad naturalmente adquirida, dura 3 a 6 días; en los casos accidentales por contaminación de laboratorio puede prolongarse 10 días.

Anatomía patológica

Las principales lesiones se observan en hígado y riñón.

El hígado, pálido, blando, ligeramente aumentado de volumen, muestra a la observación microscópica una tríada lesional constituida por: a) necrosis hialina, con localización mediolobulillar, en focos o diseminada; b) cuerpos de Councilman: masas redondeadas pequeñas, acidófilas, refringentes, presentes en el citoplasma de hepatocitos necróticos, cuyos núcleos presentan cromatolisis, que al ser expulsados pueden verse en localización sinusoidal; y c) cambios degenerativos granulosos o grasos, inclusiones intranucleares. Es notable la ausencia de infiltrados inflamatorios.

El riñón suele estar aumentado de volumen, ofreciendo una superficie de corte de color amarillo pálido y grasiento. Las lesiones asientan preferentemente en los túbulos proximales y consisten generalmente en tumefacción turbia y degeneración grasa, inclusive necrosis de coagulación.

Otros órganos afectados son: corazón (degeneración hialina y grasa y necrosis focales), bazo y ganglios linfáticos (hiperplasia folicular), piel y mucosas (hemorragias, petequias).

Diagnóstico diferencial

Las distintas formas clínicas de la fiebre amarilla también pueden identificarse en otras enfermedades febriles que evolucionan con ictericia, manifestaciones hemorrágicas o ambas. En la Región de las Américas, las principales enfermedades que deben considerarse en el diagnóstico diferencial de la fiebre amarilla son: malaria, fiebre tifoidea, enfermedad por Rickettsias, fiebres hemorrágicas virales (Lassa), infecciones por arbovirus (dengue), leptospirosis, intoxicaciones o envenenamientos, malaria grave; hepatitis virales, especialmente la forma fulminante de la hepatitis B y la hepatitis por virus delta, fiebres hemorrágicas virales boliviana, argentina y venezolana.

Diagnóstico de laboratorio

El aislamiento del microorganismo a partir de sangre, líquido cefalorraquídeo, cerebro u otros órganos, y la detección de ARN vírico en la sangre solamente son posibles cuando la muestra se obtiene en la fase aguda, durante el período de viremia, es decir, entre el primero y el quinto día del inicio de los síntomas. Posteriormente se realiza la inoculación intracerebral en ratones de 1 a 4 días de edad o lactantes, en cultivos de células o inoculación intratorácica en mosquitos.

La serología es el procedimiento más utilizado en el diagnóstico de laboratorio. La detección de IgM por el método MAC-ELISA es actualmente la técnica más utilizada por presentar alta sensibilidad y especificidad y, sobre todo, por su simplicidad, debido a que con una sola muestra obtenida después del séptimo día de la enfermedad es posible establecer el diagnóstico.

Se utilizan también otras técnicas serológicas, tales como la inhibición de la hemaglutinación y las pruebas de neutralización, que se basan en la conversión serológica, por lo tanto, se necesitan dos muestras de suero, de fase aguda (7º día) y de convalecencia (a partir del 14º día), para la conclusión del diagnóstico.

Desde el punto de vista hematológico, el hemograma muestra leucopenia con neutropenia, la eritrosedimentación está acelerada, el tiempo de coagulación alterado, con disminución de plaquetas, fibrinógeno, factores y protrombina. Hay aumento del colesterol, de la bilirrubina total, con prevalencia de la directa, y de las transaminasas.

El examen de orina presenta albuminuria.

El líquido cefalorraquídeo es xantocrómico o claro, su presión está aumentada y hay albuminorraquia.

Las alteraciones morfológicas que se producen en el tejido hepático se observan mediante pruebas histopatológicas, con punción biopsia del hígado, aunque se halla contraindicada en las formas graves por la tendencia hemorragípara que existe. En los casos mortales, la presencia de antígeno vírico en tejidos, principalmente el hepático, se demuestra mediante técnicas de inmunohistoquímica.

La detección del material genético (ARN) del virus de la fiebre amarilla en la sangre y en los tejidos se puede realizar por reacción en cadena de la polimerasa (RCP).

Resumen de criterios de laboratorio para el diagnóstico de casos:

- Aislamiento del virus de la fiebre amarilla
- Presencia de IgM específica para el virus de la fiebre amarilla
- Aumento de por lo menos cuatro veces en los niveles de anticuerpos de IgG (seroconversión), en muestras de suero obtenidas en fases aguda y de convalecencia, por las pruebas de inhibición de la hemaglutinación, fijación del complemento o neutralización
- Lesiones histopatológicas hepáticas o de otros órganos, compatibles con las de la fiebre amarilla o detección de antígenos víricos por el método inmunohistoquímico en muestras de tejido
- Detección por reacción en cadena de la polimerasa (RCP) de secuencias del genoma del virus en tejidos o en sangre

Tratamiento

En 1986, un comité de expertos de la OPS recomendó, como tratamiento de casos graves de fiebre amarilla, terapia de apoyo que incluye: mantenimiento nutricional y prevención de la hipoglicemia; reemplazo de líquidos y/o drogas vasoactivas; corrección del medio interno; tratamiento de la hemorragia con vitamina K o plasma fresco congelado; diálisis, si hubiera fallo renal; y tratamiento de infecciones secundarias con antibióticos.

No existe tratamiento antiviral específico; se han realizado experiencias con interferón, sin resultados concluyentes. La administración temprana de ribavirina ha resultado beneficiosa en algunos casos.

En los casos leves, el tratamiento es sintomático. No se deben emplear salicilatos porque pueden producir hemorragias.

Prevención y control

La estrategia para el control de la fiebre amarilla consiste en: inmunización de rutina para niños de 6 meses o más, agregando campañas de vacunación para prevenir epidemias, detección de brotes con rápida respuesta a ellos, y control del *Aedes aegypti* en centros urbanos.

La prevención de la fiebre amarilla selvática solamente es posible por medio de la vacunación. Para prevenir la forma urbana de la enfermedad, otra medida, además de la vacunación, es la puesta en marcha de programas de control del vector.

Vigilancia

El sistema de vigilancia debe ser sensible para detectar apropiadamente los casos sospechosos.

La vigilancia epidemiológica de la circulación viral de la fiebre amarilla debe intensificarse tanto en las áreas enzoóticas como en las no enzoóticas. Los principales mecanismos empleados en la vigilancia son:

- Vigilancia de los casos clínicos compatibles con la forma clásica de la enfermedad, según las definiciones de casos de la OMS
- Vigilancia de los síndromes febriles ictéricos
- Vigilancia de epizootias (aparición de la enfermedad y muerte de monos en áreas selváticas).
- Mantenimiento de los índices de infestación por *Aedes aegypti* por debajo de 5%, a fin de evitar la reurbanización de la fiebre amarilla
- Vigilancia de eventos posvacunales atribuibles a esa vacuna

Definiciones de casos (OMS)

- Caso sospechoso o probable: toda persona con fiebre de comienzo brusco seguida de ictericia en las dos semanas posteriores al inicio de los síntomas, y uno de los siguientes síntomas: 1) sangrado de nariz, encías, piel o tracto digestivo, o 2) muerte dentro del período de tres semanas a partir del inicio de los síntomas
- Caso confirmado: todo caso sospechoso que haya sido confirmado por laboratorio o presente nexo epidemiológico con un caso confirmado por el laboratorio
- Brote: un brote de fiebre amarilla es la presencia de por lo menos un caso confirmado.

Vigilancia de los síndromes febriles ictéricos

Este tipo de vigilancia, por lo general puesta en práctica en los sitios centinelas, utiliza una definición de caso de mayor sensibilidad y excluye los casos utilizando pruebas de laboratorio. Este procedimiento permite identificar los casos de fiebre amarilla que han desarrollado las formas menos graves o no hemorrágicas de la enfermedad.

La vigilancia de los síndromes febriles ictéricos incluye a todas las personas que viven en áreas enzoóticas o han viajado a ellas, y que presentan una enfermedad caracterizada por fiebre e ictericia de inicio súbito. En caso de que las muestras de sangre de estas personas resultasen negativas para hepatitis virales, malaria, leptospirosis o fiebre hemorrágica por virus dengue, deben enviarse al laboratorio de referencia para la realización de pruebas serológicas específicas de fiebre amarilla, acompañadas por la respectiva ficha epidemiológica.

Vigilancia de epizootias

Se deben notificar siempre las muertes de monos por causas naturales ya que pueden representar la circulación del virus de la fiebre amarilla. En ese caso, se debe iniciar inmediatamente la vacunación de los residentes y viajeros que penetran en la zona, además de intensificar la vigilancia de casos sospechosos y de casos de fiebre e ictericia.

Respuesta a los brotes o epizootias

a) Acciones en áreas enzoóticas: la presencia de un caso confirmado por laboratorio es suficiente para tomar medidas de prevención y control. En áreas no enzoóticas se requiere la confirmación de la infección por laboratorio de referencia, mediante la repetición de la prueba de ELISA IgM. Como respuesta se deben realizar las siguientes tareas:

• *Actividades de vacunación*

• *Actividades de vigilancia epidemiológica:* a) Identificación de casos mediante la búsqueda activa de todas las personas con enfermedad compatible con la definición de caso sospechoso y de las personas con síndrome febril ictérico agudo en las zonas donde se han presentado casos, así como en los municipios aledaños y los lugares visitados por los casos en el período de 3 a 6 días antes del comienzo de la enfermedad; b) Toma de las muestras y su envío al laboratorio; c) Investigación retrospectiva de los certificados de defunción para detectar casos compatibles con la definición de caso; d) Investigación de muertes de monos; e) Vigilancia de los índices de infestación por *Aedes aegypti* en zonas urbanas; f) Monitoreo de las coberturas de vacunación; g) Promover actividades educativas y participativas de la comunidad en la prevención de la enfermedad.

b) Acciones en áreas no enzoóticas: a) Vigilar a las personas con enfermedad compatible con la definición de caso sospechoso o confirmado; b) Investigar la presencia de epizootias en monos; c) Ante la presencia de casos importados realizar una vacunación de bloqueo e implementar estrategias de prevención de la exposición al vector si el caso detectado se hallaba en la fase de viremia.

Acciones mediatas

- Mantener coberturas de 95% en las nuevas cohortes de niños de un año, incluyendo la vacuna en el esquema de vacunación de rutina de los programas de inmunización
- Sistema de vigilancia epidemiológica adecuado y eficaz
- Mantener bajos los índices de infestación del vector
- Vacunar a todos los viajeros que entran a zonas enzoóticas
- Informar y educar a la comunidad en forma permanente
- Mantener un eficiente Sistema de información y análisis de datos, con detección oportuna; notificación y confirmación de casos sospechosos

Notificación internacional

La Fiebre amarilla es una enfermedad de notificación obligatoria inmediata, sujeta al *Reglamento Sanitario Internacional*, por lo tanto, se debe investigar todo caso sospechoso y, de confirmarse, se notificará de inmediato a la OPS/OMS.

Indicadores de vigilancia

Con la finalidad de monitorear la eficiencia de los sistemas de vigilancia se recomienda utilizar los siguientes indicadores:

- 80% de las unidades notificadoras informan semanalmente
- 80% de los casos sospechosos se investigan durante las primeras 48 horas posteriores a la notificación
- 80% de los casos con muestras de suero se envían al laboratorio en las primeras 72 horas
- 80% de los resultados de laboratorio se obtienen en las primeras 72 horas
- 80% de los casos confirmados y puesta en marcha de medidas de control adecuadas
- 80% de los casos cerrados en 30 días y 100% cerrados en 60 días
- Índice de infestación por *A. aegypti* (debe ser < 5%)
- Notificación de monos muertos en áreas enzoóticas
- Porcentaje de letalidad (debe ser < de 50%)
- Cobertura de vacunación mínima de 95% de la población residente en áreas enzoóticas
- Al menos un centro centinela para la vigilancia del síndrome febril ictérico, por departamento o región de salud considerados de riesgo

Indicadores de eficiencia de la vacunación contra la fiebre amarilla

En los municipios de áreas enzoóticas y colindantes, con índices de infestación por *A. aegypti* superiores a 5%, se considera indicador de eficiencia de la vacunación antiamarílica a la introducción de la vacuna en el esquema de inmunizaciones en 100% de los municipios con una cobertura del 95% en mayores de un año.

Control del mosquito

Si bien la eliminación del vector es importante, para Fiebre amarilla la prevención principal se basa en los programas de vacunación. La fumigación para matar mosquitos adultos durante epidemias puede tener valor para interrumpir la transmisión.

Vacunas

Todas las vacunas actuales contra la Fiebre amarilla, recomendadas por la OMS, tienen como base lotes de semillas derivados de la cepa original atenuada 17D ó 17 DD, desarrollada a fines del decenio de 1930 e inicio de los años cuarenta por Max Theiler y sus colaboradores, en los laboratorios de la Fundación Rockefeller, en Nueva York y Río de Janeiro. Son vacunas liofilizadas obtenidas en huevos embrionados de pollo exentos de agentes patógenos específicos. Cada dosis debe contener como mínimo 1 000 DL50 (dosis letal 50%) en ratones, o su equivalente en unidades formadoras de placas (UFP).

En adultos la vacuna 17DD demostró alta seroconversión y similar *performance* que las vacunas manufacturadas con el lote de la progenie 17D-213/77 OMS.

La vacuna contra la Fiebre amarilla es segura y altamente efectiva. El efecto protectivo ocurre dentro de la primera semana en el 95% de los vacunados. Una dosis única de vacuna otorga protección por 10 años y probablemente para toda la vida. Produce una replicación viral limitada en el organismo y largo tiempo de protección debido a la formación de anticuerpos neutralizantes.

El riesgo de vida por Fiebre amarilla es mucho mayor que el riesgo de la vacuna, por lo que los susceptibles deben ser inmunizados.

Esquema de vacunación

Se recomienda aplicar la vacuna contra la Fiebre amarilla a partir de los 12 meses de edad. En caso de brotes, se puede aplicar a partir de los 6 meses. El *Reglamento Sanitario Internacional* recomienda la vacunación de viajeros hacia zonas enzoóticas cada 10 años. Sin embargo, no es necesaria la revacunación rutinaria de residentes en dichas zonas.

La vacuna contra la Fiebre amarilla debe aplicarse por vía subcutánea, nunca endovenosa, en una sola dosis de 0,5 ml, en la parte superior del brazo. Se puede administrar simultáneamente con cualquier vacuna, incluso con otras inyectables de virus vivo, tales como sarampión, SRP (sarampión, rubéola y paperas), SR (sarampión, rubéola) y varicela, siempre y cuando se apliquen en sitios diferentes. La única excepción es la vacuna contra el cólera, que no se debe administrar simultáneamente con la vacuna contra la Fiebre amarilla. Estas dos vacunas se deben aplicar con un intervalo mínimo de tres semanas para que generen una buena respuesta inmunitaria.

Todas las personas mayores de un año de edad que residen en zonas urbanas, rurales o selváticas consideradas enzoóticas, así como las residentes en zonas donde se originan migraciones hacia áreas enzoóticas deben ser inmunizadas contra la Fiebre amarilla, con una cobertura mínima de 95%.

La elección de vacunar se realiza en función de: a) el riesgo de brote de la enfermedad y b) el riesgo de efectos adversos de la vacuna.

Reacciones adversas

En algunos casos se producen reacciones autolimitadas y leves, tales como dolor y enrojecimiento en el sitio de la aplicación. Reacciones sistémicas como fiebre, dolor de cabeza, mialgia y malestar general, se presentan entre el quinto y el séptimo día. Las reacciones adversas graves supuestamente causadas por la vacuna antiamarílica son muy raras. Se han descrito casos de encefalitis posvacunal (enfermedad neurotrópica) por el virus 17D en menores de 4 meses (tasa de 500-4 000/1 000 000 de dosis aplicadas), por lo que la vacuna está contraindicada para menores de 6 meses, estableciéndose así un margen mayor de seguridad.

En años recientes se ha documentado la aparición de una enfermedad multisistémica denominada *Yellow fever vaccine-associated viscerotropic disease* (YEL-AVD) o enfermedad viscerotrópica, semejante a la producida por la infección natural por el virus salvaje de la fiebre amarilla. Consiste en un síndrome clínico con fiebre, cefalea, náuseas y vómitos, que rápidamente progresan a fallo multiorgánico y muerte. Este raro síndrome fue descrito por primera vez en 1996. El virus vacunal se ha aislado, pero en el secuenciamiento del genoma vírico no fue posible demostrar ninguna mutación capaz de explicar esa alteración en la característica biológica. Se piensa que la vacuna antiamarílica es un estímulo inflamatorio sistémico que genera una viremia suave, subclínica, con una persistente y duradera respuesta de anticuerpos dependiente de células T *helper*.

Asimismo se reportaron casos de enfermedad neurotrópica asociada a la vacuna (*Yellow fever vaccine-associated neurotropic disease*, YEL-AND) previamente llamada encefalitis posvacunal. En general son casos muy raros, determinados quizá por factores estrictamente individuales aún desconocidos. Las personas mayores de 60 años parecen tener mayor probabilidad de presentar reacciones adversas.

Contraindicaciones

La vacuna contra la fiebre amarilla no se debe administrar:

- a personas con enfermedades febriles agudas, con compromiso de su estado general de salud;
- a personas con antecedentes de hipersensibilidad a los huevos de gallina y sus derivados;
- a mujeres embarazadas, salvo en situación de emergencia epidemiológica y siguiendo recomendaciones expresas de las autoridades de salud;
- a personas inmunodeprimidas por enfermedad (por ejemplo, cáncer, leucemia, SIDA, etc.) o por medicamentos;
- a menores de 6 meses;
- a personas de cualquier edad que padezcan alguna enfermedad relacionada con el timo.

Bigliografía

1. Barwick Eidex, R y el Grupo de trabajo sobre inocuidad de las vacunas contra la fiebre amarilla. "History of thymoma and yellow fever vaccination". *The Lancet.* 2004;364:936.
2. Codec O.C.T., Luz P.M., Coelho F., Galvani A.P., Struchiner C. "Vaccinating in disease-free regions: a vaccine model with application to yellow fever". *J R Soc Interface.* 2007 Apr 18 [Epub ahead of print].
3. Collaborative Group for Studies with Yellow Fever Vaccine. "Randomized, double-blind, multicenter study of the immunogenicity and reactogenicity of 17DD and WHO 17D-213/77 yellow fever vaccines in children: implications for the Brazilian National Immunization Program". *Vaccine.* 2007 Apr 20;25(16):3118-23.
4. "Control de la fiebre amarilla. Guía práctica". Organización Panamericana de la Salud. Publicación Científica y Técnica Nº 603.
5. Chin, J (ed.). *El control de las enfermedades transmisibles.* 17ª ed. Washington, D.C.: OPS; 2001 (Publicación Científica y Técnica Nº 581).
6. FUNASA. *Manual de vigilância epidemiológica de febre amarela.* Brasilia: Ministerio da Saúde; Fundação Nacional da Saúde; 1999.
7. Gerasimon G, K. Lowry. "Rare case of fatal yellow fever vaccine-associated viscerotropic disease". *South Med J.* 2005 Jun;98(6):653-6.
8. Monath, TP. "Yellow fever vaccine". En: Plotkin S., W. Orenstein. *Vaccines*, 4th ed. Philadelphia: W.B. Saunders Co. 2004;1095-1176.
9. Organización Panamericana de la Salud. Informe Final (Conclusiones y Recomendaciones). *Inmunizaciones: Panamericanismo y equidad en acción.* XIV Reunión del grupo técnico asesor de la OPS sobre enfermedades prevenibles por vacunación. Washington, D.C.: OPS, 2000.
10. Organización Panamericana de la Salud. Libro de resúmenes. *Municipios: Mejorando los servicios de inmunización.* XV Reunión del grupo técnico asesor de la OPS sobre enfermedades prevenibles por vacunación. Washington, D.C.: OPS, 2002.
11. Organización Panamericana de la Salud. Informe Final (Conclusiones y Recomendaciones). *Municipios: Mejorando los servicios de inmunización.* XV Reunión del grupo técnico asesor de la OPS sobre enfermedades prevenibles por vacunación. Washington, D.C.: OPS, 2002.
12. Organización Panamericana de la Salud. Informe Final (Conclusiones y Recomendaciones). *La cultura de la prevención: Un modelo de control para las enfermedades prevenibles por vacunación.* XVI Reunión del grupo técnico asesor de la OPS sobre enfermedades prevenibles por vacunación. Washington, D.C.: OPS, 2004.
13. Roukens A.H., L.G. Visser. "The risk of yellow fever in travelers". *Ned Tijdschr Geneeskd.* 2006 Aug 19;150(33):1815-20.
14. Tomori, O. "Yellow fever: the recurring plague". *Crit Rev Clin Lab Sci.* 2004;41(4):391-427.
15. Vasconcelos, P.F. "Yellow Fever". *Rev Soc Bras Med Trop.* 2003 Mar-Apr;36(2):275-93.
16. Viola H., J. Gorodner. "Fiebre amarilla". En: Gorodner, J.O. y cols. *Enfermedades Infecciosas.* Rosario, Argentina: Corpus, 2004; 632-635.

Encefalitis de San Luis 22

Roberto Hirsch

Aspectos epidemiológicos

Los cambios climáticos generaron en el mundo, en especial en el sur y particularmente en nuestro país, diversas problemáticas, entre ellas, infecciones emergentes y reemergentes (de causa viral entre otras), muchas transmitidas por vectores biológicos.

Las patologías producidas por arbovirus afectan al hombre y a animales domésticos y salvajes constituyéndose, en Argentina, en un importante problema para la Salud Pública y la economía.

Los primeros casos autóctonos de dengue, en Salta en 1997, producidos por el Virus DEN-2 constituyen un ejemplo de lo manifestado, lo que se complica epidemiológicamente con la recuperación de un subtipo de virus del complejo Encefalitis equina venezolana, asociado a un síndrome febril agudo, en nada diferenciable clínicamente del dengue.

Los Flavivirus pertenecen a la familia *Flaviviridae*, integrada actualmente por más de 60 virus de los cuales los primeros corresponden a la mitad de los de la familia. Son transmitidos principalmente por mosquitos y utilizan hospedadores aviares para su supervivencia en la naturaleza.

Se reconoce, en la República Argentina, actividad para Flavivirus Dengue, Encefalitis de San Luis (ESL), Fiebre amarilla y probablemente Bessuquara e Ilheus, todos patógenos para el hombre.

El virus de la ESL es un Flavivirus –transmitido por mosquitos–, antigénicamente relacionado con el virus Dengue. Se encuentra ampliamente distribuido en regiones subtropicales y templadas del Centro y Norte del País, habiéndose registrado aislamientos del nombrado en humanos, mosquitos –*Culex quiquefasciatus* y otras especies de *Culicidae*, *Aedes aegypti, Mansonia titillans, Ochlerotatus albifasciatus*– y roedores y detectado anticuerpos en mamíferos silvestres y domésticos, aves y humanos.

En la ciudad de Córdoba, en 2002, se detectó una seroprevalencia en humanos del 13,98% (0% en menores de 10 años, y 26,9% en mayores de 60 años), lo que ilustra someramente sobre la circulación del virus en esa provincia. La excepción serológica en niños podría deberse a un ciclo silente en los 10 años anteriores.

A pesar de la alta endemicidad de esta afección, son poco frecuentes los diagnósticos clínicos de la misma.

Así, el comportamiento epidemiológico del virus de la ESL en Argentina difiere del de los EEUU, probablemente debido, entre otros, a la inmunidad acumulada con la edad, lo que reduciría la aparición de la signosintomatología clínica de casos y a la ausencia en el país de monitoreo permanente de Encefalitis virales y de arbovirus.

Por lo expuesto, la falta de aislamiento del virus ESL en mosquitos, en 2003, debiera discutirse, ya que no se correspondería con la nula circulación del agente sino con la carencia del sostén de un correcto programa de vigilancia epidemiológica: a) con las técnicas de detección (falta de incorporación de RT-PCR, ELISA); b) número de vectores capturados; y c) insuficientes áreas epidemiológicas relevadas.

Aspectos clínicos

Las personas que tienen mayor riesgo de ser infectadas con el virus de Encefalitis de San Luis son niños menores de un año de edad, adultos de 65 años o mayores y cualquier inmunodeficiente (que sufra de una enfermedad crónica que afecte la habilidad orgánica para combatir la infección).

La mayoría de las personas picadas por un mosquito infectado no se percatarán de ello ni se enfermarán gravemente. Sólo algunas, entre diez y hasta treinta días después de la picadura, experimentarán síntomas parecidos a los de la gripe, padecerán síndrome meníngeo (fiebre alta, cefaleas severas, náuseas, y rigidez de nuca y columna) al que podrá agregarse, o no, síndrome encefalítico (fiebre alta y síndrome confusional, dislalia y/o ataxia) todos ellos signosintomatológicamente coincidentes con procesos inflamatorios agudos del encéfalo o sus cubiertas de protección, de origen infeccioso.

Se presentará entonces:

Síndrome infeccioso inespecífico

Es el más frecuente y constituido por: hipertermia, síndrome ataxo-adinámico, algias: dolor retroocular, hiperestesia cutánea, cefaleas, malestar general, mioartralgias, dolor en pantorrillas, irritación conjuntival, enantema/s: maculoso, ramoso, petequial, a veces acompañado por:

Síndrome de hipertensión endocraneana: cefaleas, vómitos, constipación, fotofobia. En lactantes: hipertensión de fontanela, convulsiones, alteraciones sensoriales, alteraciones cardiovasculares: bradicardia, alteraciones respiratorias, fondo de ojo: edema de papila (en crónico, atrofia).

Síndrome de hipertensión endorraquídea: contracturas, Signos de Kerning (nuca, pie, rodilla), Signo de Brudzinski (idéntico, recíproco), hiperestesia en columna y miembros inferiores por irritación de raíces raquídeas posteriores (compresión dolorosa de músculos de pantorrilla) con o sin el síndrome precedente. Casi siempre con la presencia del primero puede aparecer el

Síndrome encefalítico caracterizado por: alteraciones del sensorio: obnubilación, sopor, agitación, delirio, coma, alteraciones psíquicas.

- Alteraciones oculares: miosis, midriasis, discoria, anisocoria
- Alteraciones auditivas: hiperacusia
- Parálisis: monoplejías, hemiplejías
- Alteraciones de los reflejos: reflejos tendinosos y/o cutáneos exaltados o abolidos, clonus de pie, Babinski uni o bilateral
- Movimientos anormales (carpológicos o temblores en músculos partebrales-peribucales)
- Alteraciones vasomotoras: palidez o congestión de la cara, línea meningítica de Trousseau
- Alteraciones cardiovasculares: pulso irregular, disminución de la TA, Inversión de la onda T
- Alteraciones respiratorias: Polipnea, Cheyne Stoke, Biot
- Alteraciones urinarias: Vejiga neurogénica
- Alteraciones electroencefalográficas: Retardo de frecuencia, Ritmo lento con ondas theta, Ondas amplias, paroxísticas hipersincrónicas bilaterales
- Alteraciones metabólicas: Alteraciones de la glucemia, Alteraciones de la uremia

Diagnóstico

Se basa en:

- Epidemiología
- Clínica
- Fondo de ojo
- PL
- Líquido Cefalorraquídeo obtenido por PL

La tensión del LCR se presenta discretamente elevada o normal.

El aspecto es claro, con poca o ninguna movilidad de las globulinas y albúmina.

La glucorraquia corresponde a la mitad o más de la glucemia.

Los cloruros 7,2 a 7,3 gr%, el ácido láctico $<$ a 2,5 mmol/l y la PCR: Negativa

El examen citológico suele ser normal y, en general, nunca cursa con valores mayores a cien células a predominio, frecuentemente, neutrofílico, presentándose estéril al examen bacteriológico.

LCR normal

Presión:

- Sentado: 20 a 30 cm de agua
- Acostado: 10 a 15 cm de agua

Maniobra de Queenquested

Examen fisicoquímico:

Proteínas: 0,1-0,2 g%

Globulinas: 20% de proteínas y Pandy levemente positiva

Glucosa: 0,5 g% (1/2 de la glucemia)

Cloruros: 7,2-7,3 g%

Ácido Láctico: < 2,5 mmol/l

PCR: Negativa

Citológico: 1 a 2 células > 90% linfocitos

Microbiológico: Estéril

Diagnóstico

Se realiza por la signosintomatología.

Exámenes complementarios:

- Tomografía computada o RM serán de capital importancia para evaluar la anatomía y grado de compromiso del sistema nervioso.
- Hemograma, en un primer momento cursará con discreta leucocitosis con neutrofilia.
- ESD se presentará normal o muy levemente acelerada.
- Hemocultivos son negativos para todos los microorganismos.
- Técnicas de detección rápida RT-PCR, ELISA
- Ionograma y osmolaridad plasmática y urinaria
- Uremia
- Creatininemia
- Glucemia
- Gases en sangre arteriales

Examen Microbiológico Virológico

Serología: RT-PCR, ELISA, determinación seriada de IgG, IgM, en sangre y LCR

Diagnósticos diferenciales

Meningoencefalitis bacterianas de comienzo: LCR opalescente, LCR claro, Tuberculosa, Micótica, focos parameníngeos, endocarditis bacteriana

Meningoencefalitis virales: Enterovirus, Parotiditis, Coriomeningitis linfocítica, Herpes Virus, HIV, Arbovirus (otros)

Tratamiento sintomático

Oxigenar al enfermo y monitorear: el balance hidroelectrolítico, la tensión arterial, los signos cardíacos y neurológicos. Restringir los fluidos al 75% de las necesidades basales, eventual terapeútica córtico-esteroidea y terapeútica anticonvulsivante.

El laboratorio: Control clínico diario, control neurológico, hematocrito y hemograma diariamente, electrolitos, función renal y hepática, LCR a las 24-48 hs. de inicio de la terapéutica.

Pronóstico

Depende de la precocidad y el mantenimiento del tratamiento: Inespecífico

Visualizado por mejoría de: signos infecciosos, alteraciones infecciosas, LCR

Profilaxis

Dentro de los lineamientos se plantea la necesidad de identificar más casos compatibles con encefalitis viral, realizar estudios de personas expuestas a los mismos riesgos, estudios de impacto de medidas de control, como así también planificar estudios en reservorios y vectores.

A modo de resumen, el virus infectante (VESL) se aisló de humanos, roedores y mosquitos, mientras que se detectaron anticuerpos en humanos, aves, mamíferos silvestres y domésticos.

No se transmite de persona a persona.

Pertenece al grupo de los Flavivirus. El reservorio son las aves silvestres y de corral.

Se transmite por la picadura de mosquitos. Después de ser transmitido por un mosquito infectado, se multiplica en el sistema circulatorio de la persona y penetra en el tejido del cerebro.

Los ancianos y los niños de corta edad son los grupos más expuestos a la ESL. No hay un tratamiento específico para los casos, no requieren aislamiento ni desinfección concurrente.

Dentro de las medidas de prevención y control se destacan: reducir el contacto cuando los mosquitos están más activos, utilizar repelentes de insectos (con hasta 35% del ingrediente activo DEET para adultos y 20% para niños); utilizar ropa de algodón u otros materiales que cubran la piel; destrucción de criaderos en el hogar (eliminar agua estancada donde los mosquitos pueden dejar sus huevos y pueden crecer las larvas) lo que implica:

- Evitar el acopio de latas o depósitos pequeños, como cáscaras de huevos, latas, botellas
- Drenar periódicamente (o colocar larvicidas) en los estanques y las fuentes ornamentales de patios y jardines. Mantener limpias las piletas de natación
- No dejar neumáticos al aire libre (deben situarse bajo techo, enterrados o estar rellenos

con tierra, arena o grava para que no junten agua)
- Cambiar el agua de floreros todos los días
- Limpiar diariamente los bebederos y comederos de animales
- Hacer agujeros de drenaje a las macetas y colocarles arena o piedras. No colocarles platos o recipientes debajo
- Mantener limpios los patios de las viviendas, las canaletas y los desagües del techo
- Mantener el pasto corto
- Colocar tela mosquitera en ventanas y desagües
- Limpiar baldíos
- Por último se recomienda a la población la consulta médica ante la aparición de síntomas tales como fiebre y cefalea. En casos de alta densidad de mosquitos se realiza control con insecticidas de acción residual en las viviendas.

Profilaxis activa
Inmunizaciones: No disponibles

Rehabilitación
Motora, audición, habla, reparadora, psicoterapéutica, reinserción social, escolar, etc.

Conclusión

Es una infectopatía que constituye una emergencia médica. Su diagnóstico asienta en la epidemiología, la fisiopatogenia, la clínica, el LCR y la PCR específica.

En caso de no poder aislar el agente etiológico, o no poder concretar la PL, el tratamiento sintomático no debe diferirse, basándose en los parámetros nombrados.

Se completa el diagnóstico y la terapéutica con los resultados de las otras determinaciones ya expuestas.

Bibliografía

1. Hirsch, R.R. "Meningoencefalitis". En: Gorodner, J.O y cols. *Infectología*. Bs. As, López Libreros Editores, 1989;361-389.
2. "Infecciones por arbovirus en la Provincia de Jujuy. Encefalitis de San Luis. Ilheus. Rocío. Bussuquara. Nilo Occidental. Fiebre Amarilla, Virus de la Encefalitis de San Luis en la Argentina". En: www.mbsjujuy.gov.ar/infectologia/docs/zoonosis/Arbovirus.pdf
3. Sistema Nacional de Vigilancia de la Salud-SNVS. "Encefalitis, Sarampión, Poliomielitis, Difteria, Tétanos neonatal". En: www.sap.org.ar/staticfiles/actividades/congresos/congre2006/conarpe34/material/ve_rico.pdf
4. *Anales de Inmuno-Infectología* Nº 48, 15 de junio de 2006 contra el virus de la Encefalitis de San Luis "Duplex Microsphere-Based Immunoassay for Detection of Anti-West Nile Virus and Anti-St. Louis Encephalitis". En: www.analesdemedicina.com/inmunoInfecto/archivo/v06/048/
5. "Vigilancia del Virus Encefalitis de San Luis y Mosquitos". En: www.ugf.br/editora/revistas/entomologia/eyv2003/art14.pdf
6. Informaciones de Gobierno. "Mosquitos: Recomendaciones por Encefalitis de San Luis". En:www.noticias.lapampa.gov.ar/scripts cgiip.exe/Wservice

SECCIÓN III
PATOLOGÍAS NO INFECCIOSAS

FACTORES AMBIENTALES QUE INCIDEN EN ONCOLOGÍA 23

Arturo Gorodner

Desde que el hombre ha incrementado la actividad industrial, a fines del siglo XIX, ha puesto énfasis en la búsqueda de nuevas formas de energía y elaboración de la materia prima. Esta manipulación de la energía, en sus más diversas manifestaciones, puede producir un desequilibrio del medio ambiente, sobre todo, cuando la actividad no encuentra un equilibrio entre preservación y producción.

La explosión demográfica y las modernas técnicas de diagnóstico oncológico, ha aumentado el número de pacientes con cáncer a nivel mundial. También se incrementa la prevalencia por el desarrollo terapéutico quirúrgico, quimioterápico, radioterápico, inmunoterápico y sobre todo el trabajo médico multidisciplinario para tratar las enfermedades neoplásicas.

Pero es innegable que el ambiente, la alteración del ecosistema, incide directamente sobre algunos tipos de cáncer que se vienen incrementando en los últimos años.

Cuando el desarrollo de la energía nuclear tiene accidentes de fuga, tal es el caso del ocurrido en abril de 1986 en Chernobyl, Ucrania (antigua URSS), que dejó más de 600 000 afectados directos, de los que 100 000 fallecieron por enfermedades neoplásicas posteriores: carcinoma de tiroides, linfomas, leucemias, cáncer de mama, de pulmón, etc. (Greenpeace, 2004). De estos afectados, en tres países de influencia (Rusia, Ucrania y Bielorrusia), existen 2 600 000 afectados con potenciales enfermedades oncológicas, de los que 600 000 son niños. Se proyecta para los próximos años, 200 000 muertes por cáncer, siguiendo el modelo predictivo de Hiroshima, para esos países, y lo que es más grave: que el efecto sumatorio temporal puede producir hasta 50 000 muertes luego del año 2050.

Muchos países europeos han sufrido y sufren las consecuencias de las nubes radiactivas. A saber, en Suiza, alejada del epicentro, se atribuyen al efecto 2 000 muertes por enfermedades neoplásicas, además de detectarse cesio en las verduras. En Suecia, más de 2 000 000 de ovinos debieron ser relocalizados por afectación de zonas pastoriles con lluvia ácida y radiactiva. En Alemania se han detectado casos de hongos y carnes rojas contaminadas. En Francia, precisamente en la isla de Córcega, el problema amenaza convertirse en un riesgo sanitario.

Las radiaciones son deletéreas para sitios sensibles del genoma humano que, alterado, puede producir progenies celulares que inducen neoplasias. Hay zonas del ADN que se heredan (protooncogenes), y que terminan expresándose en la descendencia. Las ondas radiantes pueden tardar mucho tiempo en perder patogenicidad, y pueden potenciarse con el tiempo.

Otro cambio medioambiental, el climático, por los altos índices de CO_2, eleva las temperaturas por encima de las medianas habituales del ecosistema, produciendo el efecto invernadero. La suma del uso de aerosoles ha incrementado la incidencia directa de los rayos ultravioletas sobre la piel. En zonas meridionales, como Australia, donde predominan los individuos de raza blanca o pieles muy claras, el efecto es devastador. Existen tasas sanitariamente alarmantes de nuevos casos de melanoma cutáneo, que se ha duplicado en los últimos años. Esto conllevó la creación de medidas de prevención sanitaria y grupos de estudios multicéntricos para la coordinación de tareas terapéuticas (*Melanoma Task Force*). Si consideramos que el melanoma es el tumor más mortífero de la economía y el aumento del riesgo poblacional, esta situación se ha convertido en un problema sanitario real.

El cáncer se manifiesta cuando se combinan variables endógenas y ambientales. Se supone que entre el 85 al 96% de los tumores pediátricos responden a orígenes medioambientales. La mayoría de ellos se desconocen, a pesar de los avances importantes logrados en su tratamiento en los últimos años.

Los niños y los ancianos son especialmente vulnerables a los agentes cancerígenos, sobre todo estos últimos, por inmadurez fisiológica para neutralizar, destoxificar y eliminar estas sustancias, que pueden interactuar con mayor tiempo y facilidad con el organismo. Los niños son susceptibles pero, a la vez, el cáncer se manifiesta luego de la cuarta década de la vida (en general), por la necesidad de los agentes ambientales de permanecer de manera prolongada en el organismo.

Los niños presentan factores endógenos que, al interactuar con los factores ambientales, pueden favorecer al desarrollo del cáncer. Ellos son: mayor índice de división celular, menor tiempo para reparar el ADN, menor actividad mutacional, inmadurez inmunológica, mayor toxicidad de los factores ambientales sobre este sistema inmune inmaduro. Es importante destacar, entonces, que los niños tienen un período más corto de exposición a estos agentes para iniciar la carcinogénesis respecto del adulto. Las campañas de cuidado del medio ambiente justifican la necesidad de cuidar a esta población vulnerable.

Los alimentos transgénicos son consecuencia de la manipulación genética del hombre para producir especies vegetales y animales más provechosas desde el punto de vista económico, pero el cambio de ciertos aminoácidos por técnicas de ingeniería genética puede ser deletéreo para el genoma del individuo propenso a contraer ciertos tumores. La inserción de genes de especies no emparentadas puede desencadenar hechos impredecibles sobre el genoma normal, al activarse de manera fortuita en el código genético de la especie a mejorar.

En la producción de estos alimentos se inyectan bacterias, virus y plásmidos, *secciones* de ADN capaces de insertarse en el genoma. Los más utilizados son los virus inductores de sarcomas o leucemias, o retrovirus, capaces de recombinarse con otros elementos genéticos, generando invasión celular por vectores. Esta situación puede aparejar mutación y recombinación de genes celulares humanos normales. Existen ejemplos de leche producida por ingeniería genética, que contiene factor de crecimiento símil insulina, que puede *proteger* o fomentar el crecimiento tumoral. Además, este tipo de alimentos pueden inducir alergias, sustancias tóxicas, resistencia antibiótica, alteración de las propiedades nutritivas, resistencia a herbicidas, con dosis mayor de los mismos e intoxicación, contaminación genética, genes silenciosos, síndromes de malabsorción competitivos, entre otras adversidades biológicas. Muchos animales son inducidos al crecimiento con estrógenos y otros derivados hormonales, lo que, en teoría, podría producir un aumento de casos de cáncer de mama en el futuro.

Respecto de la utilización de generadores eléctricos con PCB (bifenilos policlorados), que actúa como factor refrigerante, pueden ser cancerígenos por escape o por derrame. Esta sustancia puede producir cáncer de páncreas, linfomas, carcinoma hepático y, sobre todo, de acuerdo a estudios efectuados en Suecia en trabajadores de la electricidad, tumores cerebrales.

Es unánime la preocupación de los países por el uso indiscriminado del PCB, que también puede llegar al hombre a través de alimentos vegetales, agua, carnes de pescado y arroz. Conocidos son los efectos que causó un derrame del mismo en la localidad de Yushio, Japón, donde la cáscara del arroz cultivado en la zona contaminó al hombre. Existen trabajos experimentales en animales de laboratorio, donde la contaminación por vía oral de PCB produjo hepatocarcinoma y melanoma por contacto.

Si bien el PCB puede producir cáncer, las vías de contaminación y los niveles de toxicidad son difíciles de demostrar.

La OMS (Organización Mundial de la Salud) proyecta un aumento de la incidencia del cáncer para el año 2020 del 50%. Ello se asocia al contacto con estos factores contaminantes y al estilo de vida sedentaria occidental. En el siglo pasado fallecieron por cáncer relacionado al tabaquismo, 100 millones de personas.

El tabaco posee más de un centenar de sustancias nocivas, entre las que la nicotina y el alquitrán juegan un rol fundamental en la génesis del cáncer de pulmón, aun en pacientes no tabaquistas. Cerca del 70% de los cánceres de pulmón se atribuyen al tabaquismo, aumentando el riesgo con el número de cigarrillos consumidos y el tiempo de exposición al mismo. Se estima que un individuo fumador durante toda su vida, tiene un riego 20 a 40 veces mayor de contraer cáncer de pulmón. Los fumadores pasivos también aumentan las posibilidades de contraerlo. Este tumor también puede emparentarse a contaminación ambiental de núcleos urbanos, o laboral con níquel, cromo, asbesto, alquitrán, arsénico, productos radioactivos, cobre, cloro metil éter, cobalto, tintas y cloruro de vinilo. El asbesto potencia el tabaquismo en la carcinogénesis. Siendo el cáncer de pulmón la primera causa de muerte por cáncer en el hombre (y en algunos lugares antes que el cáncer de mama en la mujer), no puede pasarse por alto que la contaminación ambiental es potencialmente letal para la población.

Además, el tabaco está relacionado a cáncer orofaríngeo, laríngeo, vesical, colónico, pancreático, etc. Complica enormemente el tratamiento del cáncer por menor capacidad pulmonar, cardiovascular, circulatoria, etc.

Muchísimas sustancias son vertidas a los desagües naturales y luego absorbidas por napas subterráneas que luego forman parte del agua que ingieren importantes núcleos urbanos y suburbanos. Cromo, níquel, cadmio, arsénico, sustancias nitrogenadas de las curtiembres, etc., llegan a la dieta líquida diaria del ser humano, modificando sustancialmente su metabolismo. Estas sustancias tóxicas ambientales pueden ser causa de un sinnúmero de patologías oncológicas como cáncer oral, de vejiga, linfáticos, gástrico, de colon, etc.

La industria de la minería utiliza millones de litros de agua, contaminándola. Tal es el caso en nuestro país de localidades mineras de San Juan, donde la contaminación causa un aumento en la incidencia de algunos tumores.

Un estudio de la Universidad de Liverpool, publicado en *Journal of Nutricional and Environmental Medicine*, alerta sobre sustancias organoclorinas, derivadas de pesticidas organofosforados, capaces de producir cáncer. El grupo de riesgo es el pediátrico y adulto joven. Se calcula que desde la circulación placentaria, ya el feto recibe contaminantes cancerígenos. Posteriormente, se transmiten a través de la leche materna. Por último, concluyen que entre 1 y 5% de las enfermedades más graves de los países desarrollados se deben a factores medioambientales.

Se podrían dar miles de ejemplos similares a los aquí expuestos. El diagnóstico está hecho. Pero, ¿cuál puede ser el tratamiento del problema? ¿Debemos llegar a que se convierta en un problema sanitario de dimensiones inmanejables?

En muchos países, organizaciones y asociaciones luchan junto al Estado para reducir las sustancias cancerígenas en el ambiente. No hay registros actuales en nuestro país sobre la estadística real del problema, aunque se conocen las causas de casi todos los tumores. La mitad de los pacientes con cáncer son absolutamente curables, siempre y cuando se prioricen las campañas preventivas. En el año 2001, Argentina suscribió al convenio de Estocolmo, que compromete la eliminación de sustancias contaminantes cancerígenas y los compuestos con PCB.

La conciencia individual del problema y la toma de decisiones efectivas por parte de corporaciones económicas y organismos gubernamentales dedicados a la salud pueden ser cruciales en la determinación de salvar a la humanidad de llegar al final de un camino para nada auspicioso en lo que se refiere a la salud humana.

Bibliografía

1. Byrén D., Engholm G., Englund A., Westerholm P. "Mortality and cancer morbidity in a group of Swedish VCM and PCV production workers". *Environ Health Perspect.* Oct 1976;17:167-170.
2. "Chernóbil continúa matando 20 años después". *Periodista Digital.* Madrid, 2000.
3. Grossetete J., Duc M., Flaccavento S. *Los alimentos transgénicos.* Ginebra: Universidad de Ciencias de la Educación, 1998.
4. Facultad de Medicina de Buenos Aires. *Pautas en Oncología.* Instituto Ángel H. Roffo. Ed. 2006.
5. Richardet, E. "PCB y cáncer". En: *Oncología clínica.* AOCC, 2003;(3)889-890.
6. "Relación entre la Contaminación Ambiental y el Cáncer". Journal of Nutritional and Environmental Medicine. Liverpool, June 2007.

LA PROBLEMÁTICA DEL ARSÉNICO EN AGUAS SUBTERRÁNEAS 24

Santiago César Besuschio

Aguas subterráneas con altos contenidos de arsénico

Importantes regiones de nuestro país están restringidas en su desarrollo socioeconómico por las limitaciones de cantidad y calidad que ofrecen sus recursos hídricos. A los problemas relacionados con altas salinidades y durezas del agua subterránea se suman los efectos perjudiciales provocados por concentraciones elevadas en aquélla de ciertos elementos como arsénico y flúor, entre otros, situación que la torna inadecuada para el consumo humano, para que abreve el ganado y para su utilización en riego. Los problemas de calidad mencionados adquieren gran relevancia en áreas rurales donde la mayor parte de la población sólo dispone de pozos de balde o molinos que toman agua de niveles someros.

Desde la segunda década del siglo pasado se ha vinculado la ingesta de agua con altos contenidos de arsénico con el desarrollo de una enfermedad endémica llamada HACRE (Hidro Arsenicismo Crónico Regional Endémico), que tiene diversas manifestaciones.

Las investigaciones geoquímicas han posibilitado importantes avances en el conocimiento de la ocurrencia de arsénico, su distribución, su evaluación y la determinación de sus orígenes. El mapa expuesto a continuación, que todavía está en elaboración, exhibe información relevada sobre contenidos de arsénico altos en aguas subterráneas de la República Argentina.

Los relevamientos antedichos han precisado la existencia de acuíferos con contenidos de arsénico superiores a 50 μg/1, límite establecido para agua de bebida humana por el Código Alimentario Argentino, llegando a ser esta superación en determinadas situaciones sumamente grande. Así, pueden mencionarse situaciones en el norte de la provincia de La Pampa, con más de 5 000 μg/l, el sudeste de la provincia de Córdoba, con más de 3 000 μg/1, la llanura oriental de la Provincia de Tucumán, con más de 1 600 μg/1, y otras áreas con valores altos en las provincias de Santiago del Estero, Chaco, Salta, Santa Fe y Buenos Aires.

Alrededor de un millón de kilómetros cuadrados de la Llanura Chaco-Pampeana pueden albergar áreas con contenidos de arsénico potencialmente elevados. El origen de la alta ocurrencia de arsénico se encuentra en los sedimentos que constituyen el sustrato de los suelos de la llanura, los que contienen una proporción importante de vidrios de origen volcánico que fueron transportados por los vientos hasta la llanura, siendo tales materiales los responsables del aporte al agua subterránea de arsénico y otros elementos tales como selenio, vanadio, uranio, boro y molibdeno. El mecanismo de concentración del arsénico en las aguas subterráneas está restringido por fenómenos de adsorción sobre la superficie de óxidos y oxihidróxidos de hierro, aluminio y manganeso presentes en los sedimentos, pero con altos valores de pH, las aguas someras producen la desorción del arsénico y su consiguiente concentración en las aguas.

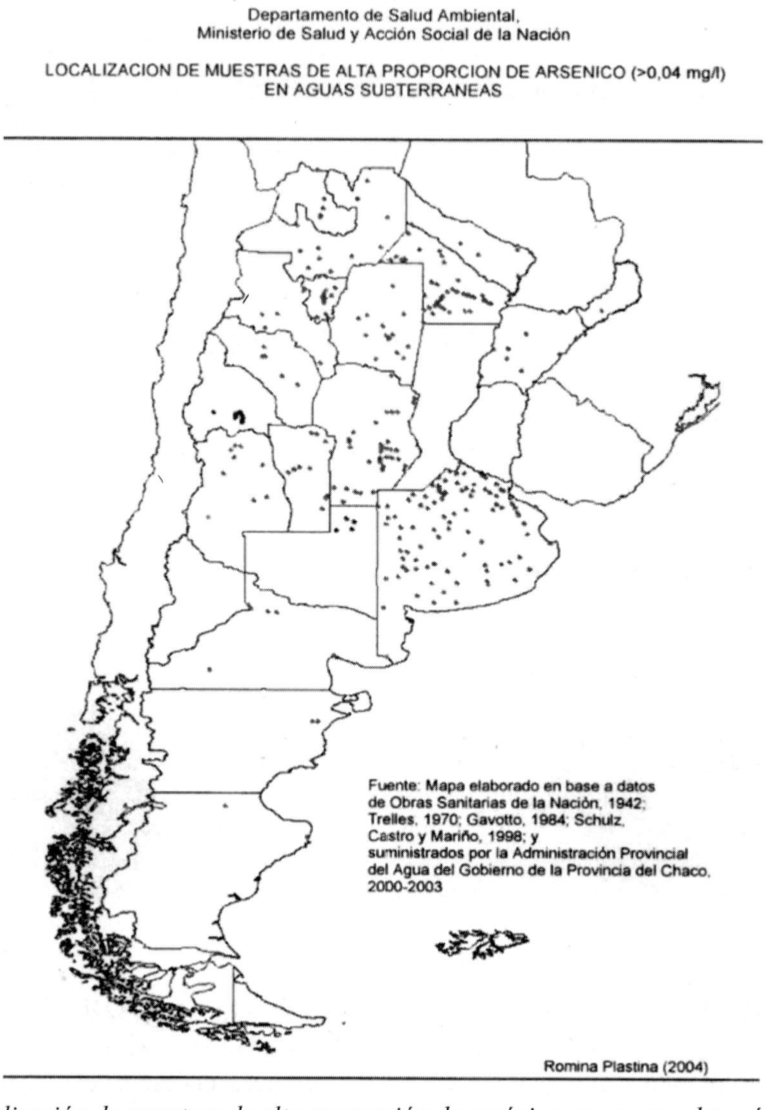

Figura 1: *Localización de muestras de alta proporción de arsénico en aguas subterráneas*

Repercusión en la salud

La acción del arsénico introducido en el organismo en muy pequeñas cantidades durante años alcanza a todos los sistemas y aparatos, principalmente a la piel. Numerosos estudios en humanos y animales han correlacionado la ingestión prolongada de arsénico y el daño tegumentario y visceral. La afectación cutánea posee en su presentación tres períodos con signos clínicos progresivos:

1) Hiperhidrosis: las palmas y plantas de pies presentan sudoración, asociada a prurito, tonalidad rojiza y disestesias.

2) Hiperqueratosis: luego de un variable período de tiempo, en general después de 4 años, descrita por Wilson en 1868. Biagini señala su presentación en forma difusa o en forma localizada con subvariedades verrugosa, excavada o punctata. Las lesiones se distribuyen simétricamente afectando las palmas y plantas pudiendo en ocasiones tomar el dorso de manos y con menos frecuencia el de los pies, con posibilidad de extenderse a otras zonas de la piel.

Clínicamente pueden manifestar asimismo aspecto leucoplásico, premaligno y maligno local (cáncer *in situ)* para llegar al cáncer cutáneo.

3) Melanodermia, que se dispone en *gotas de lluvia* o sembrado de leucodermias lenticula-

res. Su color varía entre gris pizarra y negro; localizado en cuello, avanza a horquilla esternal, fosas supraclaviculares, bordes y hueco de las axilas; los brazos, antebrazos, y el tronco están invadidos por la melanodermia. En abdomen, en parte baja y flancos, extendiéndose a regiones inguinocrurales y muslos. Respeta cara y mucosas.

En 1943, Zettel reconoce el efecto nocivo del HACRE sobre el aparato cardiovascular, registrando alteraciones electrocardiográficas en soldados que habían ingerido aguas de consumo, con desaparición de dichas alteraciones al cesar la exposición. Borgoño y colaboradores refieren disturbios vasculares periféricos en Antofagasta, Chile, con acrocianosis y enfermedad de Raynaud en el HACRE, con severidad mayor en niños, en los que se observó dermatosis arsenical asociada al fenómeno de Raynaud en el 19% de los casos, uno de ellos con gangrena de dedo. En Taiwán, Shu Yeh refiere, en 1963, en áreas de hidroarsenicismo, 255 casos con trastornos vasculares periféricos que conducen a gangrena de las extremidades, sobre todo del pie (*black foot disease*), mostrando las piezas amputadas lesiones compatibles con tromboangeitis obliterante en un cuarto de los casos y de arterioesclerosis oclusiva en 2/3 de los pacientes. Tseng describió cuadros semejantes en áreas con valores de arsénico altos de la costa sudoeste de Taiwán en 1977.

Trastornos hepáticos como consecuencia de la ingestión de arsénico se comprobaron experimentalmente con cirrosis hepática en conejos, esteatosis y necrosis en animales domésticos y en ratas, disminución del consumo del oxígeno por la célula hepática, alteraciones de actividad enzimática y perturbaciones en la síntesis del HEM, sugiriéndose que un aumento del nivel urinario de uroporfirina puede ser signo precoz de la exposición arsenical.

Lesiones renales por hidroarsenicismo se advirtieron experimentalmente en ratas, con alteraciones en organelas celulares de túbulos contorneados proximales; trabajos en conejos mostraron disfunción renal con disminución de la depuración ureica y aumento de la creatinina sérica.

En el sistema nervioso periférico la afectación de tipo polineurítico sensitivo motor ha sido documentada, con disminución de la sensibilidad táctil, térmica y dolorosa y debilidad muscular manifestada en la marcha o al asir objetos, que progresa hacia debilidad muscular en extensores, amiotrofías carpometacárpicas y retracciones tendinosas. En un hecho accidental en Kyoto, Japón, donde a la leche le agregaron compuestos arsenicales pentavalentes, se observó en niños una patología similar polineurítica a la que se asociaron alteraciones electroencefalográficas. Hindmash, en un área de hidroarsenicismo en Canadá, con más de 0,1 mg/1 en las aguas, halló alteraciones del 50% de los exámenes electromiográficos de la población residente.

Rosenberg refirió casos de niños de 5 años de edad con fibrosis pulmonar difusa y presencia de lesiones vasculares periféricas en Antofagasta, Chile; asimismo, Borgofío y colaboradores destacan la frecuencia de lesiones broncopulmonares en 180 habitantes de la misma región. En la exposición arsenical ocupacional se citan enfisema, rinofaringitis, y perforaciones del tabique nasal.

En cuanto a procesos hematológicos derivados de la exposición a arsénico, corresponde citar disturbios en la hematopoyesis con cambios megaloblásticos y en ocasiones granulocitopenia severa con disminución de defensas e infecciones.

Los efectos teratogénicos del arsénico, con presencia de malformaciones congénitas (agenesia renal, fisura palatina, microcefalia, etc.) han sido referidos en niños nacidos de madres que trabajaron durante su embarazo en fundiciones de cobre.

Una de las complicaciones del hidroarsenicismo es el cáncer cutáneo, denominado originalmente cáncer de Jonathan Hutchinson, quien en una comunicación a la Sociedad de Patología de Londres, en 1887 presenta 6 enfermos de cáncer cutáneo consecutivos a la ingestión del arsénico como medicamento. A la comunicación antedicha siguen las de Dubreuilh, Besnier, Brocq y Jacquet, Andrews, Désaux y Boiteliur. En 1938, Arguello, Tello y Deza Cenget presentan un trabajo sobre 323 casos de cáncer cutáneo, de los que 39 fueron relacionados con el arsénico, afectando prioritariamente áreas de la piel no expuestas a radiaciones. En 1968, Yeh, How y Lin, sobre 40 421 habitantes de la costa sudoeste de Taiwán expuestos a aguas con alto tenor de arsénico, hallaron en el 18,45% de ellos manifestaciones cutáneas de arsenicismo crónico y entre ellas, 428 casos de cáncer. La prevalencia de cáncer fue de 10,59%, con incremento neto con la edad: el 10% de las personas de 60 años se encontraban afectadas con cáncer cutáneo. Es interesante señalar que, nuevamente, estos investigadores hallan que el 71,45% de los carcinomas cutáneos ocurrieron en áreas cubiertas del cuerpo, siendo además la multiplicidad lesional una característica de la neoplasia arsenical.

El proceso del cáncer de piel, carcinoma epidermoide, empieza con alteraciones madurativas del epitelio: hiperqueratosis, acantosis, vacuolización de queratinocitos, disqueratosis, atrofia del epitelio, hasta llegar a la atipla, manifiesta como hiperplasia atípica de la capa basal. Estos hallazgos surgieron del estudio de varias muestras tomadas al azar en 16 pacientes de Monte Quemado, Santiago del Estero, en 1980.

Estas etapas *in situ* evolucionan progresivamente al carcinoma espinomedular invasor, con rotura de la membrana basal e infiltración del estroma dérmico vascularizado.

Existen interesantes aportes sobre diferentes tipos y localizaciones de cáncer cutáneo y extracutáneo en el área endémica argentina. El autor del primero, Bergoglio, revisó 2 355 certificados de defunción y halló 556 casos de cáncer, que correspondieron a un porcentaje de 23,84%, significativamente más alto que la cifra porcentual de 15,2% calculada para la provincia de Córdoba por edad y sexo de acuerdo a tasas ajustadas por 10 000 habitantes para los años 1959/61, según se expone en "Mortalidad en República Argentina", Ministerio de Salud Pública, Información Básica, Serie 200, Nº 6, Pág. 27. Un aporte ulterior presenta un estudio prospectivo de 116 pacientes con lesiones dermatológicas de arsenicismo crónico endémico; en este grupo de pacientes, bajo control por 16 años, sobre 78 decesos, 24 correspondieron a cáncer (30,5%).

Tello observó que las neoplasias malignas viscerales con frecuencia aparecían con posterioridad a una neoplasia cutánea: un caso de cáncer de tráquea 13 años después de la neoplasia cutánea, un cáncer de esófago 21 años después, un cáncer de faringe que sobrevivió 10 años después del cáncer de piel, 7 casos de cáncer broncopulmonar entre 2 y 15 años después de haber padecido el tumor maligno cutáneo. En este trabajo se cita asimismo que de 436 casos de cáncer de piel examinados, 280 se observaron en localizaciones cutáneas cubiertas por la vestimenta, con formas difusas o localizadas que pueden adoptar aspectos verrugoso o excavado.

Suárez, en Córdoba, halló leucoplasia o preleucoplasia de la mucosa laríngea en el 60% de los pacientes afectados por HACRE. Garzón y Tello establecieron que "en algunos casos, posteriormente a la ingestión de arsénico, se observaron localizaciones de cáncer en diversos órganos sin la presencia previa de cáncer cutáneo". Los mismos autores mencionan que ciertos tumores de las mucosas de revestimiento pueden resultar de la ingestión de arsénico. La lista de las neoplasias arsenicales en otros órganos que la piel (estómago, lengua, mucosa oral, mucosa vesical, ureteral, esofágica, brónquica, colónica, etc.) es importante pero usualmente sin confirmación histoquímica; solamente existen raros casos publicados de tumores parenquimatosos en los que se haya identificado arsénico, por ejemplo, un caso de hemangioendoteliosarcoma hepático consecutivo a intoxicación arsenical por solución de Fowler.

A. H. Smith y cols., de la Universidad de California, Berkeley, establecen que en los EEUU existen más de 350 000 personas que consumen agua con un contenido de más de 50 μg/l y más de 2,5 millones con consumo de agua con más de 25 μg/l. Si se considera, de acuerdo a los hallazgos de Taiwán, la relación entre riesgo de padecer cáncer y la concentración de arsénico inorgánico en las aguas, el riesgo de la población expuesta de morir por cáncer de hígado, pulmón, riñon o vejiga resulta de 13 por 1 000 personas.

El análisis de casuística del área endémica argentina realizado por S. Besuschio y colaboradores sobre la base de diagnósticos anatomopatológicos de cáncer cutáneo y visceral extraídos de los archivos del Registro General de Patología del Ministerio de Salud de la República Argentina, permitió observar que las neoplasias halladas como resultado de la acción del arsénico ocurrieron sobre la edad de 30 años. La más frecuente localización de cáncer fue la piel, con una proporción de 16,4% para todos los tipos de carcinomas primarios (epidermoides diferenciados, semidiferenciados y poco diferenciados, basocelulares y adenoide-quísticos) excluido el melanoma maligno. Los carcinomas epidermoides, los más frecuentes de los tumores cutáneos manifestados, se localizaron en alta proporción en lugares cubiertos de la piel, superando a los de piel expuesta a las radiaciones. Esto estuvo en contraste con lo observado habitualmente en la población residente en regiones vecinas a las que registran hidroarsenicismo, donde los epiteliomas basocelulares son los más frecuentes tumores cutáneos y tienen su localización en la superficie expuesta de la piel. Fue llamativa la cantidad de casos de carcinomas epidermoides en cuero cabelludo (7 casos) y en piel perianal (6 pacientes).

La usualmente alta incidencia de cáncer de la mucosa vesical, uréter y uretra se suma al carácter metaplásico epidermoide de algunos tumores de vejiga y uréter, lo que sugeriría una acción irritativa asociada a la oncogénica de parte del arsénico inorgánico. Asimismo, muestra una menor elevación la localización renal.

La patología neoplásica broncopulmonar es comúnmente subvaluada en la revisión retrospectiva de archivos histológicos previos a los avances de la fibrobroncoscopia y la punción biopsia aspiración con aguja fina. A pesar de ello, existen argumentos recientes sobre la acción del arsénico como carcinógeno respiratorio sobre todo cuando es inhalado en los casos de contaminación industrial.

Neoplasias primarias hepáticas del tipo hemangioendotelioma fueron referidas por Renke y colaboradores en relación con el caso de un hombre de 22 años procedente de Antofagasta, Chile, con lesiones cutáneas asociadas a la ingesta de agua con alta concentración de arsénico durante 12 años.

Respuestas tecnológicas a la problemática del arsénico

En distintas latitudes de Argentina se refieren altas concentraciones de arsénico en sus suelos. Sin embargo, no necesariamente las aguas provenientes de captaciones subterráneas en tales zonas tienen que contener concentraciones altas de arsénico. El contenido de arsénico del agua subterránea depende de la forma química de aquel presente en el suelo y de la composición del agua en cuestión. Importa en particular la alcalinidad de la misma y los contenidos de sales de calcio y magnesio. En general las aguas blandas, es decir, pobres en calcio y magnesio, y alcalinas son las que poseen una mayor concentración de arsénico.

Las napas en las que se encuentran las aguas más ricas en arsénico tienen una variación regional. En ciertas zonas predomina el arsénico en las aguas de la primera napa; en otras el predominio se verifica en las más profundas. El contenido de arsénico en aguas de la primera napa es variable pues esta influido por las lluvias y sequías, siendo por el contrario más constante en las napas profundas.

En las aguas superficiales no se suele encontrar arsénico en altas concentraciones, salvo en situaciones excepcionales como las ofrecidas por ríos como el San Antonio y otros, en San Antonio de las Cobres, Salta, y el río Maury, afluente del Desaguadero, en Bolivia, en los que los contenidos de arsénico son muy superiores a los aconsejados para el agua destinada a ser utilizada para ingesta, humana o animal, o riego.

La respuesta tecnológica a la problemática de las altas concentraciones del arsénico en el agua ambiente incluye un conjunto de alternativas para asegurar el abastecimiento de agua apropiada para el consumo humano y, eventualmente para otros usos, que deben ser evaluadas consistentemente en cada caso. Entre las alternativas antedichas, pueden ser mencionadas las siguientes:

- *Provisión de agua a través de acueductos:* Esta alternativa involucra obras de infraestructura para transportar agua cruda desde fuentes aptas para su ulterior tratamiento local. Es importante precisar que esta alternativa se basa en una transferencia de agua de una cuenca a otra, por lo que exige evaluar apropiadamente el manejo de los líquidos residuales que se generen.
- *Estudios de explotación de acuíferos a distintas profundidades:* Esta alternativa implica explorar las distintas napas de la zona en búsqueda de aguas con menor contenido de arsénico a los efectos de balancear la calidad del agua de suministro. En este esquema está encuadrado el servicio existente en la ciudad de Gral. Pico, provincia de La Pampa.
- *Abatimiento del arsénico mediante técnicas de tratamiento:* Existen varias tecnologías para abatir el arsénico de las aguas, con di-

ferentes eficiencias de remoción, debiendo su aplicación ser evaluada caso por caso. Entre ellas pueden ser mencionadas:

- *Coagulación/floculación/decantación/filtración:* Este tratamiento se basa en utilizar diversos coagulantes, pudiendo aplicarse en plantas de tratamiento de distinta escala operativa.
- *Ósmosis Inversa:* Esta tecnología posibilita elevadas eficiencias de remoción de arsénico sobre la base de la utilización de membranas, con posibilidades de trabajo a distintas escalas de operación. No obstante, su aplicación conlleva costos considerables asociados a la reposición de membranas.
- *Intercambio iónico:* Esta alternativa tecnológica basa su acción en la retención del arsénico en lechos constituidos por resinas de intercambio iónico. Los sistemas de este tipo, cuyo diseño también posibilita escalas diversas, conllevan requerimientos considerables tanto técnicos como económicos.
- *Vaporización:* Esta alternativa, que está siendo aplicada en varias localidades de Argentina para la provisión de agua para bebida humana, se basa en vaporizar agua merced a la acción de los rayos solares sobre el agua cruda, condensar los vapores producidos y proporcionar sales al condensado almacenado para que resulte apto para el consumo ulterior.

Bibliografía

1. Ministerio de Salud Pública de la Nación. "La problemática del arsénico en aguas subterráneas". Proyecto: *Prevención del Hidroarsenicismo Crónico Regional Endémico a través del control del contenido de arsénico en el agua de bebida.* Buenos Aires, 2004.

SECCIÓN IV
TERAPÉUTICA

Uso racional de medicamentos. ¿Cómo se aplica a las enfermedades emergentes?

25

Mabel Valsecia
Albert Figueras

Porque la entraña del cementerio del sur
fue saciada por la fiebre amarilla hasta decir basta;
porque los conventillos hondos del sur
mandaron muerte sobre la cara de Buenos Aires
y porque Buenos Aires no pudo mirar esa muerte,
a paladas te abrieron
en la punta perdida del oeste,
detrás de las tormentas de tierra
y del barrial pesado y primitivo que hizo a los cuarteadores.
(...)

Jorge Luis Borges,
Muertes de Buenos Aires

En el año 2002 se diagnosticó malaria por *Plasmodium vivax* a dos adolescentes que vivían junto al río Potomac en Washington DC (Estados Unidos de Norteamérica). La noticia fue objeto de publicación en una revista médica de gran impacto y amplia circulación: el *British Medical Journal*. A pesar de que el humedal en el que se identificó el mosquito que transmitió el parásito está cerca del aeropuerto internacional Dulles, los expertos del CDC aseguraron que no se trataba de casos de malaria importada.

¿Habrá que tomar profilaxis para la malaria antes de viajar a los Estados Unidos? Bueno, en realidad, hasta 1951 –cuando se dio por erradicada de ese país– la malaria fue una enfermedad habitual en lugares como Louisiana y Florida. También lo era en las costas mediterráneas de España e Italia. En Argentina, el paludismo afectaba la llanura chacopampeana, Mendoza, Córdoba, La Rioja, San Luis... ¿Por qué no puede volver ahí?

La fiebre amarilla llegó a Buenos Aires un día aciago de marzo de 1871; Borges recuerda la mortandad en el poema "La Chacarita". Tras décadas sin que Argentina tuviera fiebre amarilla, en julio de 2007 el Ministerio de Salud se vio en la obligación de definir como *áreas de alto riesgo* los departamentos limítrofes con Bolivia y Brasil y estableció la obligatoriedad de vacunarse: el *arbovirus* transmitido por *Aedes aegypti* se desplazó hacia esas zonas y aumenta el peligro de una epidemia.

Por otro lado, en los últimos dos años el mundo ha vivido una amenaza magnificada, no sólo por la literatura médica, sino también por la poderosa prensa y televisión globales: en muchos países se dispusieron sistemas de alerta para vigilar las aves domésticas y las aves migratorias que morían con el fin de hacer un mapa de la expansión del virus de la gripe aviaria desde el sudeste asiático. Por detrás estaba el temor a una posible mutación del virus H5N1 y que llegara a originar una pandemia de consecuencias impredecibles. Por detrás, también estaba oseltamivir (Tamiflu®) un fármaco de eficacia modesta en el **tratamiento** de la gripe (**no en su prevención**). Como consecuencia de esta amenaza y de la presión mediática que se generó, numerosos países hicieron compras masivas del producto y su uso en la gripe común se extendió. Por desgracia, parecía conocerse bastante sobre la eficacia de oseltamivir, pero se desconocía un efecto indeseable grave: en Japón produjo numerosas muertes por suicidio.

El 26 de febrero de 2003 se diagnosticaron los primeros casos de lo que se llamaría Síndrome Agudo Respiratorio Severo (SARS) en Vietnam. Se trataba de una enfermedad que cursaba con fiebre, tos y disnea que en algunos casos desencadenaba la muerte del paciente. Para el tratamiento se recomendaba terapia de apoyo y el uso de los antibióticos comúnmente utilizados en la neumonía atípica bacteriana, a veces complementados con antivirales como oseltamivir o ribavirina. El 18 de mayo de 2004 hubo el último brote de SARS en China.

Escenarios variados, actores distintos y un argumento en común

Las epidemias, las plagas, las dolencias desconocidas, las enfermedades emergentes son algo que ha preocupado y sigue preocupando a la humanidad. Las noticias del aumento paulatino de la esperanza de vida y la lenta victoria sobre el cáncer o las enfermedades cardiovasculares, se ven zarandeadas periódicamente por la noticia de brotes de fiebre hemorrágica, de gripes desconocidas o, desde hace un par de décadas, por la grave epidemia del virus de la inmunodeficiencia humana (VIH).

Además, cualquier epidemia conlleva la preocupación por su prevención y tratamiento como si se tratara de una sombra. Detrás de cualquier enfermedad está el medicamento (o los medicamentos) en un marco de incertidumbre y de experimentación en contra del tiempo. En este contexto, unas cuantas dudas quedan en el aire:

¿Cómo se utilizan los medicamentos en casos de epidemia? o ¿dónde están las fronteras del tratamiento *empírico* y comienzan las del uso irracional?

¿Qué promoción se hace de los medicamentos por parte de las empresas que los fabrican? o ¿se juega con el miedo, la incertidumbre, el desconocimiento, el sensacionalismo?

Las autoridades sanitarias, ¿cómo harán frente a este eventual nuevo rubro que incrementará todavía más el ya elevado gasto farmacéutico de los países?

A comienzos del siglo XXI, estas reflexiones tienen unos componentes adicionales e inéditos surgidos de los avances tecnológicos, la coyuntura social y la dinámica de la economía y los negocios, lo que se resume bajo el paraguas de la llamada *globalización* o *mundialización*:

* Los conocidos cambios en el acceso, la rapidez y la cantidad de información disponible no se han seguido de capacitación para encontrar y seleccionar la información de calidad.

* La velocidad a la que se suceden los avances científicos, si no se acompaña de una política de formación continuada, es un puerta abierta a la progresiva desactualización de los profesionales de la salud.

* La industria farmacéutica ha avanzado en dos frentes complementarios: 1) tratando de suplir la falta de acciones formativas y de actualización por parte de los sistemas públicos y proporcionando información selectiva a los prescriptores y dispensadores, y 2) iniciando acciones dirigidas específicamente a los usuarios, directamente o bien a través de las asociaciones de afectados.

* La mayor velocidad en los desplazamientos junto con la popularización y abaratamiento de medios de transporte aéreo propician grandes desplazamientos intercontinentales de personas, lo que se convierte en una vía rápida de diseminación y contagio de enfermedades infecciosas. Aparte de los viajes de ocio y turismo, se están produciendo grandes movimientos migratorios entre continentes.

* Las modificaciones del patrón pluvial y de temperaturas en distintas zonas del planeta, el llamado *cambio climático*, facilita el cambio de las zonas donde algunas enfermedades infecciosas son endémicas, al modificarse, ampliarse o desplazarse el hábitat de algunos vectores. Según las previsiones, en las próximas décadas estas modificaciones pueden ser más importantes.

En la práctica, y teniendo en cuenta la cada vez mayor indisolubilidad del binomio enfermedad-tratamiento, estos factores abren una vía hacia el uso poco apropiado de los medicamentos. Estamos frente a nuevas enfermedades (o viejas enfermedades reaparecidas o modificadas), incertidumbre sobre su posible transformación en epidemia, nuevos medicamentos y poco conocimiento sobre su utilización más adecuada, todo ello junto al motor de las notables ganancias económicas de las empresas fabricantes, cada vez más involucradas en generar información para los prescriptores y crear estados de opinión entre los usuarios.

Viejas consignas frente a enfermedades nuevas

Frente a este panorama cambiante y lleno de incertidumbre, con fármacos poco conocidos, nuevos usos de fármacos antiguos, uso masivo de fármacos que antes eran de uso minoritario o restringido, etc., es oportuno recordar el marco en el que debería situarse la terapéutica, el tratamiento de un paciente, en cualquier circunstancia: **el uso racional –o *razonado*– de los medicamentos**.

El uso racional de medicamentos es la aplicación del conjunto de conocimientos avalados científicamente y por evidencias basadas en la calidad, eficacia, eficiencia y seguridad, que permiten seleccionar, prescribir, dispensar y utilizar un determinado medicamento en el momento preciso y problema de salud apropiado, con la participación activa del paciente, posibilitando su adhesión y el seguimiento del tratamiento.

La teoría dice que "el sistema sanitario necesita medicamentos eficaces, seguros y al menor costo posible". Sin embargo, la instauración de una política orientada al uso racional de medicamentos con criterios de selección basados en estas tres premisas, no asegura que los medicamentos se utilicen de una manera apropiada. Los factores que explican esta realidad son múltiples y bien conocidos; es posible hallar causas del uso inapropiado de los medicamentos en todos y cada uno de los eslabones de la cadena del medicamento, y son tan variados como una promoción inadecuada por parte del fabricante, la autorización de comercialización no suficientemente justificada o el abandono precoz de un tratamiento por no haber comprendido las explicaciones del prescriptor.

El hecho de que los ensayos clínicos para estudiar la eficacia de los nuevos medicamentos se realicen en situaciones *experimentales*, alejadas de la realidad de la práctica clínica, la explosión de información y la falsa sensación de que poseer parte de esa información es sinónimo de conocimiento, también contribuyen a explicar por qué el uso de los medicamentos se aleja de la lógica farmacológica y terapéutica considerada bajo la óptica de la salud pública.

Existen numerosas publicaciones sobre el uso indebido de antibióticos; todo el mundo entiende de antibióticos. La idea de que su consumo está exento de riesgos y consecuencias y la escasez de tiempo para acudir al médico ante procesos clínicos considerados banales han popularizado las indicaciones y manejo de estos fármacos. Si individualmente preguntáramos a cada médico su opinión sobre la etiología de un determinado proceso con características de afección vírica, en una mayoría de los casos el médico estaría convencido del citado origen vírico; si le preguntáramos sobre la posible utilidad del uso de antibióticos en este proceso probablemente estaría convencido de la inutilidad de esta terapéutica. Parecería que el aspecto que más contribuye al uso inapropiado de antibióticos es la presión asistencial. Las prescripciones habituales son los cuadros de resfríos, infecciones del tracto respiratorio alto y bronquitis, a pesar de las recomendaciones en contra de esta práctica. Estas actitudes generan sobreprescripción, sobreutilización y desarrollo de resistencias bacterianas.

Las intervenciones para promocionar el uso apropiado de los medicamentos en los distintos eslabones de la cadena del medicamento, consisten, en la mayoría de las ocasiones en lograr cambios de actitudes en los actores involucrados. Dichas intervenciones suelen tener como objetivo lograr una mejor prescripción por parte de los médicos o un consumo más responsable por parte de los usuarios, aunque en teoría podrían ir dirigidas también a técnicos responsables de la autorización de nuevos medicamentos o de la retirada de medicamentos del mercado, a mejorar las prácticas promocionales por parte de la industria farmacéutica o a lograr una dispensación de mayor calidad o una enseñanza de la terapéutica más dirigida a los problemas de salud.

En definitiva, el cambio climático y la actual dinámica de viajes y movimientos de las personas facilitan la aparición de enfermedades nuevas o la ampliación de las fronteras naturales de las enfermedades infecciosas conocidas. La creciente cantidad de información de calidad heterogénea y el número cada vez mayor de medicamentos, junto con los efectos de la presión promocional de los fabricantes sobre la población y los propios fabricantes favorece el uso irracional de los medicamentos. La respuesta más adecuada para lograr que no continúen aumentando las resistencias a los antibióticos, para que no aumente innecesariamente el gasto en medicamentos del país o de las personas, y para asegurar la máxima calidad de la atención a la salud pasa por tres elementos esenciales:

1) **Formación continuada** sólida e independiente, accesible a todos los profesionales de la salud en manos de las universidades o los sistemas educativos públicos.

2) Instalar **observatorios permanentes** sobre cómo se utilizan los medicamentos (especialmente los antibióticos) en la comunidad, con el fin de identificar rápidamente usos inadecuados, resistencias o reacciones adversas inesperadas.

3) Generación de **información veraz y confiable** a partir de la información científica de calidad publicada en revistas médicas y los datos obtenidos mediante los observatorios del uso de medicamentos, información no sesgada, basada en pruebas y en criterios clínicos, que llegue rápidamente al mayor número posible de profesionales de la salud y de usuarios.

Bibliografía

1. Hopkins, J. "Teenagers catch malaria from local mosquitoes near Washington, DC". *BMJ* 2002;325:854.
2. Anónimo. "Gripe, gripe aviaria y antivíricos". *Butlletí Groc* 2006;19:1-4 [en línea] http://www.icf.uab.es/informacion/boletines/bg/bg191.06e.pdf [consulta septiembre de 2007]
3. Hama, R. "What is more dangerous to your health: flu or Tamiflu® (oseltamivir)? *ISDB Press Release*, 2 de febrero de 2007 [en línea] http://www.isdbweb.org [consulta octubre 2007]
4. Nishiyama, G. "Tamiflu side effect concern grow after death in Japan". *Reuters Health Information*, marzo de 2006 [en línea] http://www.medscape.com/viewarticle/553243 [consulta octubre de 2007]
5. Anónimo. "Severe Acute Respiratory Syndrome (SARS) - multi-country outbreak – Update". WHO. *Disease Outbreak News*, 16 de marzo de 2003 [en línea] http://www.who.int/csr/don/2003_03_16/en/index.html [consulta octubre de 2007]
6. *Formulario Terapéutico Nacional*. Confederación Médica de la República Argentina. 10ª ed., Buenos Aires, 2005
7. Valsecia M., A. Figueras. "Discusiones actuales en el campo del Uso Racional del Medicamento. Uso Racional del Medicamento un Enfoque Integral". *MSAN. REMEDIAR*. Edición Especial. 2006;(1):12-17.
8. Goff B.J., Koff J.M., Geiling J.A. "Obtaining antibiotics without a prescription". *N Engl J Med.* 2002;347:223.
9. "Resistencia a los antimicrobianos: una amenaza mundial". *Bol Med Esenc OMS* 28/29, 1, 2001.

Tratamientos antivirales contra la gripe

26

Paul Leophonte

Traducción: Daniel Eduardo Merino

La gripe es responsable de casos esporádicos y de epidemias estacionales anuales y se acompaña de una morbilidad importante y de una mortalidad que la sitúa entre las primeras causas de muerte entre las enfermedades infecciosas. El riesgo de una epidemia mundial es una amenaza que se cierne sobre la humanidad. Se han presentado tres grandes pandemias durante el siglo XX: en 1918, 1957 y 1968; la más mortífera, la gripe española, produjo la muerte de más de 20 millones de personas.

El objetivo de esta revisión general es el de apreciar la eficacia de los medicamentos antivirales y conocer los límites eventuales a su uso frente al riesgo anual individual o a una amenaza pandémica.

Medicamentos antivirus influenza

La multiplicación viral en el interior de la célula infectada puede ser esquematizada en tres fases: una fase inicial de ataque, de penetración y de decapsidación del virus; una fase de expresión y de replicación del genoma viral y una fase final de ensamblaje, de liberación y de difusión de viriones neoformados. Se dispone de tres tipos de antivirales activos sobre los virus gripales que difiere según el mecanismo de acción en el ciclo de multiplicación viral en la célula huésped: los adamantanes (amantadina y rimantadina) actúan en la fase precoz de la infección celular; la ribavirina, de acción no específica, en la fase de expresión y de replicación del genoma viral; las anti-neuraminidasas o inhibidores de la neuraminidasa (INA), recientemente puestas a disposición (zanamivir y oseltamivir), actúan en la fase final sobre la liberación de viriones neoformados.

Los adamantanes (amantadita, rimantadina)

La amantadita y la rimantadina eran originariamente medicamentos antiparkinsonianos. A partir de los años 60, pudo demostrarse *in vitro* una actividad antiviral en cultivos celulares, e *in vivo,* sobre hurones y ratas.

Los adamantanes son inhibidores de la proteína M2 de los virus de gripe A (son inactivos sobre los virus B). La proteína M2 es un canal de protones esencial para acidificar el interior de las partículas virales y permitir la liberación de ribonucleoproteínas en el citoplasma de la célula huésped. Por este mecanismo, después de la penetración del virus e internalización en el endosoma, los adamantanes bloquean la decapsidación viral y previenen la liberación de nucleoproteínas y su traslocación en el núcleo o su expresión permitiendo iniciar la multiplicación viral. Este efecto inhibidor es ejercido frente a los diferentes subtipos de virus A humanos y frente a virus equinos y aviarios.

La biodisponibilidad después de la administración oral de los dos medicamentos es buena; la vida media es de 15 a 20 horas, eliminándose por vía renal la amantadita, y por vía renal y hepática la rimantadina.

Si bien la rimantadina ha demostrado una eficacia superior *in vitro* e *in vivo* y una mejor tolerancia, ha sido retirada del mercado francés en 1993. Administrada a dosis de 200 mg por día en dos tomas (5 mg/kg/día) en el niño, 100 mg/día en los ancianos y a dosis adaptadas en los insuficientes renales durante las 24 a 48 hs. que siguen a la aparición de los síntomas, la amantadita ha demostrado su eficacia terapéutica frente a los diferentes subtipos de gripe A. La medicación se acompaña de un mejoramiento y de una reducción de la duración de los síntomas de uno a dos días. La duración de la excreción viral también se reduce. De cualquier manera, la eficacia en caso de gripe severa o complicada, no ha sido documentada.

A las mismas dosis, la amantadita previene la infección por el virus A variando la eficacia en la prevención de la enfermedad de 53 a 91%. A pesar de eventuales sesgos metodológicos, la variación de eficacia podría reflejar la diversidad de subtipos virales y variantes de virus gripales circulantes. Se ha notado una menor eficacia media en caso de pandemia.

La aparición de variantes resistentes es frecuente y rápida. En dos a cinco días, la resistencia a la amantadita aparece en alrededor del 30% de los pacientes tratados. El desarrollo de la resistencia se ve facilitado por la gran plasticidad del genoma de los virus gripales, mediada por mutaciones de la proteína M2. Pueden también observarse variantes resistentes en sujetos bajo tratamiento profiláctico siendo la resistencia cruzada entre amantadita y rimantadina. El riesgo de difusión de cepas resistentes supone un problema particular en medios institucionalizados, en inmunodeprimidos y en caso de pandemia. No se ha establecido que la resistencia se acompañe de una mayor virulencia ni de mayor morbilidad. Los virus aviarios A (H5N1) recientes son naturalmente resistentes a los adamantanes.

Se describen efectos secundarios en alrededor de un tercio de los casos, con mayor frecuencia en personas mayores, tratándose principalmente de problemas neuropsíquicos (nerviosismo, ansiedad, dificultad de concentración, insomnio, confusión). En caso de epilepsia, puede observarse riesgo de recidiva de las crisis (la comicialidad constituye una contraindicación al tratamiento).

En definitiva, la ineficacia sobre el virus de la gripe B, la adquisición frecuente y rápida de resistencia (en medio de un tratamiento) y una tolerancia mediocre, limitan las indicaciones terapéuticas de la amantadita.

La ribavirina

La ribavirina es un análogo nucleosídico cercano a la guanosina aprobado en 1985. Su acción no es específica para los virus gripales. Inhibe *in vitro* la replicación de los virus ARN (especialmente los virus sincicial respiratorio, los virus parainfluenza, el virus de sarampión) y ciertos virus ADN como los adenovirus. El modo de acción en las diferentes etapas de la replicación del genoma viral resulta complejo y poco claro. En cultivo celular, la ribavirina es un inhibidor menos activo que la amantadita. *In vivo*, su efecto antiviral ha sido demostrado principalmente en ratones, hurones y en monos. La administración por aerosoles es la más eficaz: los estudios farmacocinéticos conducidos en animales muestran que el 70% del medicamento inhalado se deposita en el árbol respiratorio después de la administración por aerosol contra el 1% si la administración se realiza por vía intravenosa.

Por vía oral o parenteral, la ribavirina puede ser responsable de anemia transitoria dosis-dependiente. Por vía aerosol, puede inducir broncoespasmos. Los estudios realizados sobre la eficacia terapéutica por vía oral no son concluyentes. Se ha documentado respuesta terapéutica después de la administración por perfusión en casos de neumonía gripal. En cuatro de cinco estudios, la ribavirina, después de la administración por aerosol, ha demostrado su eficacia tanto sobre gripe A como B. También, en algunas publicaciones anecdóticas, se han señalado buenos resultados, según el modo de administración en curso, de gripes severas o complicadas. No se ha descrito ningún virus resistente a la ribavirina. Su modo de administración no hace de la ribavirina un antiviral de elección contra la gripe. La utilización es autorizada en Francia en aerosol, en personas de alto riesgo (especialmente en la práctica, en el curso de infecciones por virus sincicial respiratorio en niños).

Los inhibidores de la neuraminidasa (INA)

La neuraminidasa es una glicoproteína de superficie del virus de la gripe. Actúa al fin de la replicación clivando el puente entre las partículas virales neoformadas que aparecen en la superficie de la célula infectada y su membrana. Este clivaje se lleva a cabo a nivel del ácido siálico presente en la extremidad de los glicoconjugados de diferentes constituyentes de la célula huésped (glicoproteínas y glicolípidos) y del mucus. Como consecuencia, se produce la liberación en el organismo de virus neoformados, su difusión y la infección de nuevas células a través, en particular, del mucus de las vías respiratorias, rico en sialoconjugados. Los INA son análogos del ácido siálico. Inhiben por competición específica la acción de la neuraminidasa bloqueando su sitio activo. Continúa con un bloqueo al agrandamiento de los viriones que se compactan en la superficie de la célula huésped y entre ellos por unión de su hemaglutinina a los residuos del ácido siálico no clivado. La diseminación viral se encuentra disminuida. La acción de los INA se ejerce sobre los virus gripales de tipo A y B. En los modelos animales (el ratón y el hurón son modelos usuales de la infección gripal en el hombre), estos productos han demostrado una actividad 100 a 1 000 veces superior a la amantadita y a la ribavirina. Ella también es ejercida frente a cepas resistentes a la amantadita. Los INA son activos sobre las cepas de virus aviar, en particular de tipo A (H5N1) y A (H9N2), causal reciente de infección en el hombre. De todas maneras, una resistencia natural *in vivo* en el pollo, se ha observado en ciertos virus aviarios altamente patógenos que resultaban sensibles *in vitro*.

Dos INA están disponibles: el zanamivir (Relenza ®) puesto a punto en 1993 y el oseltamivir (Tamiflú ®) en 1997. El zanamivir ha obtenido su aprobación en Francia en julio de 1999 y el oseltamivir, en Europa en julio de 2002. El zanamivir se indica en los sujetos de 12 años o más en tratamiento curativo (10 mg, dos veces por día, durante cinco días). El oseltamivir se indica en tratamientos curativos de adultos (75 mg dos veces por día durante cinco días) y en los niños de un año o más (2 mg/kg/día durante cinco días). El oseltamivir también se indica en los sujetos de 13 años o más en profilaxis pos contacto (75 mg por día en una toma, durante siete a diez días) y en profilaxis estacional (75 mg por día en una toma, durante seis semanas).

El oseltamivir tiene una débil disponibilidad oral y se presenta como polvo seco (mezclado con lactosa) que es inhalado con la ayuda de un *diskhaler* (similar al que se utiliza en el tratamiento de asma). Alrededor del 10 al 20% del medicamento llega a las vías respiratorias bajas, 70 a 80% se deposita en la orofaringe. Menos del 20% pasa a la circulación sistémica y 90% del medicamento absorbido es excretado sin modificar por orina. La vida media sérica es de 3 a 5 horas.

El fosfato de oseltamivir es una prodroga rápidamente absorbida y transformada en metabolito activo (carboxilato de oseltamivir) por las esterasas hepáticas e intestinales. Alrededor del 80% de la dosis oral llega a la circulación sistémica en forma de metabolito activo; es detectado en el plasma a los treinta minutos siguientes a la toma. Los estudios en hurones muestran una distribución de carboxilato de oseltamivir en todos los tejidos, una buena penetración en oído medio, mucosa traqueal y nasal. Concentraciones similares a las de plasma se encuentran a nivel de senos y son cinco veces más elevadas en los pulmones. En el hombre, la difusión en oídos y senos es del orden del 100%. La vida media plasmática es de 6-10 horas. El metabolito activo es eliminado en su mayoría por excreción renal. No se ha reportado interacción alguna con los dos medicamentos.

La eficacia clínica ha sido evaluada a título curativo y profiláctico. Cuatro ensayos clínicos a doble ciego contra placebo han sido publicados con zanamivir en tratamiento curativo. (Tabla 26.1) El beneficio terapéutico se traduce en una reducción media de uno a tres días de la duración de la enfermedad y por una disminución de los síntomas más significativa si el tratamiento ha sido precoz. Hay una disminución significativa de las complicaciones y de prescripciones de antibióticos. Los hechos observados en el adulto también han sido confirmados en el niño de 5 a 12 años. Después de un metaanálisis aplicado en siete estudios, Monto y cols., observan un beneficio más significativo en los pacientes con síntomas iniciales más severos, en los pacientes de más de 50 años o en los pacientes de alto riesgo (más de 65 años, una comorbilidad o

	Pacientes (Gripe +)	*Edad (años)*	*Síntomas en días*	*Comentarios*
Hayden	417 (63%)	≥ 13	1 (5 *vs.* 4)	
Mist	455 (71%)	≥ 12	1,5 (6,5 *vs.* 5)	↓ Complicaciones (bronquitis, neumonías y otras infecciones respiratorias) y antibióticoterapia
Makela	356 (78%)	≥ 12	2,5 (7,5 *vs.* 5)	↓ Complicaciones y antibióticoterapia
Hedrick	471 (73%)	5-12	1,25 (4 *vs.* 5,25)	↓ Complicaciones y antibióticoterapia

Tabla 1: *Zanamivir, ensayos clínicos en tratamiento curativo 10 mg x 2,5 días. Duración de la enfermedad ≥ 36-48 hs.*

inmunodepresión). El curso medio de duración de la enfermedad es en ese caso, de 2,5 días. El reagrupamiento de 8 estudios que reúne a 394 pacientes afectados de gripe a virus B da una duración media de los síntomas en esos pacientes de 2 días. Finalmente un estudio en 525 pacientes con asma o EPOC demuestran una reducción de las complicaciones que requieren tratamiento antibiótico y/o medicamentos de acción respiratoria de 58% respecto del placebo.

Tres ensayos clínicos han sido realizados a doble ciego *vs.* placebo con oseltamivir en tratamiento curativo. (Tabla 26.2) La reducción de la duración de la enfermedad se superpone a la del zanamivir en el adulto. Hay que hacer notar que tras una administración muy precoz, en las 12 hs. siguientes a la aparición de la fiebre, se observa una reducción de la duración media de la enfermedad de 3,1 días. Se observa también una reducción significativa de las complicaciones: 44% de las otitis medias agudas del niño y el 50% de las infecciones respiratorias tratadas por antibióticoterapia en los adultos de menos de 65 años.

Un metaanálisis ha integrado diez estudios de doble ciego contra placebo en 3 564 sujetos de 13 a 97 años. En los pacientes a riesgo (mayores de 65 años y en aquellos que tengan patologías respiratorias y cardiovasculares crónicas subyacentes), este estudio muestra que el tratamiento por oseltamivir permite una disminución de 34% de las complicaciones respiratorias bajas que justifican antibióticoterapia (12,2% *vs.* 18,75%) y una disminución de 50% de las tasas de hospitalización (1,6% *vs.* 3,2%).

	Pacientes (Gripe +)	*Edad (años)*	*Síntomas en días*	*Comentarios*
Treanor	627 (60%)	18-65	1,4 (4,3 *vs.* 2,9)	↓Complicaciones (bronquitis, neumonías, sinusitis y otitis) y antibióticoterapia
Nicholson	726 (66%)	18-65	1,5 (5 *vs.* 3,5)	↓Complicaciones (bronquitis, neumonías, sinusitis y otitis) y antibióticoterapia
Whitley	695 (65%)	1-12	1,5 (5,7 *vs.* 4,2)	↓Otitis m.a. 44% ↓Prescripción antibiótica

Tabla 2: *Oseltamivir, ensayos clínicos en tratamiento curativo 75-150 mg x 2,5 días. Niños: 2 mg/kg/día/5 días. Duración de la enfermedad ≥ 48 hs.*

Un estudio sobre una población de personas mayores en instituciones geriátricas ha demostrado en los sujetos tratados por oseltamivir, durante las 48 primeras horas, una frecuencia significativamente menor de prescripción de antibióticos, de hospitalización y decesos.

Ningún estudio ha comparado las dos neuraminidasas entre ellas o con la amantadita.

Los ensayos profilácticos confirman una eficacia equivalente de los dos productos. (Tabla 26.3) En profilaxis estacional en caso de epidemia de gripe en la comunidad, la eficacia media ha sido evaluada en 84% para el zanamivir y en 74% para el oseltamivir. En instituciones geriátricas, la eficacia media para el oseltamivir es de 92%. En profilaxis de contacto en medio familiar, a partir de un caso índice, la eficacia media para el zanamivir es de 72% y de 89% para oseltamivir.

Los efectos indeseables son relativamente raros. Con zanamivir se han presentado efectos secundarios menores como tos, cefalea, dolor de garganta y algunos casos de broncoespasmo señalados después de la comercialización del producto. En un estudio sobre 525 pacientes con asma o EPOC, la tolerancia ha sido similar a la del placebo y no se han descrito alteraciones significativas de volúmenes de aire espirado por segundo (VEMS). Efectos indeseables han sido descritos en alrededor del 15% de los pacientes tratados con oseltamivir: náuseas, vómitos, cefaleas. Los problemas digestivos han sido espontáneamente resueltos en 1 a 10 días. No hay diferencia significativa de la tolerancia en los ancianos.

Una resistencia a las anti-neuraminidasas puede ser inducida por virus gripales A y B *in vitro* después de numerosos pasajes celulares. Ningún virus resistente ha sido aislado de personas inmunocompetentes tratadas por zanamivir. Concerniente al oseltamivir se ha observado, después del tratamiento, alrededor de dos

	Tipo de estudio	*Medicamentos*	*Sujetos*	*Edad*	*Tratamiento*	*Eficacia serológica*(1)	*Eficacia clínica*(2)
Profilaxis estacional							
Monto	Comunidad	zanamivir	1107	18-69	10 mg día x 4 semanas	67% (39-83)	84% (55-94)
Hayden	Comunidad	oseltamivir	1559	18-65	75-150 mg día x 6 semanas	87% (65-96)	74% (53-88) 82% (60-93) *
Peters	Institución vacunados 80%	oseltamivir	548	+ 65	75 mg día x 6 semanas	92%	
Profilaxis pos contacto							
Hayden	Familia **	zanamivir	337 familias		10 mg día x 10 días	72% (42-87)	79% (57-89)
Welliver	Caso contacto/ familia **	oseltamivir	337 sujetos 955 Contactos		75 mg día x 7 días	89% (71-96)	No evaluado

Tabla 3: *Ensayos clínicos en profilaxis con zanamivir y oseltamivir*
**Sitios con prevalencia gripal significativamente elevada*
***Gripe confirmada virológicamente en el caso índice*
(1) Gripe confirmada virológicamente en el caso contacto o familia contacto
(2) Gripe clínica en el caso contacto o familia contacto

veces más de riesgo de virus que desarrollan una resistencia en el niño (4%), que en el adulto (0,4%). Después de un estudio reciente, realizado en 50 niños tratados con oseltamivir, se han observado mutaciones que confieren resistencias a las INA en los nuevos casos (18%). Los niños podrían ser una fuente de virus resistentes después de solamente 5 días de tratamiento. Resistencias cruzadas han sido descritas entre zanamivir y oseltamivir.

Indicaciones terapéuticas

Se recordará antes de abordar el lugar de los antivirales, que el tratamiento de la gripe debe centrarse en el reposo, una hidratación abundante, prescripciones sintomáticas de acción general (antipiréticos, analgésicos y antitusivos o que permitan el drenaje bronquial y kinesioterapia en caso de obstrucción). Los antibióticos no están indicados salvo en caso de sobre-infección bacteriana, ni los corticoides salvo si hay signos de broncoespasmo. Se recordará igualmente que la prevención de la gripe se basa principalmente sobre la vacunación anual.

En situación interpandémica, los antivirales están indicados a título curativo en los sujetos que presenten síntomas gripales típicos en periodos de circulación de virus influenza. La amantadita, teniendo en cuenta sus inconvenientes, representa el tratamiento histórico desde la puesta a disposición de las neuraminidasas. Podría ser prescripta en caso de gripe A en adultos y adolescentes a la posología de 200 mg por día en una o dos tomas y a 100 mg por día en las personas ancianas. El zanamivir está indicado en el tratamiento de la gripe del adulto y del adolescente (> 12 años). La posología recomendada es de dos inhalaciones, dos veces por día (2 x 5 mg) o sea una dosis total inhalada cotidiana de 20 mg durante 5 días. El oseltamivir cuenta con las mismas indicaciones que el zanamivir con recomendación en el mayor de un año. La posología del adulto y del adolescente es de 75 mg, dos veces por día durante 5 días. La posología se adapta al peso del niño.

Los antivirales no pueden sustituir a la vacunación en la prevención de la gripe. La mejor profilaxis es la vacuna gripal en términos de eficacia individual y de costos sobre una población. La amantadita y el oseltamivir tienen su indicación en profilaxis. Los estudios clínicos no se han llevado a cabo más que sobre sujetos sanos y ancianos residentes en instituciones en periodos no superiores a seis semanas. El beneficio sobre las complicaciones (neumonía, hospitalizaciones, decesos) no ha sido evaluado. La utilización de estos medicamentos en profilaxis no parece ser recomendable en caso de epidemia de gripe que afecte a la comunidad. En cambio, en la eventualidad de un caso índice familiar o próximo, la utilización del oseltamivir en pos-exposición se indica dentro de los dos días tras el contacto en sujetos de 13 años o más, no vacunados o vacunados en menos de dos semanas o si la cepa circulante no es concordante con la cepa vacunal; en todo sujeto en contacto que tenga factores de riesgo relacionados a la edad (> 65 años), y/o institucionalizados y/o presenten co-morbilidades y/o inmunodeprimidos.

En caso de pandemia

Los hechos virológicos y epidemiológicos colectados en los últimos años hacen pensar en la cercanía de una epidemia: los periodos interpandémicos en el siglo precedente no han excedido 39 años (la última pandemia tuvo lugar en 1968); se observan deslizamientos antigénicos continuos de las cepas circulantes; muchas epizootias debidas a virus aviarios han aparecido desde 1997 (virus de tipo A (H7N7), A (H9N2), A (H5N1); la cepa H5N1 ha sido el origen de epidemias humanas rápidamente detenidas pero de temible severidad: responsable de 18 casos en 1997, el virus H5N1 ha producido 6 decesos; en 2004, en Vietnam y en Tailandia, sobre una primera serie de 20 casos observados, han fallecido 16 (80%). Después de una publicación reciente, sobre 44 casos se han señalado 32 decesos (Ungchusak). Una mortalidad que sería temible en caso de contaminación inter-humana y de evolución pandémica cuando se dice que la mortalidad en el curso de la gripe española fue de 2,5%.

Las epidemias que acaban de ser observadas en el Sudeste asiático han sido limitadas dado que la contaminación ha sido exclusivamente aviar y ha sido bloqueada por el sacrificio masivo de aves susceptibles de infectarse. Más recientemente, el primer caso de transmisión interhumana de virus A(H5N1) ha sido publi-

Los siguientes grupos, por orden decreciente de prioridad, son propuestos a título de guía de planificación, pero deberán ser objeto de una revisión al momento de una alerta pandémica dados los hechos epidemiológicos disponibles sobre los virus pandémicos.	
1.	Tratamiento de personas hospitalizadas por influenza
2.	Tratamiento de trabajadores de la salud y de servicios de urgencia que están enfermos
3.	Tratamiento de personas enfermas con riesgo elevado en la comunidad
4.	Profilaxis de trabajadores de la salud
5.	Riesgo de eclosión en individuos de instituciones de cuidados de salud y establecimientos para enfermos crónicos
6.	Profilaxis de trabajadores de servicios básicos
7.	Profilaxis de personas con riesgo elevado, hospitalizadas por otras enfermedades
8.	Profilaxis de personas de riesgo elevado en la comunidad
Nota: Durante una pandemia, la definición de persona de riesgo elevado puede cambiar según datos epidemiológicos. La profilaxis en masa de niños no es actualmente recomendada para controlar una pandemia.	

Tabla 4: *Grupos prioritarios para la provisión de antivirales en Canadá en caso de pandemia*

cado (Ungchusak): Una renovación de los segmentos genómicos entre una cepa similar y una cepa humana podría dar como consecuencia un subtipo de virus transmisible al hombre; una amenaza frente a la que, todos los organismos nacionales de Salud Pública y la OMS están en alerta.

El lugar de los antivirales debe ser claramente considerado en otro ángulo en situación pandémica. La prevención vacunal se vería, en efecto, inoperante sobre una cepa pandemiógena mutante. La puesta a punto de una vacuna exige rutinariamente una demora del orden de las 16 semanas, incluyendo todas las etapas entre la identificación, la selección de las cepas a producir y la disposición final del producto. En una situación pandémica, el tiempo óptimo de producción podría ser disminuido a 9 semanas lo que aún resulta demasiado largo para cubrir una primera ola epidémica. Los problemas se presentarían sobre todo en la producción a gran escala de huevos embrionados necesarios para la fabricación de la vacuna; en cuanto a la exportación de vacunas hacia los países no productores, los estados productores privilegian naturalmente su propia población. Existen trabajos en curso sobre prototipos vacunales pero las cepas pandemiógenas permanecen desconocidas. La vacuna obtenida a partir de la cepa de tipo A (H5N1) permitiría reducir la demora de fabricación de una cepa pandemiógena. Por otra parte, cabe una reflexión sobre la reducción de la dosis de antígenos administrados, los que –de contar con eficacia comparable–, permitirían vacunar un mayor número de individuos. Según Fedson, la vacuna actual trivalente es producida en un volumen de 300 millones de dosis mundiales. Una vacuna pandémica monovalente podría ser producida en 900 millones de dosis. Con la utilización de una vacuna con adyuvantes (sales de aluminio), la capacidad de producción podría llegar a 7 000 millones de dosis (18 millones de dosis por semana). Existen trabajos en curso para testear la capacidad inmunogénica de vacunas a partir de la reducción de la dosis de hemaglutininas vacunales, estas vacunas son administradas ya no por vía intramuscular sino intradérmica. Ha sido también demostrado recientemente que la dosis de hemaglutininas habituales de 15 μg por cepa vacunal puede ser reducida a 6 μg ó 3 μg con una respuesta inmune comparable.

Desde los hechos *in vitro*, las antineuraminidasas serían activas sobre los virus aviarios que han circulado estos últimos años. Su eficacia sobre un virus mutante sigue siendo conjeturable. Lo mismo en un país productor de antivirales, debemos pensar que estos medicamentos no podrán ser provistos a la totalidad de la población. A título de ejemplo, según el plan pandémico en Estados Unidos, la producción anual de amantadita-rimantadina (los antivirales menos caros) es de alrededor de 100 millones de dosis de las que, 30-40 millones se reservan para tratamientos de afecciones neurológicas (en particular la enfermedad de Parkinson). Los fabricantes podrían aumentar el rendimiento hasta 33 millones de dosis por mes. Considerando que 60 dosis por mes son necesarias para la prevención y 10 dosis para un tratamiento curativo, 500 mil a 3 millones de personas podrían beneficiarse con una quimioprofilaxis o con un tratamiento en un periodo de un mes. Esto supone, en la práctica, la constitución de stocks de medicamentos para los estados; estos stocks son renovables según una periodicidad cercana al vencimiento. La elección de una profilaxis pos exposición de 10 días o de una profilaxis general extendida a la comunidad durante toda la duración de la circulación viral debería ser discutida.

Con el fin de responder a la necesidad continua de cuidados y al funcionamiento de los mecanismos nacionales, se hace necesario priorizar al personal de salud y trabajadores de servicios básicos (bomberos, policía, fuerzas armadas, servicios fúnebres, servicio público, etc.).

Pocos estados en el mundo parecen estar preparados a la fecha para la eventualidad de una pandemia, en particular en lo que concierne a los depósitos y a la modalidad de provisión de medicamentos antigripales.

Bibliografía

1. Manuguerra JC., Van Der Werf. S. "Les antiviraux contre la grippe". *Virologie,* 1999, 3, 439-52.
2. Lina, B. "Physiopathologie de l'infection et de ses complications". In: *La grippe: conceptions actueiles.* Hannoun G., Léophonte R, Peyramond D., eds.: John Libbey Eurotext Pub., 2003; 43-63.
3. Aoki, FY. "Amantadme et Rimantadine". In: Nicholson KG., Webster RG. Hay AJ., *Textbook of influenza.* Oxford: Blackweil Science Ltd., 1998; 457-76.
4. Sears S., M. Clement. "Protective efficacy of low-dose amantadine in adults challenged with wild-type influenza A virus". *Antimicrob Agents Chemother,* 1987; 31. 1470-3.
5. Monto, AS. "Guidelines tbr the clinical use of antivirals". In: Nicholson KG. Webster RG. Hay AJ. *Textbook of influenza.* Oxford: Blackweil Science Ltd, 1998; 506-14.
6. Hayden, FG. "Antivirals for pandémie influenza". *J Infect Dis.* 1997; 776, 56-61.
7. Englund J., Champlin R., Wyude PR., Kantarjian H., Atmar RL., Tarrand J., Yousuf H., Regnery H., Klimov A.I., Cox N.J., Whimbey E. "Common emergence of amantadine and rimantadine resistant influenza A viruses in symptomatic immunocompromised patients". *Clin Infect Dis,* 1998; 26, 1418-24.
8. Hayden, FG. "Amantadine and Rimantadine. Clinical aspects". In: Richmand DD. *Antiviral drug resistance.* Chichester, John Wiley and Sons, 1996; 44, 59-77.
9. Freymuth F., A. Vabret. "Médicaments actifs contre les virus respiratoires". *La Revue du praticien, Rev. Prat.,* Francia, Huveaux, 1997; 47, 646-51.
10. Lambkin R., IS. Oxford. "Alternative antiviral agents". In: Nicholson KG. Webster RG. Hay AJ. *Texbook of influenza.* Oxford, Blackweil Science Ltd., 1998; 488-505.
11. Van Voris LP., PM. Newell. "Antivirals for the chemoprophylaxis and treatment of influenza". *Semin Respir Infect,* 1992; 7, 61-70.
12. Knight V., BE. Gilbert. "Ribavirin aerosol treatment of influenza". *Infect Dis Clin North Am,* 1987; 7, 441-457.
13. Penn, CR. "Inhibitors of influenza virus neuraminidase". In: Nicholson KG. Webster RG. Hay AJ. *Textbook of influenza.* Oxford: Blackweil Science LTD., 1998; 477-87.
14. Kandel R., KL. Hartshorn. "Prophylaxis and treatment of influenza virus infection". *Biodrugs,* 2001; 15. 303-23.
15. Balfour, HH. "Antiviral drugs". *N Engl J Med,* 1999; 340, 1255-68.
16. Hovorkova EA., Corneal A., Goloubi Vao G. "Zanamivir and oseltamivir against H5N1, H9N2 and other avian influenza viruses". *Antimicrob. Ag. Chcmuthcr,* 2001; 45, 2723-32.
17. Mc Caulhy JW., Pullen LA., Forsyth M., Penn CR., Thomas GP. "4-Guanidino-Neu5Ac2en fails to protect chickens from infection with highly pathogenic avian influenza virus". *Antiviral research,* 1995; 27, 179-86.
18. McClellan, K. "Oseltamivir: a review of its use in influenza". *Drugs* 2001; 61, 263-83.
19. Hayden FG., Osterhaus AD., Treanor JJ., Fleming DM., Aoki FY., Nicholson KG., Bohnen AM., Hirst HM., Keene O., Wightman K. "Efficacy and safety of the neuraminidase inhibitor zanamivir in the treatment of influenza virus infection". *N Engl J Med,* 1997; 337, 874-80.
20. Mist Study Group. "Randomized trial of efficacy and safety of inhaled zanamivir treatment of influenza A and B virus infections". *Lancet,* 1998; 352. 1877-81.
21. Mäkelä MJ., Paukens K., Rostilla T., Fleming DM., Man CY., Keene ON., Webster A. "Clinical efficacy and safety of the orally inhaled neuraminidase inhibitor zanamivir in the treatment of influenza : a randomized double-blind placebo controlled European study". *J Infect.,* 2000; 42-8.
22. Hedrick J.A., Barzilai A., Behre U., Henderson F., Hammond J., Reilly L., Keene O. "Zanamivir for treatment of symptomatic influenza A and B infection in children five to twelve years of age: a randomized controlled trial". *Pediatr Infect Dis J,* 2000; IV. 410-7.
23. Monto AS., Webster A., Keene O. "Randomized placebo-controlled studies of inhaled zanamivir in the treatment of influenza A and B: pooled efficacy analysis". *J Antimicrob Chemother,* 1999; 44, 23-39.
24. Osterhaus AD., Hedrick JA., Henrickson KJ., Mäkelä MJ., Webster A., Keene ON. "Clinical efficacy of inhaled zanamivir for the treat-

ment of patients with influenza B virus infection". *Clin Drug Invest,* 2000; 4, 223-8.
25. Murphy KR., Eivindson A., Pauksens K., Stein WJ., Tellier G., Watts R., Léophonte P., Sharp SJ., Loeschel E. "Efficacy and safety of inhaled zanamivir for the treatment of influenza in patients with asthma and chronic obstructive pulmonary disease. A double-blind randomised placebo-controlled multicentre study". *Clin Drug Investig.* 2000; 211, 337-49.
26. Treanor JJ., Hayden FG., Vrooman PS., Barbarash R., Bettis R., Riff D., Singh S., Kinnersley N., Ward P., Mills RG. "Efficacy and safety of the oral neuraminidase inhibitor oseltamivir in treating acute influenza.A randomized controlled trial". *JAMA.* 2000; 283, 1016-24.
27. Nicholson KG., Aoki FY., Osterhaus AD., Trottier S., Carewics O., Mercier CH., Rode A., Kinnersley N., Ward P. "Efficacy and safety of oseltamivir in Ireatment of acute influenza: a randomized controlled trial". *Lancet,* 2000; 355, 1845-50.
28. Whitley RJ., Hayden FG., Reisenger KS., Young N., Dutkowski R., Ipe D., Mills RG., Ward P. "Oral oseltamivir treatment of influenza children". *Pediatr Infect Dis J,* 2001; 20, 127-33.
29. Bowles SK., Lee W., Simor AE., Vearncombe M., Loeb M., Tamblyn S., Fearon M., Li Y., McGeer A. "Use of oseltamivir during influenza outbreaks in Ontario nursing homes. 1999-2000". *J Am Geriatr Soc,* 2002; 50, 608-16.
30. Kaiser L., Wat C., Mills T., Mahoney P., Ward P., Hayden F. "Impact of oseltamivir treatment on influenza-related lower respiratory tract complications and hospitalizations". *Arch Intern Med.* 2003; 163, 1667-72.
31. Monto AS., Robinson DP., Herlocher ML., Hinson JM Jr., Elliott MJ., Crisp A. "Zanamivir in the prevention of influenza among healthy adults: a randomized controlled trial". *JAMA,* 1999; 22,31-5.
32. Hayden FG., Atmar RL., Schilling M., Johnson C., Poretz D., Paar D., Huson L., Ward P., Mills RG. "Use of the selective oral neuraminidase inhibitor oseltamivir to prevent influenza". *N Engl J Med,* 1999; 341, 1336-41.
33. Peters PH., Gravenstein S., Norwood P., De Bock V., Van Couter A., Gibbens M., Von Plata TA., Ward P. "Long-term use of oseltamivir for the prophylaxis of influenza in a vaccinated frail oider population". *J Am Geriatr Soc,* 2001; 49, 1025-31.
34. Hayden FG., Gubareva LV., Monto AS., Klein TC., Elliott MJ., Hammond JM., Sharp SJ., Ossi MJ. "Inhaled zanamivir for the prevention of influenza in families". *N Engl J Med,* 2000; 343,1282-9.
35. Welliwer R., Monto AS., Carewics O., Schatteman E., Hassman M., Hedrick J., Jackson HC., Huson L., Ward P., Oxford J. "Effectiveness of oseltamivir in preventing influenza in household contacts randomized controlled trial". *JAMA,* 2001; 285, 748-54.
36. The Medical Letter on drugs and therapeutics. 1999; 21, 107-8.
37. Weekly epidemiológica record 2004; 79, 306-8.
38. Kiso M., Mitamura K., Sakai-Tagawa Y., Shiraishi K., Kawakami C., Kimura K., Hayden FG., Sugaya N., Kawaoka Y. "Resistant influenza A viruses in children treated with oseltamivir: descriptive study". *Lancet,* 2004; 354. 759-65.
39. Hien TT., Liem NT., Dung NT., San LT., Mai PP. *et al.* "Aviar Influenza A (H5N1) in 10 patients in Vietnam". *N Engl J Med,* 2004; 350, 1179-88.
40. Ungchusak K., Auewarakul P., Dowell SF., Kitphati R., Auwanit W., Puthavathana P., Uiprasertkul M., Boonnak K., Pittayawonganon C., Cox NJ., Zaki SR., Thawatsupha P., Chittaganpitch M., Khontong R., Simmerman JM., Chunsutthiwat S. "Probable person-to-person transmission of aviar influenza A (H5N1)". *N Engl J Med,* 2005; 352:333,40.
41. 17's Rencontres européennes sur la grippe et sa prevention. *Virologie,* Francia, 2004; 8, 387-91.
42. Kenney RT., Frech SA., Muenz LR., Villar CP., Glenn GM. "Dose sparing with intradermal injection of influenza vaccine". *N Engl J Med,* 2004; 351. 2295-301.
43. Belshe RB., Newman FK., Cannon J., Duane C., Treanor J., Van Hoecke C., Howe BJ., Dubin G. "Serum antibody responses after intradermal vaccination against influenza". *N Engl J Med,* 2004; 351, 2286-94.
44. National Vaccine Program Office (NVPO). United States Department of Health Human Services. http://www.hhs.gov/nvpo/pLibs/pandemicflLi.htm
45. Plan canadien de lutte contre la pandémie d'influenza. http://www.hc-sc.gc.ca/pphb-dgspsp/típip-pelfpi/indcx-r.html

Impreso en
Amalevi
Abril de 2008
MCN artes gráficas srl
Mendoza 1853 - Rosario - Santa Fe
Tel. (0341) 4213900 / 4242293
e-mail: amalevi@citynet.net.ar